T0194102

Arzneimittel verstehen

Robert Schultz-Heienbrok

Arzneimittel verstehen

Die Kunst, aus Risiken Nutzen zu machen

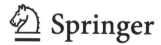

Robert Schultz-Heienbrok
Berlin, Deutschland

ISBN 978-3-662-57675-5   ISBN 978-3-662-57676-2   (eBook)
https://doi.org/10.1007/978-3-662-57676-2

Die Deutsche Nationalbibliothek verzeichnet diese Publikation in der Deutschen Nationalbibliografie; detaillierte bibliografische Daten sind im Internet über http://dnb.d-nb.de abrufbar.

Fotonachweis Umschlag: © A_Bruno/stock.adobe.com

Springer ist ein Imprint der eingetragenen Gesellschaft Springer-Verlag GmbH, DE und ist ein Teil von Springer Nature
Die Anschrift der Gesellschaft ist: Heidelberger Platz 3, 14197 Berlin, Germany

Für Meike, Joris und Alice
Mehr Liebe geht nicht

Vorwort und Danksagung

Dieses Buch ist nichts für kritische Pharmaskeptiker und nichts für optimistische Fortschrittsgläubige. Es wendet sich an alle, die Arzneimittel besser verstehen wollen. Die verstehen wollen, wie Arzneimittel auf den Markt kommen, warum manche auf den Markt kommen und andere nicht, warum manche Arzneimittel verschrieben werden müssen und andere in der Apotheke erhältlich sind, was genau ein Generikum ist und warum Generika billiger sind, warum biotechnologisch hergestellte Arzneimittel wiederum teurer sind, wie die Angaben zu Nebenwirkungen im Beipackzettel zustande kommen, wie die Preise von Arzneimitteln reguliert werden und warum auch wirksame Arzneimittel nicht immer wirken. Kurz, dieses Buch informiert unaufgeregt über ein aufregendes Thema. Es informiert jedoch nicht nur durch bloßes Auflisten der Fakten, sondern hat den Anspruch, die zahlreichen Facetten rund um Gesundheit und Arzneimittel, Pharmaindustrie und Alternativmedizin im Zusammenhang zu erklären. Dieser Zusammenhang ist die Notwendigkeit einer individuellen Nutzen-Risiko-Bewertung für jedes einzelne Arzneimittel und dieses Buch zeigt, wie diese Bewertung vorgenommen wird und welche Auswirkungen sie hat. Die Frage nach dem Nutzen und Schaden jedes einzelnen Arzneimittels ist die einzig relevante, um Arzneimittel zu verstehen. Wissenschaftlich vs. unwissenschaftlich, Profitgier vs. ethisches Handeln, palliativ vs. kurativ, Alternativmedizin vs. Schulmedizin, Homöopathie vs. Allopathie, ganzheitlich vs. symptomatisch, synthetisch vs. natürlich sind alles unbrauchbare Kategorien, die mehr verwirren, als erklären. Wenn sich am Ende der Lektüre ein neuer Blick auf liebgewonnene Vorurteile und Gegensätze ergeben hat, dann hat das Buch seinen Zweck erfüllt.

Dieses Buch wäre nie zustande gekommen, ohne die Unterstützung meiner Familie, die sich zu keinem Zeitpunkt darüber beschwert hat, dass ich beruflich (und finanziell) kürzer trete, um das Werk anzugehen. Meine Frau Meike hat das Projekt von Anfang an hingebungsvoll begleitet und war stets die wichtigste Korrekturleserin und Diskussionspartnerin.

Das erste ermutigende Feedback zum Weitermachen kam von meinem Vater, der sich durch den Wust der ersten Ideensammlung gearbeitet hat und ganz zum Schluss mit scharfem Blick nochmal Korrektur gelesen hat. Meinem Vater verdanke ich auch die etwas widersprüchliche Lebenshaltung, dass die Welt eigentlich nicht zu verstehen ist, Bildung aber dennoch das einzige ist, wofür es lohnt, Geld auszugeben. Tante Irene hat mich geduldig in die Kunst der Arzneimittelzulassung eingeführt und meine Mutter hat mich bereits in jungen Jahren zu Homöopathen geschleppt, was ein lebenslanges Nachdenken über Krankheit und Gesundheit zur Folge hatte.

Der Diskussion mit dem DNI-Team Marita, Milli und Sophie verdanke ich wertvolle Ratschläge zu Konzeption und Inhalt des Buches.

Für die inhaltliche Durchsicht der regulatorischen Fragestellungen, besonders zur Compliance, möchte ich mich bei Caroline Matthey bedanken. Sie hat auch die Geschichten zum Ziegengeruch in Arzneimitteln und der medizinischen Verwendung von Kühlpäckchen beigesteuert. Um den Text einfach und lesbar zu halten, bleiben aber Ungenauigkeiten, die alle mein eigenes Verschulden sind.

Besonderer Dank gebührt meiner Lektorin, Irène Leubner, die es nicht immer einfach hatte mit meiner Planung, und dem Team von Springer, Ina Conrad und Renate Scheddin, die das Projekt von Anfang bis Ende kompetent und engagiert begleitet haben.

Berlin   Robert Schultz-Heienbrok
im Mai 2018

Inhaltsverzeichnis

Über den Autor

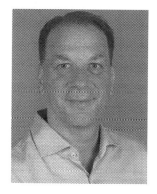

Dr. rer. nat. Robert Schultz-Heienbrok lebt in Berlin und arbeitet seit 15 Jahren in der Arzneimittelzulassung. Nach dem Studium der Molekularbiologie in Amsterdam und der Promotion in Proteinbiochemie an der Freien Universität Berlin hat er sich als Berater für Arzneimittelzulassungen selbständig gemacht. Im Jahr 2009 hat er die Beratungsfirma Xendo Deutschland aufgebaut und 8 Jahre lang als Geschäftsführer geleitet. Er liebt es, zu lesen und zu lernen. Neben seiner Arbeit hat er noch ein Masterstudium in Arzneimittelzulassung und einen Master in Business Administration abgeschlossen. Nach seiner Tätigkeit bei Xendo hat er sich einen Traum erfüllt und das vorliegende Buch geschrieben. Er will damit Arzneimittel und deren Regulierung für ein breites Publikum verständlich machen.

1

Nutzen und Risiken – eine Einleitung

Zusammenfassung Die Menschheit träumt vom Allheilmittel, kämpft in der Realität aber mit erheblichen Arzneimittelrisiken. Um diese Risiken zu kontrollieren, muss für jedes Arzneimittel sorgfältig abgewogen werden, ob es mehr Nutzen als Risiken hat.

Der Traum vom Allheilmittel

Der örtliche Apotheker staunte nicht schlecht, als Pippi Langstrumpf ihm erklärte, was sie sich unter einer guten Medizin vorstelle: „Etwas, was gut ist gegen Keuchhusten und schlimme Füße und Bauchschmerzen und Windpocken und wenn man sich eine Erbse in die Nase gebohrt hat. Es wäre gut, wenn man auch Möbel damit polieren könnte." Die stets praktisch denkende Pippi ließ sich auch nicht von seinen Belehrungen, dass es so etwas gar nicht gäbe, beirren, sondern kaufte kurzerhand alle vorhandenen Arzneien und schüttete sie zusammen. Pippi steht mit ihrem Wunsch nach einem Mittel gegen alle Leiden und Krankheiten in der Tradition aller großen Kulturen der Welt. Auch mit ihrer Idee, dieses Ziel zu erreichen, ist sie nicht allein. Schon in der Antike hatte der große Galen über 40 Zutaten in einer Rezeptur zusammengeschüttet in dem guten Glauben, dass sich der Körper schon die richtige Zutat raussuchen würde, um die Balance zwischen den Körpersäften wiederherzustellen. Wenn die 4 Körpersäfte – schwarze und gelbe Galle, Blut und Schleim – im Ausgleich stünden, so die Überzeugung der Mediziner für beinahe 2000 Jahre, sei auch der Mensch

© Springer-Verlag GmbH Deutschland, ein Teil von Springer Nature 2019
R. Schultz-Heienbrok, *Arzneimittel verstehen*,
https://doi.org/10.1007/978-3-662-57676-2_1

gesund. Durch das gesamte Mittelalter waren diese Tinkturen, als Theriak bezeichnet, beliebt. Die Zutatenliste wuchs bis auf 300 Inhaltsstoffe an und galt als Mittel gegen alle erdenklichen Leiden von Pest bis zu allgemeiner Lebensschwäche. Ein einziges Mittel gegen alle Übel. Es ist allerdings nicht überliefert, ob jemand mal auf die Idee gekommen ist, Theriak zur Möbelpolitur zu verwenden.

Ende des 18. Jahrhunderts postulierte Samuel Hahnemann, dass weniger das Gleichgewicht der Lebenssäfte als vielmehr die „Lebenskraft" der Schlüssel zu allen Heilungsprozessen sei. Im Gegensatz zu Galen, dessen Theorien sich als unbrauchbar erwiesen hätten, würde nicht Gegensätzliches Heilung bezwecken, sondern Gleiches Gleiches heilen. Wo Galen also behauptete, Fieber müsse mit temperatursenkenden Arzneimitteln begegnet werden, behauptete Hahnemann, dass Fieber mit Arzneimitteln zu behandeln sei, die die Temperatur steigen ließen. Hahnemann entwickelte mit seinen potenzierten Naturextrakten auch gleich die Medizin, die in der Lage war, diese Lebenskraft zu wecken oder wieder auszugleichen. Ein Wirkprinzip gegen alle Übel.

Nicht weniger überzeugt davon, endlich den Schlüssel für alle Krankheiten gefunden zu haben, war James Watson, Nobelpreisträger für die Entschlüsselung der DNA-Struktur, am Ende des 20. Jahrhunderts. Als das Humangenomprojekt, die Sequenzierung des gesamten menschlichen Genoms, gestartet wurde, verkündete er: „Früher glaubten die Menschen unser Schicksal steht in den Sternen, heute wissen wir, es liegt in der DNA."

Weder die Theorie der Körpersäfte, noch die Lebenskraft und nicht einmal die Entschlüsselung der DNA haben zu einem Allheilmittel geführt, geschweige denn zu einer brauchbaren Krankheitstheorie von der sich sichere Heilmethoden ableiten ließen.

Auch wenn es bislang nicht gelungen ist, das Allheilmittel gegen alle Krankheiten und für alle Menschen zu entdecken oder zu erfinden, so haben die Menschen doch erstaunliche Dinge hervorgebracht und unzähliges Leid gelindert durch ihr Streben, Heilmittel zu finden. Alkohol und Opium wurden schon in der Antike verwendet, um Schmerzen zu lindern, und manche Arzneien aus den mittelalterlichen Klostergärten werden auch heute noch verabreicht und als wirksam erachtet. Syphilis, Pest und Tuberkulose sind mit Antibiotika gut zu behandeln und Impfstoffe wirksam gegen Cholera, Masern und Pocken. Der Zustand unserer heutigen Gesundheitsversorgung würde jedem, der vor 100 Jahren krank war, als paradiesisch erscheinen. Doch von einem Allheilmittel sind wir heute genauso weit entfernt wie eh und je. Und in Abwesenheit eines Allheilmittels hat die Arzneimittelrealität, früher ebenso wie heute, so ihre Tücken.

Arzneimittelrisiken

Die Tücke kann ein Hereinfallen auf Scharlatanerie sein. Scharlatane nutzen das geschwächte Urteilsvermögen des Leidenden und die Verzweiflung der Angehörigen, für die ein Strohhalm besser ist als kein Strohhalm, schamlos aus. Zu einer gewissen Berühmtheit in der Scharlatanerie hat es William Swaim im 19. Jahrhundert gebracht. Er nutzte ab 1820 geschickt die Möglichkeiten der damals aufkommenden Lithographie aus, um ein komplett wirkungsloses Kräutergemisch zu bewerben. Damit brachte er es auf ein Vermögen von immerhin 500.000 US-Dollar, was heute laut Wolfram Alpha rund 13 Mio. US-Dollar entsprechen würde. Das Gebräu überlebte seinen Erfinder und wurde bis 1920 weiter vermarktet, bis es endlich verboten wurde. Noch heute wird aufgrund dieser und anderer Erfahrungen Arzneimittelwerbung besonders streng überwacht.

Die Tücke kann auch darin bestehen, dass etwas zwar gut gemeint ist, sich aber doch als falsch erweist. Syphilis, eine der größten Geißeln der Menschheitsgeschichte, ist eine bakterielle Infektionskrankheit, die über Geschlechtsverkehr übertragen wird. Die Bakterien befallen in verschiedenen Stadien den gesamten Körper und verursachen unsägliche Schmerzen und Gebrechen bis hin zur Persönlichkeitsveränderung, wenn sie sich im letzten Stadium (meist erst Jahrzehnte nach der Erstinfektion) im Gehirn ausbreiten. Syphilis wurde über Jahrhunderte mit einer wenig hilfreichen Quecksilbersalbe behandelt. Die Behandlung war gut gemeint und das Quecksilber auf der Haut hat sicherlich auch die Bakterien aus platzenden Pusteln abgetötet, allerdings konnte damit nie die innere Ausbreitung der Bakterien gestoppt werden. Und die Nebenwirkungen des Quecksilbers, Zahn- und Haarausfall, Leberschäden und vieles mehr, waren derart gravierend, dass die Patienten häufig früher an der Behandlung als an der Krankheit starben. In der Tat verwenden wir noch immer die Bezeichnung „Quacksalber" für nicht ganz ernstzunehmende Heilansätze. Das leitet sich aus der Popularität des Quecksilbers her, das von Thomas Dover im 18. Jahrhundert höchst wissenschaftlich als Allheilmittel verwendet wurde und ihm bald den Ruf des Quecksilber-Arztes einbrachte. Als weniger dramatisches Beispiel für Gutgemeintes aber Riskantes mag der Lebertran dienen, der Jahrzehntelang gegen Rachitis zur Behandlung eingesetzt wurde. Das Gebräu aus Fischleber wurde von der Firma Merck als Arzneimittel hergestellt und verkauft. Obwohl es effektivere Arzneien wie normale Vitamin-D-Tabletten gab, wurde es noch bis in die 1970er-Jahre in dem guten Glauben verwendet, nicht nur Rachitis vorzubeugen, sondern auch allgemein die Konstitution zu stärken und zum gesunden Wachstum beizutragen. Es gibt keine Untersuchungen auf die Auswirkungen auf den Geschmackssinn, es kann nur vermutet werden, dass Generationen von Kindern unnötig durch die Einnahme traumatisiert wurden.

Die Tücke kann auch darin bestehen, dass die Arznei gut gemeint und das Richtige ist, aber einfach nicht spezifisch genug ist oder sich an den falschen Patienten richtet. Das beste Arzneimittel mit den geringsten Nebenwirkungen taugt nichts, wenn es für eine Krankheit gedacht ist, die man selber gar nicht hat, aber glaubt zu haben. Fehldiagnosen mögen hier ein häufiger Fall sein, aber auch unterschiedliche Ursachen für ein und dasselbe Krankheitsbild. Die Volkskrankheit Bluthochdruck beispielsweise kann durch verschiedene Arzneimittel behandelt werden. Bei 30–50 % der Patienten spricht ein einziges Arzneimittel jedoch gar nicht an, so dass entweder das Arzneimittel gewechselt werden muss oder gleich eine Kombinationstherapie verschrieben wird. Bis zu 15 % der Bluthochdruckpatienten sprechen jedoch wiederum auf gar keins der Arzneimittel an. Das liegt daran, dass Bluthochdruck nur ein Symptom ist, die zugrundeliegenden Ursachen aber sehr verschieden sein können. Für 15 % der Patienten wurde schlichtweg noch keine Arznei gefunden, die an der spezifischen Ursache ansetzt. Manche Patienten reagieren auch allergisch auf bestimmte Arzneimittel, die an sich die richtigen wären oder haben andere Unverträglichkeiten. Das Standardmittel (Abacavir) gegen das erworbene Immundefektsyndrom AIDS hilft z. B. bei 3 % der Betroffenen nicht, weil sie eine Genvariante besitzen, die aus dem Arzneimittel ein Gift macht.

Die Tücke kann auch darin bestehen, dass die Arznei zwar gut gemeint und richtig und spezifisch ist, das Arzneimittel aber nicht richtig hergestellt wurde. Der Skandal um das Sulfanilamid Elixir 1937 hat die Befugnisse der US-Aufsichtsbehörde (Food and Drug Administration, FDA) ganz wesentlich erweitert und aus ihr die mächtigste Arzneimittelüberwachungsbehörde der Welt gemacht. Die Firma Massengill entwickelte ein hochwirksames Antibiotikum gegen bakterielle Erkrankungen wie z. B. Lungenentzündungen. Für die Herstellung der Variante mit Himbeergeschmack für Kinder entschied sich der Herstellungsleiter dafür, den Wirkstoff in Diethylenglykol zu lösen. Obwohl damals schon bekannt war, dass das Lösungsmittel giftig ist, waren die Kenntnisse darüber noch kein Allgemeingut und der Herstellungsleiter war dessen in aller Unschuld nicht gewahr. Über 100 Kinder sind an den Nebenwirkungen gestorben. Die Firma konnte nach damaliger Rechtslage nur für den Tatbestand bestraft werden, dass sie ihr Arzneimittel falsch beworben habe, nämlich mit der Bezeichnung

„Elixir", was pharmazeutisch gesehen ein in Alkohol gelöster Pflanzenextrakt ist. Der Herstellungsleiter hat jedoch seine persönliche Schuld nicht ertragen können und sich das Leben genommen. Nicht weniger dramatisch war der Skandal um die Heparin-Präparate zur Behandlung von Blutgerinnseln der Firma Scientific Protein Laboratories im Jahr 2008. Die Firma tauschte die zugelassene Variante des Heparins mit einer sehr viel kostengünstigeren ein. Diese kostengünstigere Variante wird zwar als Nahrungsergänzungsmittel in Diäten häufig verwendet und ist, wenn sie gegessen wird, auch ungefährlich. Wenn sie allerdings ins Blut gespritzt wird, dann ist sie häufig tödlich. Insgesamt führte der Austausch zu 81 Todesfällen und 785 schweren Schädigungen.

Besonders tückisch sind Arzneimittel, von denen man glaubt, dass sie zum Wohl des Patienten sind, die Symptome auch richtig lindern, spezifisch wirken und korrekt hergestellt sind, sich jedoch am Ende als Bumerang erweisen, weil sich die Nebenwirkungen als zu gravierend herausstellen. Dies ist besonders häufig der Fall bei Arzneimitteln, die bei chronischen Erkrankungen über einen längeren Zeitraum genommen werden müssen. Die Liste ist lang. Das wohl weltweit bekannteste und tragischste Beispiel dafür ist Contergan, das als ein sehr wirksames Schlaf- und Beruhigungsmittel ab 1957 verkauft wurde und schwerwiegende Nebenwirkungen für ungeborene Kinder hatte, die mit verkürzten Extremitäten und anderen Behinderungen zur Welt kamen. Contergan wurde erst 1961 vom Markt genommen. Ein anderes Beispiel ist Vioxx, das als Schmerzmittel („Superaspirin") und Antirheumatikum 1999 zugelassen wurde. Nur 5 Jahre später wurde es vom Markt genommen wegen verstärkter Thrombosebildungen, die das Herzinfarktrisiko der Patienten verdoppelten. Lipobay, das als Cholesterinsenker 1997 auf den Markt kam, wurde ebenfalls 5 Jahre später wieder vom Markt genommen, weil bekannt wurde, dass sich bei einigen Patienten die Muskulatur auflöste, was in 52 Fällen, bei denen sich die Herzmuskulatur auflöste, zum Tod führte.

Nutzen-Risiko-Abschätzung als Leitprinzip

All diese Probleme mit der Arzneimittelrealität zeigen, dass, wie so oft im Leben, die Möglichkeiten zu scheitern zahlreich, die aber, es genau richtig zu machen, sehr begrenzt sind. All diese Möglichkeiten des Scheiterns sind Risiken. Sie müssen dem Nutzen, also der Möglichkeit, Leiden zu lindern, gegenübergestellt werden, um ein Arzneimittel zu bewerten. In Abwesenheit eines wundersamen Allheilmittels bleibt dem Arzt, Patienten und seinen Angehörigen, pharmazeutischen Unternehmer, der Hebamme oder sonstigen in Heilberufen tätigen Menschen nichts anderes übrig, als pro Fall kritisch abzuwägen, ob das Arzneimittel für den Patienten mehr Nutzen als Risiken in sich birgt. Es ist diese Abwägung „Was ist der Nutzen? Was ist das Risiko?", die unser Arzneimittelsystem heute ausmacht. Die Frage muss für jedes Arzneimittel einzeln gestellt und beantwortet werden. Alle anderen Fragen, ob der Wirkmechanismus bekannt ist, ob die Idee für die Entwicklung des Arzneimittels wissenschaftlich begründbar ist, ob das Arzneimittel synthetisch hergestellt oder ein natürlicher Pflanzenextrakt ist, ob die Pharmaindustrie Lobbyisten hat, die Gesetze kommentieren oder gar vorschlagen, ob die Entwicklung eines neuen Arzneimittels von Profitgier oder ethischer Verantwortung getrieben ist und so weiter und so fort, sind bestenfalls sekundär, meistens jedoch komplett unbedeutend, um unser Arzneimittelsystem zu verstehen. Die treibende Kraft für die Erforschung, Entwicklung und Vermarktung von Arzneimitteln ist eine Nutzen-Risiko-Abwägung. Diese Nutzen-Risiko-Abwägung erfolgt immer individuell pro Arzneimittel und kann nicht pauschal auf Grund von wissenschaftlichen Kriterien oder allgemeinen Heilprinzipien erfolgen. Wer Arzneimittel verstehen will, muss verstehen wollen, wie eine Nutzen-Risiko-Bewertung erfolgen kann und warum sie für jedes Arzneimittel einzeln erfolgen muss. Die zentrale Frage für unser Arzneimittelsystem ist daher, wie Nutzen und Risiken so fassbar gemacht werden können, dass sie sinnvoll gegeneinander aufgewogen werden können.

2

Nutzen-Risiko-Bewertung – die Last der Verantwortung

Zusammenfassung Arzneimittelhersteller haben sich als ungeeignet erwiesen, die Nutzen-Risiko-Abwägung von Arzneimitteln vorzunehmen. Mit dem Arzneimittelgesetz von 1976 hat der Staat die Kontrolle an sich gezogen. Die Nutzen-Risiko-Abwägung und damit die Entscheidung, ob das Arzneimittel auf den Markt kommt, werden von staatlichen Kontrollbehörden vorgenommen.

Der große Wandel 1978: Die Gesellschaft übernimmt die Kontrolle über Arzneimittel

Es erscheint vollkommen logisch und sinnvoll, Arzneimittel einfach danach zu bewerten, ob sie mehr nützen als schaden. Wenn sie mehr nützen, dürfen sie verkauft werden, wenn sie mehr schaden, dann eben nicht. Doch weder Nutzen noch Risiken sind leicht zu fassen und schon gar nicht zu berechnen. Es ist nicht möglich, Nutzen zu addieren und Risiken zu subtrahieren, um am Ende ein klares Ergebnis zu erhalten. Dafür ist zu vieles unbekannt und es müssen zu viele Annahmen gemacht werden. Es müssen unzählige Versuche durchgeführt werden, deren Auswertungen komplex sind und die, weil sie Menschen- und Tierversuche mit einschließen, eine gesellschaftlich-ethische Dimension haben. Und am Ende bleibt die Wertung, wieviel Risiko für den erwarteten Nutzen tragbar ist, sehr subjektiv. Manche Menschen nehmen das Risiko, Kopfschmerzen zu bekommen, in Kauf, um eine schniefende Nase zu kurieren, andere schniefen lieber und haben dafür keine Kopfschmerzen. Hinzu kommt, dass zahlreiche Studien

© Springer-Verlag GmbH Deutschland, ein Teil von Springer Nature 2019
R. Schultz-Heienbrok, *Arzneimittel verstehen*,
https://doi.org/10.1007/978-3-662-57676-2_2

darauf hindeuten, dass Menschen ungeeignet sind, eine rationale Nutzen-Risiko-Entscheidung zu treffen, selbst wenn hinreichend Daten vorliegen.

In den letzten 50 Jahren hat es daher einen dramatischen Wandel in der Zuständigkeit für die Beantwortung der Frage nach Nutzen und Risiken von Arzneimitteln gegeben. Bis vor 50 Jahren waren es einzelne Personen – der Patient mit seinen Angehörigen, der Mönch, Schamane, Arzt, Apotheker oder pharmazeutischer Hersteller – die Nutzen und Risiken gegeneinander abgewogen hatten. In den letzten 50 Jahren hat diese Funktion der Staat übernommen. Unser Arzneimittelsystem funktioniert nach Regeln, die aus gesellschaftlichen Diskursen hervorgehen, und nicht nach Regeln, die sich die Pharmaindustrie ausdenkt. Es sind staatliche Stellen, die die Ärzte prüfen, es gibt eine Unmenge an Behandlungsrichtlinien für Ärzte, es gibt staatliche Stellen zur Arzneimittelprüfung und zur Zulassung und es gibt tausende von Seiten mit Gesetzeskraft, wie Dinge zu sein haben und was Menschen im Gesundheitswesen wie zu machen haben. Und die Gesellschaft wacht über die Standards und passt sie an, wenn nötig. Ärzte haben durch diese Entwicklung an Autorität und Patienten an Mündigkeit verloren.

Besonders dramatisch aber war dieser Wandel für die pharmazeutische Industrie. Bis in die 1970er-Jahre hinein konnte sie noch Arzneimittel frei auf den Markt bringen. Die einzige Verpflichtung bestand darin, die Wirksamkeit bei der Registrierung, die in der Bundesrepublik seit 1961 galt (in der DDR gab es bereits seit 1949 eine Zulassungspflicht, allerdings ohne explizite staatliche Anforderungen, so dass die Abschätzung von Nutzen und Risiken auch hier den Klinikern vorbehalten blieb), zu beschreiben. Das Arzneimittel konnte dann ohne Einschränkungen beworben und Ärzten angeboten werden. Mit Inkrafttreten des Arzneimittelgesetzes (AMG) von 1976 hat sich diese Situation 1978 grundlegend gewandelt. Erstmalig wurde eine Zulassungspflicht für Arzneimittel eingeführt. Das heißt, die Unternehmen mussten darlegen, dass ihr Arzneimittel ein positives Nutzen-Risiko-Verhältnis aufwies. Diese Zulassungspflicht gleicht einer vollständigen Beweislastumkehr zur früheren Praxis, in der es lediglich verboten war, schädliche Substanzen auf den Markt zu bringen. Ebenfalls neu war die Einführung der Gefährdungshaftung. Pharmazeutische Unternehmer konnten damit nicht nur nicht mehr selber entscheiden, welche Produkte auf den Markt kamen, sondern waren für alle Schäden ihres Arzneimittels auch vollständig haftbar und mussten pro Arzneimittel entsprechende Vorsorge über eine Versicherung treffen. Es wurde damit ausgeschlossen, dass Gewinne privatisiert, die Risiken aber vergesellschaftet wurden. Von vielleicht noch größerer Tragweite aber war die Ermächtigung, dass die Aufsichtsbehörden

Verwaltungsvorschriften erlassen konnten bezüglich der pharmazeutischen Qualität, Sicherheit und Wirksamkeit von Arzneimitteln. Davon machen die Arzneimittelbehörden, die dem Bundesgesundheitsministerium unterstellt sind, gehörig Gebrauch, wenn auch heute meist über die zentrale europäische Behörde, die European Medicines Agency (EMA). Es gibt mittlerweile mehrere Tausend solcher Vorschriften, die für die Arzneimittelherstellung, -entwicklung und -zulassung zu beachten sind. Jedes Jahr kommen bis zu 100 und mehr neue Vorschriften dazu. Insgesamt haben diese Änderungen dazu geführt, dass der Staat in alle Bereiche des pharmazeutischen Unternehmens kontrollierend eingreift. Vor allem aber entscheidet der Staat, was Risiken und was Nutzen sind, wie diese jeweils zu gewichten sind und ob ein positives oder negatives Nutzen-Risiko-Verhältnis für ein gegebenes Arzneimittel vorliegt.

Diese Entwicklung wird heute häufig kritisch gesehen, weil man einem ominösen unbekannten „System" vertrauen muss und nicht mehr bekannten Gesichtern oder sich selbst. Patienten fühlen sich nicht ernstgenommen, weil ihre Leiden in keine Klassifizierung passen, Ärzte fühlen sich in ihrer Therapiefreiheit beschnitten, weil sie sich an Standardtherapien halten müssen und sich für Verschreibungen rechtfertigen müssen und die Pharmaindustrie fühlt sich gegängelt von Tausenden von bürokratischen Vorschriften im Namen der Risikominimierung und von der Allmacht der Behörden. Dies sind alles ernsthafte und ernstzunehmende Probleme unseres Arzneimittelsystems, die nicht ignoriert werden sollen. Um jedoch die Probleme konstruktiv anzugehen und Lösungen zu entwickeln, ist es notwendig, das System, wie es nun mal ist, zu verstehen. Dazu gehört die Erkenntnis, dass die großen Umwälzungen der 1970er- und 1980er-Jahre, mit der sich die Gesellschaft die Kontrolle über das Arzneimittelsystem gesichert hat, ein notwendiger und richtiger Schritt waren. Die Emanzipation von Individuen und Autoritäten gelang über Standardisierungen und Institutionalisierungen. Die Verfahren wurden transparent, die Nutzen und Risiken so konkret wie irgend möglich beschrieben und für alle zugänglich gemacht. Es galt nicht mehr das Wort des Experten, sondern nur noch das Argument. Durch die Transparenz ist das System offen und kritikfähig geworden und kann Verbesserungen aufnehmen. Die Standardisierung, die nötig ist, um allgemeine Vorschriften zu erlassen, ist zwar häufig bürokratisch, hilft letztendlich aber auch dem einzelnen pharmazeutischen Unternehmer, da ihm die Erfahrungswerte der gesamten Industrie in kodifizierter Form über Vorschriften zugänglich gemacht werden. Da das System aber komplex ist, dauert es erstens Zeit, bis Verbesserungen beim Patienten ankommen. Zweitens ist es für

Laien nicht ohne weiteres zu durchschauen, so dass sie nicht direkt von der Transparenz profitieren können, geschweige denn das nötige Fachwissen hätten, aus den vorhandenen Daten eine eigene Nutzen-Risiko-Abwägung zu treffen. Insgesamt stellt sich damit das Paradox dar, dass sich die Arzneimittelkontrolle und damit die Arzneimittelsicherheit in den letzten 50 Jahren stark verbessert haben, die Patienten aber ein wachsendes Gefühl der Entfremdung befällt.

Die Frage, warum diese Transformation, die Verschiebung in der Zuständigkeit zur Beantwortung der Nutzen-Risiko-Frage, stattfand, hat mit Sicherheit eine sehr vielschichtige Antwort und kann hier nur angerissen werden. Die Frage ist jedenfalls hochinteressant, da es keineswegs selbstverständlich erscheint, dass jemandem mit einer derart beeindruckenden Vita wie die Pharmaindustrie in einer relativ kurzen Zeitspanne komplett das Vertrauen entzogen wird. Immerhin hatte die Industrie alles in allem erfolgreich ihren Part der Nutzen-Risiko-Abwägung abgeliefert und Arzneimittel seit Beginn der industriellen Produktion um 1850 in Hülle und Fülle in Zusammenarbeit mit Ärzten und Wissenschaftlern zur Verfügung gestellt, die die Menschheit von ihren größten Geißeln befreit hat. Syphilis, Poliomyelitis, Diphterie, Blutvergiftungen verbreiten heute in Deutschland keinen Schrecken mehr. Es gibt die Pille für effektive Geburtenkontrolle, wirksame Schmerzmittel, Herzstimulanzien und Blutverdünnungsmittel zur Thrombosevorbeugung. Hinzu kommen die unglaublichen Erfolge in der Intensivmedizin und Krebstherapie. Am imposantesten ist mit Sicherheit aber der Beitrag zur Verringerung der Kindersterblichkeit, der den Lebensentwurf moderner Gesellschaften überhaupt erst ermöglicht. In den letzten 150 Jahren hat sich die durchschnittliche Lebenserwartung von 40 auf 80 Jahre verdoppelt, Tendenz weiter steigend. Das heißt, pro Jahr leben wir 13,5 Wochen länger, davon werden in etwa 3 Wochen pro Jahr Arzneimitteln zugeschrieben. Es scheint daher nicht selbstverständlich, dass eine Industrie, die derartig viel Gutes hervorbringt, in Ungnade fällt und ans Gängelband genommen wird.

Eine Vergegenwärtigung der 1960er-Jahre, die einen generellen Bruch mit der Moderne forderte, liefert erste Ansatzpunkte. Die Atombombentests in den 1950er-Jahren und der Kalte Krieg ließen die Menschen generell über die Risiken des Fortschritts nachdenken, was ab den 1970er-Jahren in eine allgemein industriekritische Einstellung mündete. Philosophisch wurden die Grundfesten der Wissenschaft mit Paul Feyerabend und Thomas Kuhn erschüttert und die Postmoderne durch Dekonstruktion alter Gewissheiten eingeleitet. Wissenschaftler und Ärzte waren fortan nicht mehr objektive Beobachter von Sachverhalten, denen sie vorurteilsfrei begegneten und rational analysierten. Sie wurden zu subjektiven Teilnehmern der Wissensgesellschaft mit eigenen Interessen, Vorurteilen und Irrationalitäten, die sie auch in der Forschung oder in der ärztlichen Befunderhebung nicht ablegen konnten. Der uneingeschränkte Marktzugang für Arzneimittel brachte eine Flut von Arzneimittelwerbungen mit sich, die die Auswahl für Experten schwierig und für Nichtexperten unmöglich machte. Medizinisch wurden Krankheiten angegangen, die sehr viel komplexere Ursachen hatten als die Infektionskrankheiten, mit denen die Industrie ihre großen Erfolge gefeiert hatte. Das führte zu mehr Nebenwirkungen, da die Arzneimittel nicht mehr einfach gegen äußere Erreger wirkten, für den sich spezifische Ansatzpunkte der Therapie identifizieren ließen. Die großen Arzneimittelskandale der 1960er- und Anfang 1970er-Jahre wie Contergan (Schlaf- und Beruhigungsmittel, 1961 vom Markt genommen wegen schwerer Geburtsdefekte), Menocil (Appetitzügler, 1968 vom Markt genommen wegen Verdacht auf Herzschäden und Lungenhochdruck) und Phentermin (Appetitzügler, 1971 vom Markt genommen wegen Herzklappenveränderungen) betrafen allesamt Arzneimittel, die schwere Nebenwirkungen aufwiesen, aber keine lebensbedrohlichen Krankheiten angingen. Die Industrie schien das Maß für eine angemessene Nutzen-Risiko-Bewertung verloren zu haben.

Was auch immer die treibende Kraft – das schwindende Vertrauen in Wissenschaft und Autoritätspersonen, die Unübersichtlichkeit des Arzneimittelmarktes oder die Nebenwirkungen von Arzneimitteln, auf die die Pharmaunternehmen schleppend und misslaunig reagiert haben – ab 1978 war die Welt für die Pharmaindustrie eine andere: eine extrem regulierte und kontrollierte. Ihre Rolle war fortan darauf beschränkt, Arzneimittel zu entwickeln und zu vertreiben und die Daten zu liefern, um zu einer angemessenen Nutzen-Risiko-Bewertung zu kommen.

Die folgenden Kapitel zeigen, wie die Pharmaindustrie seither kontrolliert wird und wie es dadurch möglich ist, zu einer Nutzen-Risiko-Bewertung für jedes einzelne Arzneimittel zu kommen.

3

Begriffsbestimmung – was ist wann ein Arzneimittel

Zusammenfassung Aus der gesetzlichen Arzneimitteldefinition lassen sich zwei wesentliche Begriffe für das Verständnis von Arzneimitteln ableiten: die Indikation und der Wirkstoff. Die Indikation ist die gewünschte Wirkung, der Wirkstoff ist die tatsächliche Wirkung. Die Überlappung zwischen gewünschter und tatsächlicher Wirkung ist der Nutzen, die nichtüberlappenden Teile sind die Risiken.

Da besondere Regularien für Arzneimittel zu beachten sind, ist es für ein Unternehmen, das ein Produkt herstellt, von großer Bedeutung, ob es sich bei dem Produkt um ein Arzneimittel handelt oder nicht. Das Arzneimittelgesetz hat hier zwei eindeutige Regeln: Erstens, alles, was im Gesetz als Arzneimittel aufgelistet ist, ist ein Arzneimittel. Und zweitens, alles, von dem die Arzneimittelbehörde sagt, es sei ein Arzneimittel, ist ein Arzneimittel. Die Welt könnte so einfach sein. Die Liste der Produkte, die als Arzneimittel gelten, ist sehr kurz und die Arzneimittelbehörde benötigt selber Anhaltspunkte, um zu entscheiden, was ein Arzneimittel ist und was nicht. Außerdem benötigt sie dafür jede Menge Daten der Hersteller. Die Hersteller, verständlicherweise, würden aber gerne wissen, welche Daten sie erheben müssen, bevor sie mit der Datenerhebung anfangen. Daher bietet das Arzneimittelgesetz noch eine Definition für Arzneimittel an:

„Arzneimittel sind Stoffe oder Zubereitungen aus Stoffen,

1. die zur Anwendung im oder am menschlichen oder tierischen Körper bestimmt sind und als Mittel mit Eigenschaften zur Heilung oder Linderung

oder zur Verhütung menschlicher oder tierischer Krankheiten oder krankhafter Beschwerden bestimmt sind oder

2. die im oder am menschlichen oder tierischen Körper angewendet oder einem Menschen oder einem Tier verabreicht werden können, um entweder

   a. die physiologischen Funktionen durch eine pharmakologische, immunologische oder metabolische Wirkung wiederherzustellen, zu korrigieren oder zu beeinflussen oder

   b. eine medizinische Diagnose zu erstellen."

Und damit beginnen die Probleme, ein Arzneimittel zu bestimmen. Juristen bezeichnen alles, was unter Absatz 1 fällt gerne als „Präsentationsarzneimittel" und alles, was unter Absatz 2 fällt, als „Funktionsarzneimittel". Beide Definitionen sind zentral für das Verständnis von Arzneimitteln und werden deshalb eingehender erörtert. Zunächst werden Funktionsarzneimittel beschrieben. Danach wird die Abgrenzung von Funktionsarzneimitteln zu verwandten Produktklassen wie Nahrungsergänzungsmitteln, Medizinprodukten und Kosmetika erläutert. Die Definition des Präsentationsarzneimittels zeigt dann, dass diese Abgrenzung nicht immer wissenschaftlichen Argumenten, sondern häufig auch der Vermarktungslogik folgt. Zum Schluss des Kapitels werden aus dieser Arzneimitteldefinition die wesentlichen Kriterien für die Nutzen-Risiko-Bewertung abgeleitet.

Funktionsarzneimittel

Im Grunde genommen ist ein Funktionsarzneimittel das, was wir gemeinhin intuitiv unter einem Arzneimittel verstehen. Eine Tablette oder dergleichen mit einem Stoff drin, der vom Körper aufgenommen wird und irgendwie mit Körpermolekülen interagiert, um eine Reaktion hervorzurufen oder zu unterdrücken. Diese Interaktion zwischen Körpermolekülen und Wirkstoff ist die pharmakologische Wirkung. Die Intuition funktioniert genau so lange gut, bis man anfängt darüber nachzudenken. Oder gezwungen wird, darüber nachzudenken. So erging es einem Hamburger Apotheker, der unversehens verklagt wurde, weil er angeblich Arzneimittel verkaufe. Er stellte in aller Unschuld ein Abführmittel her, das er an Ärzte und Kliniken verkaufte, die vor einer Darmspiegelung einen entleerten Darm der Patienten benötigen. Das Mittel dafür bestand aus Macrogol und Salzen. Macrogole werden seit Jahrzehnten in Kosmetika, Lebensmitteln und Arzneimitteln als Trägerstoffe oder Lösungsmittel eingesetzt, weil sie selber keine Aktivität im Körper ausüben und als vollkommen ungefährlich gelten. Um die abführende Wirkung zu erzielen, nimmt man langkettiges Macrogol, das vom Körper nicht aufgenommen wird und im Darm verbleibt. Dort bindet es Wasser und aufgrund osmotischer Wirkung zieht es dann aus dem Körper Wasser in den Darm nach, das Stuhlvolumen nimmt zu und der Darm entleert sich. Ein wirksamer physikalischer Prozess. Aber mit Sicherheit kein Arzneimittel, oder? Die Klage des Wettbewerbers jedenfalls hatte es in sich: Es handele sich sehr wohl um ein Arzneimittel, das ohne Genehmigung vertrieben würde, Unterlassung und Schadenersatz seien fällig. Der Apotheker sah sich aber im Recht, konnte er doch keine pharmakologische Wirkung seines Präparats erkennen, was für ein Arzneimittel ja wohl Bedingung sei. Die Wirkungsweise, so beharrte er, sei rein physikalisch, und daher sei das Produkt ein Medizinprodukt und kein Arzneimittel. Diese Überzeugung trug den wackeren Apotheker durchs Landgericht Hamburg, wo er verlor, und durchs Oberlandesgericht Hamburg, wo er ebenfalls verlor, bis hin zum Bundesgerichtshof (BGH). Das Oberlandesgericht Hamburg hatte noch argumentiert, dass, wenn auch nicht das Macrogol so doch die Salze eine pharmakologische Wirkung haben, denn ohne diese sei der Verlust an körpereigenen Salzen durch das Verfahren so groß, dass die Gesundheit gefährdet sei. Der BGH entschied nun im Sinne des Apothekers, dass die Hauptwirkung vom Macrogol ausgehe und die Salze lediglich eine unterstützende Funktion haben und daher sei alles, aufgrund der rein physikalischen Wirkung des Macrogols, als Medizinprodukt einzuordnen. Man kann sich vorstellen, dass die Sektkorken in der Hamburger Apotheke knallten und der Glaube an den Rechtsstaat mit diesem Urteil vom 10. Dezember 2009 wiederhergestellt war. Und nicht nur da. Auch die Fachzeitschrift *Medizinprodukterecht* feierte das Urteil: „Der BGH hat mit seinem Urteil … erfreulicherweise ein klares Votum zugunsten des maßgeblichen Abgrenzungskriteriums der bestimmungsmäßigen Hauptwirkung und damit im Ergebnis zu Gunsten des Medizinproduktestatus des betroffenen Produktes gefällt." Und weiter heißt es: „Es ist davon auszugehen, dass im Hinblick auf die Einstufung macrogolhaltiger Laxativa mit der Entscheidung des BGH das letzte Wort … gesprochen ist".

Das letzte Wort war immerhin für ein ganzes Jahr lang gesprochen. Dann entschied der BGH erneut. Denn parallel zu dem beschiedenen Verfahren, war beim BGH eine Revision anhängig für einen sehr ähnlichen Streitfall aus Köln. Hier hat ebenfalls ein pharmazeutischer Unternehmer einen anderen auf Unterlassung und Schadenersatz verklagt, weil dieser keine Zulassung für sein Darmreinigungsmittel habe (mit der gleichen Zusammensetzung wie beim Streitfall in Hamburg). Das Landgericht Köln hat das Produkt ebenfalls als Arzneimittel klassifiziert und das Oberlandesgericht Köln pflichtete dem bei, hatte aber die Revision zugelassen. In dieser Revision war dann der BGH auch nicht mehr seiner eigenen Meinung und befand, dass das Produkt ein Arzneimittel sei. Alle Merkmale eines Stoffes, so urteilte der BGH, seien zu berücksichtigen und „eine pharmakologische Eigenschaft sei anzunehmen, wenn der Stoff geeignet sei, sich auf Körperfunktionen in nennenswertem Umfang auszuwirken". Dieser nennenswerte Umfang sei bei den Präparaten definitiv gegeben, da es zu erheblichen Nebenwirkungen wie Erbrechen, Übelkeit und Schmerzen kommen könne.

Der Fall ist spektakulär. Nicht nur, weil er verdeutlicht, wie schwierig die Rechtsauslegung auch für die obersten Bundesrichter ist, sondern vor allem wegen der breiten Definition der „pharmakologischen, immunologischen oder metabolischen Wirkung", die ein Arzneimittel zu Wege bringen muss, um als solches zu gelten. Seit Emil Fischer im Jahre 1894 das Schlüssel-Schloss-Prinzip für pharmakologische Wirkungen postulierte, war es die vorherrschende Meinung, dass ein Arzneimittel pharmakologisch spezifisch ansetzt. Das Funktionieren des Körpers stellt man sich hierbei als spezifische Interaktionen zwischen Molekülen vor, die deshalb zustande kommen, weil die Interaktionen auf einem Schlüssel-Schloss-Prinzip beruhen, also die zwei Moleküle, die miteinander reagieren müssen, um eine Funktion hervorzurufen, passgenau aufeinander zugeschnitten sind. Nach diesem Modell bildet ein Arzneimittel die Funktion des Schlüssels nach und blockiert damit entweder das Schloss oder aktiviert es, je nachdem was nötig ist, um den Körper wieder in ein physiologisches, das heißt gesundes, Gleichgewicht zu bringen. Diese Idee des spezifischen Wirkmechanismus war auch immer einer der Hauptkritikpunkte gegenüber der Homöopathie, die nie eine spezifische Interaktion zwischen Produkt und Körper nachweisen konnte. Der Bundesgerichtshof formuliert mit seinem Urteil also ein sehr viel breiteres Verständnis von Arzneimitteln, indem alle Mittel, die bedeutende Auswirkungen auf physiologische Prozesse haben, als Arzneimittel gelten. Diese Interpretation ist zum einen wirklichkeitsnäher, da z. B. auch Zelltherapeutika oder Gentherapeutika, die gewiss nicht als spezifische Schlüssel in den Körper eingeführt werden, unter Arzneimittel fallen, zum anderen reflektiert sie aber auch die Bedeutung des Risikos. Es geht darum, dass das Produkt eine Wirkung auf den Körper hat und diese Wirkung ist immer auch mit Risiken verbunden, was ein entscheidendes Kriterium ist, um Produkte unter die strengen Auflagen des Arzneimittelgesetzes zu stellen.

Interessant an dem Fall ist auch, dass es hier nicht um eine Krankheit geht, die zu behandeln ist. Die Darmreinigung wird durchgeführt, um eine Diagnose mittels Darmspiegelung zu ermöglichen. Es geht einzig und allein darum, was das Produkt mit dem Körper macht. Der Effekt, den ein Funktionsarzneimittel hat, muss nicht spezifisch übermittelt sein, sondern kann auch eine indirekte Wirkung auf die Physiologie, das Immunsystem oder den Metabolismus (Stoffwechsel) sein.

Arzneimittel, Nahrungsmittel, Medizinprodukt, Kosmetikum

Es kommt also auf die pharmakologische, immunologische oder metabolische Wirkung des „Hauptstoffs" an, damit ein Mittel als Arzneimittel klassifiziert wird. Im Gegensatz dazu ist bei Medizinprodukten die Hauptwirkung physikalischer Natur. Der Herzschrittmacher oder der Stent sind demnach tatsächliche Medizinprodukte. Kosmetika wiederum grenzen sich dadurch ab, dass sie äußerlich angewendet werden (wozu auch der Mund gehört, nicht aber der Darm, was für Juristen wahrscheinlich einfacher zu verstehen ist als für Anatomen) und dort zur Reinigung, zum Schutz, zur Parfümierung, oder zur Erhaltung eines guten Zustands beziehungsweise Aussehens beitragen. Lebensmittel und Nahrungsergänzungsmittel sind dadurch bestimmt, dass sie „von Menschen aufgenommen werden" und überwiegend zu Ernährungszwecken eingenommen werden. Sollte ein Produkt sowohl unter die Definition eines Arzneimittels als auch unter die Definition eines anderen Mittels fallen, so gilt es immer als ein Arzneimittel. In der Rechtsprechung ist diese Regel als sogenannte Zweifelsfallregelung bekannt. Es geht hier aber nicht um Zweifelsfälle im Sinne von Unschlüssigkeit, welcher Produktkategorie das Produkt zuzuordnen sei. Die Regel sagt vielmehr, dass ein Produkt, das als Arzneimittel oder auch als anderes Mittel klassifiziert werden kann, immer ein Arzneimittel ist. Diese Regelung ist im Sinne des Verbraucherschutzes risikominimierend, da im Zweifel die strengeren Regeln des Arzneimittelgesetzes gelten.

Präsentationsarzneimittel

Soweit so gut. Aber es ist erst das halbe Problem. Eine Flasche Sprudel enthält bekanntlich jede Menge Spurenelemente und andere Minerale. Sprudel zählt zweifelsfrei zu den Lebensmitteln. Dennoch ist man auch hier vor einer Klage nicht gefeit. In der Tat finden viele Gerichtsverfahren statt, weil Hersteller von pharmakologisch, metabolisch und immunologisch komplett unverdächtigen Produkten von den Gesundheitsbehörden oder der wachsamen Konkurrenz verklagt werden. So drohte das Oberlandesgericht Karlsruhe einem Hersteller von Algenpräparaten mit einer Ordnungsstrafe von 250.000 Euro, wenn er das Produkt nicht als Arzneimittel anmelde. Diese Aufforderung – und hunderte ähnlicher – rühren daher, dass das Produkt, wenn auch nicht aufgrund seiner Funktion im menschlichen Körper, als Arzneimittel beworben wurde (die Ordnungsstrafe können die Hersteller selbstverständlich auch vermeiden, indem sie die Werbung einstellen oder ändern). Im konkreten Fall wurde das Produkt mit Eigenschaften beworben („Entschlackung", gegen „Übersäuerung"), die beim Patienten oder Verbraucher den Eindruck erwecken, das Mittel verbessere den allgemeinen Gesundheitszustand. Das ist insofern interessant, als weder Entschlackung noch Übersäuerung allgemein-medizinische Konzepte sind. Der gewöhnliche Verbraucher kann sich gar nicht so richtig vorstellen, was damit gemeint sein könnte. Beide Begriffe wirken eher vage assoziativ.

Für das Gericht war es aber unerheblich, ob Entschlackung und Übersäuerung wissenschaftliche oder rein alternativmedizinische Konzepte sind. Ausschlaggebend war alleine, ob der Kunde vermuten könnte, dass es sich hierbei um ein Mittel handele, dass den Gesundheitszustand verbessern könne. Es reicht, wenn wesentliche Bevölkerungsgruppen die gesundheitsfördernde Assoziation haben, was das Gericht im Falle von Entschlackung und Übersäuerung so sah.

Behörden wie auch Wettbewerber beobachten daher den Markt sehr aufmerksam, um derart irreführende Werbung aufzuspüren. Hierbei wird nicht nur die Aufmachung des Produkts, sondern auch die Werbung in Zeitschriften oder im Internet beurteilt. Ein Produkt ist also genau dann ein Arzneimittel, wenn es wie ein Arzneimittel präsentiert wird.

Es gehört nicht viel Vorstellungskraft dazu, sich auszumalen, dass das immer wieder zu Problemen und Rechtsstreitigkeiten führt, da es nicht jedem intuitiv gegeben ist, zu wissen, wann die Allgemeinheit – oder ein wesentlicher Teil davon – durch gesundheitsbezogene Aussagen irregeleitet wird und wann nicht. Hinzu kommt eine sprachliche Verwirrung. Jedes Schulkind weiß heute, dass Gemüse und Obst „gesund" sind. Ein Obsthändler, der seinen Warenabsatz aber mit gesundheitsbezogenen Aussagen fördern wollte, die darauf abzielten, eine Heilung oder Verbesserung des Gesundheitszustands herbeizuführen, geriete schnell in die juristischen Mühlen. Wer hier neutraler bleibt, beispielsweise „der Vitaminshop!", und darauf vertraut, dass die Kunden Vitamine mit Gesundheit assoziieren, hätte hingegen keine Probleme.

Ein letztes Beispiel, um zu illustrieren, wie aus einem Lebensmittel ein Arzneimittel nur aufgrund seiner Präsentation wird. Vitamin C ist von seinen stofflichen Eigenschaften mit Sicherheit ein Lebensmittel. Wir nehmen es ja täglich mit unserer Nahrung auf. Nun können Lebensmittel aber auch Mangelkrankheiten vorbeugen oder heilen. Wenn man Skorbut hat, ist das beste Mittel dagegen nachweislich Vitamin C. Wenn ein Hersteller also eine Packung Vitamin C auf den Markt bringt, die freiverkäuflich ist und deren Beschriftung einfach nur sagt, dass die Packung Vitamin C enthalte und zwar 75 mg pro Tablette und zur Ergänzung der Nahrung bestimmt sei, kann es kein Arzneimittel sein. Bringt der Hersteller die Packung jedoch mit genau dem gleichen Inhalt auf den Markt und schreibt auf die Packung, dass der Inhalt hochwirksam gegen Skorbut ist und selbstverständlich auch vorbeugend gegen diese ernsthafte Erkrankung eingenommen werden kann, handelt es sich um ein Arzneimittel und die strengen Auflagen für die Zulassung und Überwachung von Arzneimitteln gelten.

Das muss so sein. Zum einen natürlich, um eine generelle Irreführung zu verhindern, wie sie William Swaim gelang, dessen nutzloses „Panacea" sich über 100 Jahre dank meisterhafter Werbung famos verkaufte (Kap. 1). Zum anderen muss der Verbraucherschutz aber noch weitergehen, wie das Beispiel mit dem Vitamin C zeigt. Denn schließlich hat der Käufer bzw. Patient ein Recht zu erfahren, wie viele Tabletten er wann und wie einnehmen muss, um die Krankheit zu verhindern oder zu heilen. Natürlich bedarf es einer Versicherung, dass das Produkt sich tatsächlich als wirkungsvoll gegen Skorbut erwiesen hat. Auch muss sichergestellt werden, dass sich das Produkt über den Behandlungszeitraum nicht verändert. Also stets die gleiche Menge an Vitamin C in jeder Tablette ist, die gleiche Menge an Abbauprodukten des Vitamins vorhanden ist und die gleiche Freisetzungsrate an Vitamin C im Magen gewährleistet ist. Auch würde man wissen müssen, ob die tägliche Einnahme von Vitamin C zur vorbeugenden Behandlung zu Nebenwirkungen führt. All das – und noch vieles mehr (Kap. 6) – müsste der Hersteller in aufwendigen Studien und Tests untersuchen und seine Herstellungsstätte entsprechend ausstatten, um die gleichbleibende Qualität der Tabletten über viele Herstellungschargen hinweg gewährleisten zu können.

Für Vitamin C wäre der Aufwand unverhältnismäßig. Die Kosten, um all diese Daten beizubringen, könnten nicht wieder eingespielt werden, weil die Konsumenten natürlich immer zum günstigeren Produkt, das nicht mit der Krankheitsheilung oder -vorbeugung wirbt, greifen würden. Tatsächlich vertreiben trotzdem viele Apotheken Vitamin C zur Vorbeugung gegen Mangelkrankheiten. Das ist eine Ausnahme im deutschen Recht, die sogenannte Standardzulassung. Bestimmte Arzneimittel können ohne Zulassung in Verkehr gebracht werden, „soweit eine unmittelbare Gefährdung der Gesundheit (…) nicht zu befürchten ist". Ob eine Gefährdung zu befürchten ist, entscheidet die Arzneimittelbehörde und bedarf der Zustimmung des Bundesrats.

Im Normalfall aber, wenn es also die Wahl gibt zwischen Kosmetikum, Medizinprodukt, Nahrungsergänzungsmittel und Arzneimittel halten Hersteller sich mit den Aussagen lieber etwas zurück und vermarkten ihr Produkt nicht als Arzneimittel. Es gilt generell, dass die Aussagen, mit denen ein Produkt aus diesen Kategorien beworben wird, belegbar sein müssen. Für Arzneimittel sind diese Nachweise besonders streng.

Nutzen und Risiken

Bei Anträgen für Neuzulassungen entscheiden die Behörden gemäß den Definitionen für Funktions- und Präsentationsarzneimittel. Die Definitionen machen auch bereits den Nutzen-Risiko-Ansatz bei der Bewertung von Arzneimitteln deutlich. Der Nutzen muss „Heilung oder Linderung oder zur Verhütung … (von) Krankheiten oder krankhaften Beschwerden sein". Das ist, was wir von einem Arzneimittel erwarten. Diese Betonung auf Heilung oder Linderung von Krankheiten oder krankhaften Beschwerden ist durchaus interessant in Bezug auf die Diskussion um die sogenannten Lifestyle-Medikamente. Je kleiner der Nutzen, also je weniger das Arzneimittel ein Leiden lindert, umso geringer müssen auch die Risiken sein, damit es als Arzneimittel zugelassen wird. Umgekehrt gilt natürlich für Arzneimittel, die eine schwere Erkrankung heilen oder lindern, dass auch die Risiken und Nebenwirkungen größer sein dürfen. Es ist klar, dass diese Abwägung – wie groß ist der Nutzen – immer nur individuell beurteilt werden kann.

Auch die Risiken, nach denen geguckt wird, werden in den Definitionen von Funktions- und Präsentationsarzneimitteln bereits deutlich. Arzneimittel sind auf der einen Seite besonders riskant, weil sie mit dem Körper direkt etwas anstellen, sei es pharmakologisch, immunologisch oder metabolisch. Diese Aktivität im Körper unterscheidet sie von Kosmetika, Lebensmitteln und auch Medizinprodukten. Die Wechselwirkung zwischen Stoff und Körper kann sehr gefährlich sein und bedarf deshalb der besonderen Überwachung. Auf der anderen Seite ist es riskant, ein wirkungsloses Arzneimittel zu nehmen, weil das – neben dem finanziellen Schaden durch den Erwerb – auch ein zugrundeliegendes Krankheitsbild verschlimmern könnte, weil im guten Glauben behandelt zu werden, eine eigentlich mögliche Therapie nicht angegangen wird. Swaim hat sehr clever sein Panacea besonders für das zweite Stadium der Syphilis-Erkrankung beworben, weil nach diesem Stadium die Krankheit in eine bis zu 10 Jahre dauernde symptomlose Zeit eintritt.

Indikation und Wirkstoff

Die zwei Definitionen, was ein Arzneimittel ist, Präsentation und Funktion, sind zentral, um Arzneimittel zu verstehen. Denn hinter diesen Definitionen verbergen sich zum einen das Konzept der Indikation und zum anderen das Konzept des Wirkstoffs. Wirkstoff und Indikation sind die zwei wesentlichen Merkmale eines Arzneimittels und damit die Basis für eine Nutzen-Risiko-Bewertung.

Die Präsentation ist zwar weiter gefasst, im Kern geht es hier jedoch um die Aussage, wogegen oder wofür das Produkt helfen soll. Dieses „dagegen" oder „dafür" ist das Anwendungsgebiet. Gängigerweise wird das Anwendungsgebiet als „Indikation" bezeichnet. Die Indikation ist das, wofür das Arzneimittel bestimmt ist. Ein Arzneimittel, das gegen Husten helfen soll, hat also als Indikation „zur Anwendung bei Husten". Sobald der Hersteller eine Aussage zur Indikation trifft, muss er auch in der Lage sein, zu belegen, warum das der Fall ist. Das ist gelebter Verbraucherschutz. Es dürfen keine leeren Versprechungen gemacht werden und die getroffenen Aussagen müssen überprüfbar sein. Die einfache Aussage „ich habe das schon immer meinen Patienten gegeben und es hat immer geholfen" reicht nicht. In der Tat versuchen nach wie vor viele pharmazeutische Unternehmer ihre Aussagen durch Gutachten von Experten zu belegen. Das hilft jedoch nur, wenn die Experten auch wissenschaftlich argumentieren und Daten liefern, die unabhängig von ihnen selbst reproduzierbar sind. Expertengutachten, auch von den höchst angesehenen Professoren, die nur über persönliche Autorität und Integrität argumentieren, haben keinen Bestand mehr.

Hinter der Definition des Funktionsarzneimittels hingegen steckt die Idee des Wirkstoffs, also eines Mittels, das die pharmakologische, immunologische oder metabolische Reaktion des Körpers hervorruft. Ein Wirkstoff kann hier alles sein. Von einem einzigen chemischen Element bis hin zu ganzen Körperteilen oder Mikroorganismen ist alles möglich. Ein Arzneimittel kann dann auch aus dem Verbinden und Vermischen verschiedener solcher Stoffe bestehen und natürlich auch aus mehreren

Wirkstoffen. Per Gesetz sind hier der Fantasie also keine Grenzen gesetzt, solange etwas stofflich ist, also sich irgendwie anfassen oder anders physisch festmachen lässt, kann es auch ein Arzneimittel sein.

Wenn die Indikation als gewünschte Wirkung verstanden wird und der Wirkstoff als Ursache für eine Wirkung, ergibt sich daraus das wesentliche Prinzip unseres heutigen Arzneimittelverständnisses. Ein Wirkstoff führt eine Wirkung herbei. Diese Wirkung überlappt mehr oder weniger mit der gewünschten Wirkung, also der Indikation. Aufgabe der Arzneimittelentwicklung ist es dann, die Überlappung zwischen gewünschter Wirkung und tatsächlicher Wirkung zu maximieren. Der überlappende Teil ist der Nutzen, während die nichtüberlappenden Teile die Risiken sind. Aufgabe der Behörden ist es zu beurteilen, ob die Nutzen die Risiken überwiegen.

In den nächsten drei Kapiteln wird die Bedeutung von Wirkstoff und Indikation (Kap. 4) weiter vertieft und als Ausgangspunkt für die Nutzen-Risiko-Bewertung (Kap. 5 und Kap. 6) eingeführt. Dabei wird deutlich, warum es nicht möglich ist, gewünschte und tatsächliche Wirkung zur perfekten Überlappung zu bringen, und warum deswegen jedes Arzneimittel als ein individuelles Indikations-Wirkstoff-Paar betrachtet werden muss mit je individueller Nutzen-Risiko-Bewertung.

4

Wirkstoff und Indikation – Diskrepanz zwischen tatsächlicher und gewünschter Wirkung

Zusammenfassung Die Geschichte der Malariatherapie verdeutlicht, wie sich wissenschaftlich die Konzepte Wirkstoff und Indikation entwickelt haben. Allheilversprechen sind dadurch gekennzeichnet, dass sie gewünschte und tatsächliche Wirkung zur vollständigen Deckung bringen. In der Realität kann die gewünschte Wirkung nie vollständig erreicht werden und es gibt immer Risiken und Nebenwirkungen. Der Nutzen muss gegen die Risiken für jedes einzelne Wirkstoff-Indikations-Paar abgewogen werden.

Ein Verständnis von Wirkstoff und Indikation ist die Voraussetzung der Nutzen-Risiko-Bewertung. Die tatsächliche Wirkung eines Wirkstoffs muss immer in Bezug auf die gewünschte Wirkung, die Indikation, bewertet werden. Unser Arzneimittelsystem geht nicht davon aus, dass die tatsächliche Wirkung eines Wirkstoffs deckungsgleich mit der gewünschten Wirkung ist. Wäre das der Fall, so wäre eine Nutzen-Risiko-Bewertung überflüssig und damit auch keine Regulierung notwendig. Dieses Kapitel zeigt, dass es immer eine Diskrepanz zwischen tatsächlicher und gewünschter Wirkung geben muss und deshalb eine individuelle Regulierung pro Arzneimittel nötig ist.

Die Indikation

Eine Indikation ist das Anwendungsgebiet eines Arzneimittels. In der Regel also eine Krankheit oder ein Krankheitssymptom. „Bei Husten" ist z. B. eine Indikation. Sie sagt aus, dass das Arzneimittel bei Husten angewendet

© Springer-Verlag GmbH Deutschland, ein Teil von Springer Nature 2019
R. Schultz-Heienbrok, *Arzneimittel verstehen*,
https://doi.org/10.1007/978-3-662-57676-2_4

werden kann. Eine gute Indikation gibt aber nicht nur so genau wie möglich an, unter welchen Umständen das Arzneimittel geeignet ist, sondern auch für wen. Wenn es also nur für Frauen geeignet ist, dann wäre das Teil der Indikation. Auch wenn es erst ab oder bis zu einem bestimmten Alter verwendet werden sollte, wäre das Teil der Indikation. Eine Indikation kann kurativ sein, also die Ursache der Krankheit bekämpfen wollen, sie kann rein symptomatisch sein, also das Leiden verbessern wollen, sie kann prophylaktisch sein, also vorbeugend gegenüber einer Krankheit sein, oder sie kann diagnostisch sein, also eine bestimmte Erkrankung erkennen helfen. All das sind relevante Indikationen. Zur Indikation würden auch weitere Randbedingungen gehören. Zum Beispiel, wenn ein Arzneimittel nur in Kombination mit einem anderen genommen werden kann oder bei Leberschäden nicht genommen werden darf. Ein Arzneimittel kann auch mehrere Indikationen haben. Die Indikation beinhaltet die vom Arzneimittelhersteller versprochene Wirkung eines Arzneimittels. Ein Arzneimittel mit der Indikation „bei Husten" verspricht, hilfreich gegen Husten zu sein. Sie beschreibt also die gewünschte Wirkung und definiert Bedingungen, die gegeben sein müssen, damit diese Wirkung eintritt. Leider kann die versprochene Wirkung nie garantiert werden. Versprochene Wirkung, die nicht eintritt, gilt automatisch als Risiko. In die Bewertung des Nutzens fließt somit nicht nur ein, wie wertvoll die Wirkung für den Patienten ist, sondern auch wie wahrscheinlich das Eintreten der Wirkung ist.

Krankheitstheorien und Indikation

In Kap. 1 wurde sehr allgemein von „Allheilmittel" gesprochen. Theriak wurde genauso als Allheilmittel bezeichnet wie die Säftelehre. Da die Säftelehre kein „Mittel" ist, wäre die Bezeichnung „Allheilversprechen" vielleicht genauer. Beides führt aber tatsächlich zum gleichen Ergebnis. Ein Allheilversprechen kann entweder daher rühren, dass es einen Wirkstoff gibt, der bei jeder Indikation gegeben werden kann. Die gewünschte Wirkung ist immer Teil der tatsächlichen Wirkung, weil die tatsächliche Wirkung unendlich groß ist. Es bedarf also erst gar keiner Indikation außer einer einzigen „bei Unwohlsein oder Krankheit". Die Säftelehre ist deswegen ein Allheilversprechen, weil sie alle Krankheitsvorgänge erklärt. Die tatsächliche Wirkung ist immer ein Teil der gewünschten Wirkung, weil die gewünschte Wirkung unendlich groß ist. Alle Arzneimittel, die Einfluss auf das Gleichgewicht der Säfte haben, sind automatisch geeignet für eine Therapie. Auch hier bedarf es keiner Indikation außer der „bei Unwohlsein oder Krankheit", weil die Krankheiten in all ihren Ausprägungen immer nur Symptome einer zu behandelnden Grundursache sind, nämlich des Ungleichgewichts der Säfte. Ziel ist es, diese Grundursache zu beseitigen, nicht die Symptome.

Im Gegensatz dazu gibt es in unserem heutigen Arzneimittelsystem keinen zwingenden Zusammenhang zwischen Indikation und Wirkstoff. Beide sind streng getrennt. Die Indikation ist bereits das Ziel. Dabei ist es egal, ob die Indikation symptomatisch, therapeutisch oder prophylaktisch beschrieben ist. Wir wissen es meistens auch gar nicht und maßen uns dieses Wissen auch nicht an. Die Indikation ist einfach das zu lösende Problem.

Die Bedeutung der Indikation in unserem Arzneimittelsystem und für die Arzneimittelentwicklung kann nicht überschätzt werden. Man kann die Nutzenbewertung von Arzneimitteln nur in Bezug zur Indikation verstehen. Es ist wichtig hierbei zu verstehen, dass die Indikation nicht Teil eines wissenschaftlich-schulmedizinischen Denkgebäudes ist. Es ist einfach ein Problem, das gelöst werden soll. Um diesen Punkt zu verdeutlichen, werden hier nochmal die drei in der Einleitung erwähnten Krankheitstheorien – Säftelehre, Homöopathie und Genetik (als Repräsentant unseres gegenwärtigen wissenschaftlichen Verständnisses von körperlichen Funktionen) – eingehender diskutiert im Hinblick auf Indikation und Wirkstoff. Allen drei Theorien liegt ein Verständnis vom körperlichen Gleichgewicht zugrunde.

Krankheit als Störung des inneren Gleichgewichts

Wir spüren intuitiv, ob wir gesund sind oder krank, ob wir uns wohlfühlen oder nicht. Aber aufgefordert, Krankheit oder Gesundheit zu definieren, würden wir wohl schnell in Verlegenheit geraten. Die vorhandenen Definitionen stellen deshalb auch immer auf ein subjektives Empfinden ab. So etwa die WHO-Definition: „Gesundheit ist ein Zustand des vollständigen körperlichen, geistigen und sozialen Wohlergehens und nicht nur das Fehlen von Krankheit oder Gebrechen." Der Duden: „Zustand oder bestimmtes Maß körperlichen, psychischen oder geistigen Wohlbefindens; Nichtbeeinträchtigung durch Krankheit". Durch die Jahrtausende haben die Menschen das nie anders empfunden. Sie wussten, wann sie krank und wann sie gesund waren. Es ist wohl dieses intuitive Begreifen, was Krankheit ist, das dazu verleitet, allgemeine einfache Theorien über Krankheit und Gesundheit zu entwickeln. Alle Theorien interpretieren Gesundheit als ein inneres harmonisches Gleichgewicht und Krankheit als eine Störung davon. Das ist ein verführerisch einfaches Bild, was sich von der Antike bis in unsere heutige Gesetzgebung durchzieht und auf nahezu alle Völker und Kulturen zutrifft. Es gibt unzählige Varianten davon, manche sind stark auf die innere körperliche Harmonie fokussiert, andere Theorien beziehen die Harmonie mit Natur und Kosmos mit ein. Die folgenden 3 Beispiele (Säftelehre, Homöopathie und modernes naturwissenschaftlich-physiologisches Krankheitsverständnis) zeigen, dass alle diese Theorien nur eine einzige Indikation benötigen, nämlich „zur Wiederherstellung des Gleichgewichts". Sie sind damit allesamt Repräsentanten einer Krankheitstheorie, die ein perfektes Verständnis der körperlichen Vorgänge formuliert. Ein perfektes Verständnis der Krankheitsvorgänge macht es wiederum einfach, passende Heilansätze zu entwickeln.

Die Säftelehre wurde als Beispiel gewählt, weil sie seit der Antike bis ins 19. Jahrhundert hinein das prägende Erklärungsmodell für krankhafte Vorgänge im Körper war. Die Homöopathie, entwickelt vor über 200 Jahren, ist besonders, weil sie sich nach wie vor einer großen Anhängerschaft erfreut und als Heilmethode nicht nur in Deutschland gesetzliche Anerkennung gefunden hat. Das ist bemerkenswert, da andere alternative Heilkonzepte vergleichsweise kurzlebig sind und häufig mit ihren Erfindern auch wieder verschwinden (Kap. 14). Die Idee des physiologischen Gleichgewichts wurde schließlich gewählt, weil sie das heute vorherrschende Interpretationsmodell physiologischer und pathophysiologischer Vorgänge ist. Die Schlussfolgerung, dass auch dieses Modell die Diskrepanz zwischen tatsächlicher Wirkung und gewünschter Wirkung nicht lösen kann, mag hier am meisten erstaunen, zeigt aber eindrucksvoll, wie unsinnig die Trennung in Schulmedizin und andere alternative Heilkonzepte bei Arzneimitteln ist, da die Indikation, also das, was erreicht werden soll, unabhängig von der zugrundeliegenden Krankheitstheorie definiert wird.

Säftelehre

Über beinahe 2000 Jahre herrschte in der europäischen Medizin die Idee vor, dass Krankheiten durch ein Ungleichgewicht der Körpersäfte – Blut, schwarze und gelbe Galle sowie Schleim – hervorgerufen würden. Blut und Schleim entsprechen weitestgehend unserer heutigen Verwendung der Begriffe, wohingegen wir heute nur noch einen Gallensaft kennen. In der Säftelehre treten die Gallensäfte am deutlichsten in Ausscheidungen zu Tage. Gelbe Galle und Blut galten als warm, während schwarze Galle und Schleim als kalt galten. Außerdem konnten sie noch den menschlichen Grundstimmungen zugeordnet werden (gelbe Galle war cholerisch, Blut sanguin, Schleim phlegmatisch und schwarze Galle melancholisch) sowie den Jahreszeiten (Blut war der Frühling, gelbe Galle der Sommer, schwarze Galle der Herbst und Schleim der Winter). Je nach Autor wurde dieses Modell noch verschiedentlich erweitert und bezog Sternbilder mit ein oder das Lebensalter (Schleim beispielsweise entsprach dem Winter, was wiederum dem Greisenalter entsprach). Insgesamt ergab das sehr mächtige Erklärungsmöglichkeiten. Erkältungen mit vermehrter Schleimbildung kamen überwiegend im Winter vor, während Malaria mit dem typischen Fieber im Frühjahr und Sommer auftrat. Fieber, das warm war, deutete damit auch auf einen Überschuss an Blut und/oder gelber Galle hin. Sogar Sex konnte als Gleichgewicht der Säfte erklärt werden. Das Blut, das Frauen während der Menstruation ausschieden, wurde ausgeglichen vom männlichen Ejakulat, das wiederum umgewandeltes Blut war.

Therapeutisch konnte über die Ernährung, chirurgisch oder mit Arzneimitteln eingegriffen werden, um das Gleichgewicht wiederherzustellen. Der Aderlass ist hierbei wohl das bekannteste Beispiel. So wurde Fieber als überschüssige Wärme interpretiert. Da Blut mit Wärme assoziiert war, war es nur logisch, dass eine fiebrige Person zu viel Blut hatte. Die Schlussfolgerung, dass dann Blut abgenommen werden musste, lag nahe. Der Aderlass wurde so zu einer der wichtigsten Behandlungsmethoden über 1500 Jahre und wurde noch bis ins 20. Jahrhundert hinein praktiziert. Die Berechnung der Blutmenge, die abzunehmen war, war stets recht komplex und schloss die Jahreszeit, das Lebensalter, die Krankheitssymptome und manches mehr mit ein. Mit der gleichen Begründung wurde dann auch empfohlen, bei Fieber auf Fleisch zu verzichten, weil Fleisch offenkundig reich an Blut ist. Auch Arzneimittel wurden dahingehend ausgesucht, ob sie die Säfte wieder in Einklang bringen konnten. Am einfachsten sichtbar war das, wenn sie Erbrechen erzeugten, abführend oder verstopfend wirkten oder Schleim lösten. Wenn man den Gebrauch von Arzneimitteln in der Antike und im Mittelalter würdigt, muss man immer diesen Kontext mitdenken. Jede Krankheit wurde im Kontext des Ungleichgewichts der Körpersäfte interpretiert. Arzneimitteln wurden stets korrespondierende Eigenschaften zu den Körpersäften zugeordnet. Die Behandlung war immer auf die Ursache ausgerichtet und nicht auf die Besserung der Symptome. Die Indikation war also immer ein Zuviel oder Zuwenig von Körpersäften, beziehungsweise die Wiederherstellung des Gleichgewichts der Körpersäfte. Die Symptome der Lepra beispielsweise deuteten auf zu viel schwarze Galle und kalten Schleim hin, sodass das Fett wilder Tiere, das als warm angesehen war, sich sehr für die Behandlung eignete. Hildegard von Bingen, fest verankert in der Säftelehre, diese aber mit ihren eigenen mystischen Vorstellungen vermischend, empfahl dann folgerichtig zur

Leprabehandlung „die Wärme des Schwalbenkots und die Kälte der Klette mit der Wärme des Storchfettes und der Wärme des Schwefels". Da die Arzneimittel immer eine klare Zuschreibung hatten, welchen Körpersaft sie wie beeinflussten, waren die Wirkungen des Wirkstoffs stets deckungsgleich mit der gewünschten Wirkung. Ein Arzneimittel, das „warm" ist, wirkt auch warm und muss damit das Gleichgewicht wieder in die Richtung der warmen Säfte bringen. Weil die gewünschte Wirkung nicht die Besserung der Symptome war, sondern die Herstellung des Gleichgewichts, wurde die gewünschte Wirkung immer erzielt. Für einen Misserfolg wurden stets andere Faktoren verantwortlich gemacht. So wurde die Therapie zu spät begonnen und die Krankheit war bereits zu weit fortgeschritten. Unverbesserlich schön wird dieses Denken wiederum von Hildegard von Bingen auf den Punkt gebracht. Sie beschreibt ihre Therapie und endet: „Der Kranke wird gesund werden, es sei denn, Gott will nicht, dass er genese." Im Zentrum der Säftelehre steht also die Ursache der Krankheit und nicht die Heilung der Krankheit oder der Symptome. Die Säftelehre interpretiert Symptome lediglich als einen diagnostischen Hinweis auf das zugrundeliegende Ungleichgewicht. Eine Indikation ist hier nicht nötig, so dass die Arzneimittel auf der Basis der zugrundeliegenden Krankheitstheorie gewählt wurden, nicht auf der Basis des Therapieerfolgs.

Homöopathie

Die Homöopathie hat einen sehr ähnlichen Ansatz wie die Säftelehre. Auch hier werden die Symptome als Hinweis auf ein zugrundeliegendes Ungleichgewicht interpretiert. Bei Samuel Hahnemann, dem Begründer der Homöopathie, waren es allerdings nicht mehr Körpersäfte, die aus dem Gleichgewicht gerieten, sondern eine immaterielle Lebenskraft, die die Energieströme im Körper reguliert. Krankheit ist eine Fehlfunktion dieses Gleichgewichts, das sich symptomatisch äußert. Ein Symptom für den Homöopathen ist hierbei allerdings sehr weitgefasst. Es sind auch sehr allgemeine Befindlichkeiten und Lebensumstände, die darunterfallen. In der homöopathischen Anamnese geht es darum, den gesamten Menschen zu verstehen. Auffällig zu frühes ins Bett gehen oder besonders langes Schlafen sind genauso Symptome wie Husten oder Schnupfen. Die Ganzheitlichkeit, die Fürsorge für den ganzen Menschen und nicht nur seine Krankheitssymptome, ist mit Sicherheit eine der entscheidenden Faktoren, die die Homöopathie noch heute sehr populär macht.

Das kennzeichnende Merkmal der Homöopathie ist nun, dass Hahnemann gelehrt hat, dass Gleiches Gleiches heilt. Das heißt, dass Arzneimittel, die bestimmte Symptome bei Gesunden hervorrufen genau diese Symptome bei

Kranken heilen. Die homöopathische Arzneimittelprüfung geht nun so vor, dass gesunde Menschen die Arzneimittel, das können Pflanzen, Mineralien oder tierische Stoffe sein, zu sich nehmen und dann für ein paar Tage alle beobachteten Auffälligkeiten an sich notieren. Diese Beobachtungen werden katalogisiert. Wenn nun ein Patient zu einem Arzt kommt, nimmt sich der Arzt viel Zeit auch Symptome abzufragen, die scheinbar nicht direkt mit dem Leiden zu tun haben, wie eben z. B. besondere Gewohnheiten. Wenn er alle die Symptome vom Patienten erfasst hat, kann er sie mit den Symptomen aus den Arzneimittelprüfungen abgleichen und dann das Arzneimittel wählen, das am meisten Übereinstimmung aufweist. Der Homöopath behandelt aber nicht die einzelnen Symptome, sie sind nicht die eigentliche Indikation. Die Indikation ist immer die gestörte Lebenskraft, die wieder ins Gleichgewicht gebracht werden soll. Die Symptome sind lediglich ein Ausdruck dieser gestörten Lebenskraft. Ebenso verhält es sich mit dem Arzneimittel. Es hat eine innere Kraft, das Gleichgewicht im Menschen wiederherzustellen, und die Symptome, die es während der Prüfung verrät, sind die einzige Möglichkeit zu erfahren, wie diese innere Kraft aussieht. Die Wirkung des richtigen Mittels ist dann automatisch deckungsgleich mit der gewünschten Wirkung. Neben dieser Philosophie zur Herstellung der Lebenskraft hat Hahnemann noch eine Sicherheit eingebaut, um sanft zu heilen. Er ging davon aus, dass Kranke besonders empfindlich sind und deshalb auch mit sehr geringen Mengen behandelt werden könnten. Daher verdünnte er seine Arzneimittel sehr stark. Erst nach Veröffentlichung seiner Lehre hat der italienische Chemiker Avogadro entdeckt, dass die Verdünnungen so hoch waren, dass in manchen Fällen kein einziges Wirkstoffmolekül mehr vorhanden ist. Der Homöopathie hat das zwar damals wie heute viel Spott bereitet, ihrer Popularität aber nie geschadet. Für die Diskussion hier ist jedoch lediglich interessant, dass die Homöopathie eine Heilmethode ist, die ähnlich wie die Säftelehre mit einer einzigen sehr breiten Indikation, nämlich der Wiederherstellung eines inneren Gleichgewichts, auskommt, und alle Krankheiten lediglich als Symptome dieses Ungleichgewichts auffasst. Wie bei der Säftelehre gibt es damit keine Indikation als Messgröße. Wenn die Behandlung zum Erfolg führt, wird die Theorie bestätigt, wenn sie nicht zum Erfolg führt, gibt es eine Reihe äußerer Umstände, die dafür verantwortlich gemacht werden. Die Arzneimittel werden, ebenfalls analog zur Säftelehre, nach der inneren Logik der Krankheitstheorie ausgewählt und nicht auf Basis der Verbesserung der Krankheit oder Krankheitssymptome.

Physiologisches Gleichgewicht in der modernen Medizin

Seit Robert Hooke 1665 den Begriff der Zelle für die Korkstruktur, die er mit dem Mikroskop studierte, prägte, gab es kein Halten mehr. Zellen wurden in allen Lebewesen entdeckt und später wurde die Zelle gar zum Inbegriff von Lebewesen selber. In der modernen Biologie hat die Zelle nach wie vor einen prominenten Platz als Grundbaustein des Lebens. Komplexe Organismen, wie der Mensch, bestehen aus vielen Milliarden Zellen unterschiedlichster Ausprägung. Die Ausprägung einer Zelle wie sie mit ihrer Umwelt interagiert, wie sie Signale wahrnimmt, verarbeitet und weitergibt, wird von der DNA gesteuert. Mit dem in Kap. 1 erwähnten Humangenomprojekt verband sich die Hoffnung, diese Steuerung noch besser zu verstehen. Zu wissen, welche Gene es genau im Menschen gibt, würde ermöglichen, zu verstehen, wann welche Gene in welchen Zellen aktiv sind. Wenn man Physiologie als das Zusammenspiel aller Zellen im Körper betrachtet, so war das Humangenomprojekt der krönende Abschluss einer 300-jährigen Entdeckungsreise. Das Zusammenspiel der Zellen wird von Molekülen gesteuert, deren genaue Sequenz durch die Aufklärung des Genoms bekannt werden würde. Nach der Theorie von Emil Fischer inter-agieren diese Moleküle miteinander nach einem Schlüssel-Schloss-Prinzip. Es gibt spezifische Bindungen zwischen den Molekülen und über diese Bindungen kommunizieren die Zellen im Körper. Es ist eine sehr mäch-tige Theorie, die unzählige Phänomene sehr befriedigend erklärt. Man kann die Theorie testen und sie ist sehr prognosestark. Dieses Bild der mensch-lichen Physiologie als ein Zusammenspiel von Körperzellen und ihren Molekülen hat sich weltweit aufgrund seiner Erfolge etabliert und wird auch an Schulen als Teil unseres Wissenskanons gelehrt. Unser heutiges Verständnis der Physiologie ist kompatibel mit vielen anderen Theorien wie z. B. der Evolutionstheorie und hat vor allem auch ungezählte Krankheiten verständlich gemacht und zu großartigen medizinischen Durchbrüchen ver-holfen. Ohne die Zelltheorie beispielsweise wäre es kaum vorstellbar, dass Mikroorganismen als Krankheitsverursacher entdeckt worden wären.

Krankheit kann mit dieser Theorie als physiologisches Ungleichgewicht verstanden werden. In der Tat bezeichnen wir die Lehre von Krankheiten auch als „Pathophysiologie", also als kranke Physiologie. In der gesetzlichen Definition des Arzneimittels (Kap. 3) steckt diese Idee des Gleichgewichts, das es wiederherzustellen gilt, ebenfalls drin. Das Gesetz definiert Arzneimittel als Stoffe, die physiologische Funktionen wiederherstellen, korrigieren oder beeinflussen. Das wird von Pharmarechtlern so interpretiert, dass es darum geht, „die ursprünglichen physiologischen Funktionen des menschlichen Körpers, die durch die Krankheit beeinträchtig wurden, derart zu behandeln, dass diese möglichst wieder in ihren ursprünglichen Zustand zurückversetzt werden". Wir haben heutzutage also das Bild des Säftegleichgewichts mit dem eines physiologischen Gleichgewichts ersetzt. Wenn wir gesund sind, sind alle Moleküle in der richtigen Menge zur richtigen Zeit am richtigen Ort.

Problemlösung statt Ursachenbekämpfung

Obwohl wir also wieder eine extrem erfolgreiche Vorstellung haben, wie Krankheit funktioniert, hält unser Arzneimittelsystem an der Idee der Indikation als Bezugsgröße für Nutzen fest. Wir könnten, wie in der Homöopathie oder der Säftelehre, sämtliche Krankheiten und Symptome als Hinweise auf ein auseinander geratenes physiologisches Gleichgewicht verstehen und die vielbeschworene Ganzheitlichkeit anpacken. Im guten Glauben, dass wir ein physiologisches Verständnis haben, das viel näher an der Wahrheit ist als die Säftelehre oder die Homöopathie, das überprüfbar und experimentell belegbar ist, ließe sich annehmen, dass eine darauf basierende Medizin entsprechend erfolgreich sein müsste. Man würde einfach diagnostisch feststellen, wo das Gleichgewicht aus den Fugen geraten ist, also wo welche Moleküle nicht in der richtigen Anzahl zur richtigen Zeit am richtigen Ort sind, und dann korrigierend eingreifen. Eine Indikation wäre überflüssig und eine weitestgehende Übereinstimmung zwischen erwünschter Wirkung und tatsächlicher Wirkung gesichert. Stattdessen verlassen wir uns noch immer auf die Indikation. Die Definition einer Indikation basiert auf menschlicher Erfahrung und Beobachtung. Es ist keine Kategorie, die dem physiologischen Verständnis unseres Körpers entspricht. Viele Indikationen haben viele verschiedene physiologische Ursachen. In der Einleitung wurde das Beispiel des Bluthochdrucks genannt. Aber auch Husten, Schnupfen, Asthma und Kopfschmerzen haben viele verschiedene Ursachen und kein eindeutiges Äquivalent in unserem molekular-physiologischen Verständnis von Körperprozessen. Es scheint fahrlässig zu sein, trotz unserer überragenden Krankheitstheorie – als eine Störung des physiologischen Gleichgewichts – an Indikationen festzuhalten, die diese Physiologie nicht abbilden und damit immer eine Diskrepanz lassen zwischen der gewünschten Wirkung und der tatsächlichen Wirkung.

Es gibt jedoch viele gute Gründe, weiterhin die Indikation als Bezugsgröße für die Nutzenbewertung zu verwenden, auch oder gerade weil sie ohne Bezugnahme auf unser molekularbiologisches Verständnis von Gesundheit und Krankheit formuliert werden darf.

Die wichtigsten Gründe sind:

Nichtwissen In den meisten Fällen wissen wir gar nicht, wie das physiologische Gleichgewicht aussieht. Wir haben zwar eine ziemlich gute Vorstellung davon, welche Bestandteile in welcher Konzentration im Blut vorliegen, aber es ist zurzeit unmöglich, für jede einzelne Zelle zu bestimmen, welche Moleküle in welcher Konzentration im gesunden Zustand vorliegen sollten. Dieses begrenzte Wissen macht es sehr schwer, das physiologische Gleichgewicht als Messgröße für einen Therapieerfolg zu verwenden.

Es ist zweifelhaft, ob mit der Optimierung des physiologischen Gleichgewichts auch die beste Therapie erzielt wird. Selbst wenn unsere gegenwärtigen Vorstellungen, wie Leben funktioniert, komplett der Wahrheit entsprechen würden, so könnten mit einer Therapie, die nur auf die Wiederherstellung des physiologischen Gleichgewichts aus ist, viele externe Ursachen für Krankheiten übersehen werden. Eine bakterielle Infektion beispielsweise bringt fraglos das physiologische Gleichgewicht durcheinander. Es werden vermehrt Immunzellen gebildet, es kommt zu Entzündungen. Würden wir uns nur auf das Gleichgewicht konzentrieren, wäre die Schlussfolgerung naheliegend, die Vermehrung der Immunzellen zu unterdrücken. Damit würde die Entzündung zurückgehen, aber der Infekt wäre immer noch da. Die antibiotische Therapie hingegen hat den Vorteil, die Ursache zu beseitigen, so dass der Körper dann wieder von selbst ins Gleichgewicht kommen kann. Ein Antibiotikum mit der Indikation „Streptokokkeninfektionen" ist damit zielführender als eine Indikation „Herstellung des physiologischen Gleichgewichts bei zu viel Immunzellen". Sämtliche externe Faktoren müssen in das Verständnis der Krankheit mit einbezogen werden, um eine zielgerichtete Indikation zu definieren. Die Vorstellung, dass eine ganzheitliche Heilmethode per se besser ist als eine problembezogene Heilmethode ist schlichtweg ein Trugschluss. Die ganzheitliche Methode kann die Krankheitsursachen übersehen und nur die Symptome behandeln, während der problembezogene Ansatz auch Ursachen bekämpfen kann.

Irrelevanz Eine rein physiologische Messgröße, also die Herstellung einer bestimmten Anzahl von Molekülen zur rechten Zeit am rechten Ort, kann für den Patienten vollkommen irrelevant sein. Eine solche Therapie mag im Optimalfall gut messbar sein, für einen Patienten, der Schmerz empfindet, ist aber einzig relevant, dass sich dieser Schmerz lindert. Hier ist eine subjektive Messgröße viel angemessener. Man stelle sich eine Liebeserklärung in Form eines Laborausdrucks vor, der erhöhte Oxytocin-Werte aufweist. Die Wahrscheinlichkeit, dass man mit einem Gedicht oder schmachtenden Gitarrengesang landet, erscheint doch ungleich höher.

Tradition Historisch gesehen ist unsere indikationsgetriebene Arzneimittelentwicklung viel älter als unser gegenwärtiges physiologisches Modell. Mit der Zeit wird das physiologische Modell an Einfluss gewinnen in der Formulierung von Indikationen. So werden heute bereits viele Arzneimittel nur noch in Kombination mit molekulardiagnostischen Befunden verschrieben. Die Indikation ist dahingehend eingeschränkt, dass Patienten beispielsweise eine bestimmte Genvariante haben. Das Kap. 9 über die Personalisierung der Arzneimittelentwicklung beschreibt diesen Trend noch im Detail.

Offenheit Die Medizin bleibt offen für neue Ansätze. Das Modell der molekularen Interaktionen verleitet dazu, Arzneimittel zu entwickeln, die spezifisch in die molekularen Interaktionen eingreifen. Wenn z. B. ein physiologisches Ungleichgewicht festgestellt wird, weil ein bestimmtes Molekül zu aktiv ist, so ist es naheliegend, dieses Molekül zu blockieren durch einen Wirkstoff, der wie ein Schlüssel zum Schloss passt. Die Medizin profitiert aber davon, sich keinem Dogma hinzugeben, wie Arzneimittel zu entwickeln sind. Das ist das große Problem bei der Säftelehre oder bei der Homöopathie. Hier können neue Arzneimittel immer nur innerhalb des Bezugrahmens der Theorie entwickelt werden. Eine derartige Abhängigkeit von einer Theorie ist viel zu riskant, da Theorien immer auch falsch sein können. Durch die Formulierung der Indikation als zu lösendes Problem, sind die Wege, dieses Problem zu lösen, offen. Auf diese Weise konnten in den letzten Jahren Gentherapeutika und Zelltherapeutika als Arzneimittel entwickelt werden. Beide Verfahren sind nicht darauf ausgerichtet, eine molekulare Interaktion einzugehen. Diese Offenheit gilt für alle stofflichen Heilverfahren. Es kann nicht häufig genug betont werden, dass es keinen schulmedizinischen oder sonst wie wissenschafts-dogmatischen Ansatz in der Arzneimitteltherapie gibt. Jedes Arzneimittel, das ein Problem löst und dabei eine positive Nutzen-Risiko-Bewertung hat, ist willkommen. Es spielt keine Rolle, ob es sich dabei um ein chemisches, biologisches, traditionell chinesisches, homöopathisches, anthroposophisches oder gentherapeutisches Arzneimittel handelt.

Ineffizienz Viele Arzneimittel wurden und werden tatsächlich nach dem molekularphysiologischen Schlüssel-Schloss-Prinzip entwickelt. Hierbei wird die Indikation soweit erforscht, dass sie auf molekularer Ebene verständlich ist. Dann wird ein Testsystem entwickelt, mit dem die Aktivität der beteiligten Moleküle gemessen werden kann. Millionen von Wirkstoffen werden dann mit dem Testsystem getestet und diejenigen Wirkstoffe ausgewählt, die die molekulare Aktivität in die gewünschte Richtung beeinflussen. Von 10.000 Wirkstoffen, die in solchen Tests als geeignet erscheinen, schafft es durchschnittlich nur 1 Wirkstoff durch die gesamte Arzneimittelentwicklung. Diese hohe Fehlerquote deutet darauf hin, dass unsere molekularphysiologischen Modelle noch stark verbesserungsbedürftig sind.

All diese Gründe sprechen dafür, dass wir trotz eines gewaltigen Wissens und einer sehr guten Vorstellung wie Körper und Krankheit funktionieren, noch eine Weile mit der indikationsbezogenen Arzneimittelentwicklung leben werden müssen und auch wollen sollten. Der Fokus auf ein Problem anstelle einer kompletten Krankheitstheorie bringt die Nachteile mit sich, dass die gesundheitliche Ganzheitlichkeit aus dem Blick gerät und dass es eine fehlende Entsprechung zwischen Indikation und molekularphysiologischen Prozessen im Körper gibt. Durch diese fehlende Entsprechung kann nicht erwartet werden, dass die tatsächliche Wirkung eines Arzneimittels sich mit der gewünschten Wirkung vollständig deckt.

Der zweite Grund, warum es immer eine Differenz zwischen tatsächlicher und gewünschter Wirkung gibt, sind die Wirkstoffe selber. In den folgenden Abschnitten wird diskutiert, wie Wirkstoffe gefunden werden, und es zeigt sich, dass es keine natürlichen Wirkstoffe für bestimmte Krankheitsbilder gibt. Wirkstoffe müssen mühselig entdeckt, entwickelt und an die Indikation angepasst werden. Dies gelingt mal mehr mal weniger gut, aber es bleibt auch hier immer eine Diskrepanz zwischen tatsächlicher und gewünschter Wirkung.

Der Wirkstoff

Oben wurde die Indikation als gewünschte Wirkung diskutiert und behauptet, dass für die Arzneimittelentwicklung die Formulierung einer Indikation unabdingbar sei, da auch unser modernes naturwissenschaftliches Krankheitsverständnis nicht als Allheilmittel dienen kann. Da die Beschreibung der Indikation nie genau mit den physiologischen Abläufen im Körper übereinstimmt, deckt sich die gewünschte Wirkung auch nie ganz genau mit der tatsächlichen Wirkung. Anhand der Geschichte der Malariatherapie sollen hier wesentliche Aspekte zur Indikation nochmal illustriert werden. Im Wesentlichen dient die Geschichte der Malariatherapie aber dazu, unser heutiges Verständnis von Wirkstoffen begreiflich zu machen. Auch Wirkstoffe greifen nicht perfekt in die physiologischen Abläufe des Körpers ein, weshalb erneut eine Diskrepanz zwischen gewünschter und tatsächlicher Wirkung entsteht.

In der Geschichte der Medizin sticht die Malariatherapie heraus, weil sie die erste kausale Arzneimitteltherapie gegen ein schweres Leiden war. Die erfolgreiche Therapie ließ viele an der Säftelehre zweifeln und stellte damit den Aufbruch dar zur indikationsbasierten Arzneimittelentwicklung. Wenn Malaria als einzelnes Problem ohne Bezugnahme zu göttlichen Einflüssen oder zur Säftelehre gelöst werden konnte, fragten sich Wissenschaftler und Ärzte, warum sollten dann nicht andere Probleme ebenso pragmatisch angegangen werden können. Darüber hinaus verdeutlicht die Geschichte der Malariatherapie die Bedeutung von natürlichen Wirkstoffen, warum diese noch verändert werden müssen, warum es gut ist, die Wirkstoffe zu isolieren und synthetisch herzustellen und schließlich, warum Testsysteme unentbehrlich für die Arzneimittelentwicklung sind.

Malaria

Mit fast einer halben Million Malariatoten jedes Jahr und rund 200 Mio. Neuinfektionen ist Malaria nach wie vor eine der häufigsten Todesursachen und gefürchtetsten Krankheiten weltweit. Das war schon immer so. Malariaparasiten wurden in Mückenfossilien gefunden, die über 30 Mio. Jahre alt sind. Malaria ist ein ständiger Begleiter der menschlichen Evolution gewesen. Einige schwere genetische Krankheiten (Sichelzellenanämie, Thalassämie oder Glukose-6-Phosphat-Dehydrogenase-Mangel) sind in ihrer Häufigkeit nur dadurch zu erklären, dass sie einen evolutionären Vorteil bieten, Malaria zu überleben. Die Krankheiten brechen nur aus, wenn sowohl Vater und Mutter das „defekte" Gen weitervererben. Ist aber nur eines der beiden Gene defekt, bietet dieses einen erhöhten Schutz vor Malaria, was die Überlebenschancen der Träger dieses defekten Gens erhöht. Alle Regionen der Erde waren oder sind von Malaria betroffen. Durch ihre weite Verbreitung und die Schwere der Krankheit war Malaria schon immer ein großer Antrieb, Heilmittel zu finden und damit auch Geld zu machen. Eines der besten Geschäfte mit Malaria dürften die Niederländer 1865 gemacht haben. Sie hatten verstanden, dass Chinin spezifisch wirksam gegen Malaria war und hatten einige Keimlinge des Weidenbaums *Cinchona ledgeriana* erworben. Verkäufer und Namensgeber war Charles Ledger, dem aufgefallen war, dass diese Sorte besonders reich an Chinin war. Den Briten hatte Charles Ledger seine Keimlinge aus Peru noch wie Sauerbier angeboten, die Regierung der Niederlande schlug für nur 100 Gulden zu und bepflanzte ihre Kolonie Java mit dem Baum. Nachdem die Niederländer feststellten, dass der Chiningehalt tatsächlich sensationell hoch war, haben sie, als ehrbare Kaufleute, der Überlieferung nach später den Preis freiwillig auf 500 Gulden erhöht. Bis 1930 erreichten sie damit einen weltweiten Marktanteil der Chininproduktion von bis zu 97 % und haben noch in den 1930er-Jahren 10 Mio. Kilogramm Baumrinde verschifft, bis es dann günstigere synthetische Antimalariamittel gab.

Von einem derartigen wirtschaftlichen Erfolg konnten die Jesuiten nur träumen. Sie waren es, die die Rinde ursprünglich im frühen 17. Jahrhundert von ihren missionarischen Expeditionen von Peru nach Europa brachten. Sie verkauften ihre Ware zwar teuer – das Gewicht der Rinde in Silbertalern –, waren aber auf die knappen Warenlieferungen angewiesen und hatten sich massiven Vorbehalten zur Wehr zu setzen. Zum einen dem Vorwurf der Wirkungslosigkeit, weil es gegen alle Arten von Fieber verschrieben wurde, aber nur gegen Malaria wirksam war. Zum anderen, schwerwiegender, den Vorbehalten gegenüber der Glaubensgemeinschaft der Jesuiten. Jesuiten galten vielen damals als eine finstere verschworene Gemeinschaft, die im Auftrag von Rom spionierte und intrigierte. Von Oliver Cromwell ist überliefert, dass er lieber der Malaria erliegen wolle, als sich von Jesuiten behandeln zu lassen. Die Vorbehalte gegenüber den Jesuiten machte sich der gewiefte Robert Talbor zu Nutze. Er war als Apothekergehilfe in Cambridge tätig und ohne jegliche medizinische Ausbildung. In der Apotheke kriegte er aber mit, wie man Chinarinde aufbereitet und wie man sie anwendet. Er vertuschte geschickt den Ursprung seines Heilmittels, indem er Opium und Wein beimischte und verwies nur auf eine „Geheimrezeptur". Damit machte er sich sehr erfolgreich selbständig, auch weil er sein Mittel entgegen damaliger Praxis nicht nur vor den Fieberanfällen verabreichte, sondern auch zwischen den Fieberanfällen. Spätestens mit der Heilung von König Karl II war er am englischen Hofe berühmt und verehrt und wurde weiter an den französischen Hof verwiesen. In Frankreich vermarktete er seine Geheimrezeptur als „englisches Pulver" gegen wiederkehrende Fieberschübe. Der Sonnenkönig war begeistert von dem Pulver. So sehr, dass er unbedingt das Geheimnis um das Pulver lüften wollte. Der geschäftüchtige und eitle Talbor wollte das dem König natürlich nicht ausschlagen, war aber andererseits um seine Reputation besorgt, wenn bekannt werden würde, dass es sich um eine einfache Kopie des Jesuiten-Pulvers hielt. So kam es 1679 zu einem der spektakulärsten Deals der Arzneimittelgeschichte: Der König bekam die Rezeptur, durfte sie aber erst nach Talbors Tod veröffentlichen. Talbor bekam 20.000 Louis d'Or auf die Hand und eine lebenslange Rente von

2000 Louis d'Or. Die lebenslange Rente konnte Talbor nur 2 Jahre genießen. 1681 wurde er ehrenvoll in der Holy Trinity Church von Cambridge beigesetzt. Die Gedenktafel ehrt ihn als „Bezwinger des Fiebers". Der französische Hof lüftete dann das Geheimnis um das englische Pulver, was die Chinarinde von der Stigmatisierung der Jesuiten befreite und zu einem unvergleichlichen Siegeszug in der Behandlung von Fieberschüben führte. Mit ihrer breiten Verwendung traten auch die Probleme mit der Rinde immer deutlicher zu Tage: Der knappe Rohstoff, der aus Peru importiert werden musste, die schlechte Reproduzierbarkeit der Behandlungserfolge und die starken Nebenwirkungen. Die Rinde wurde in der Regel einfach in Wasser eingeweicht und dann verabreicht. Alternativ wurde die Rinde getrocknet und dann pulverisiert. Es ist leicht vorzustellen, dass das nicht besonders schmackhaft war und auch nicht leicht bekömmlich und schnell zu Durchfall, Übelkeit und Erbrechen führte. Der französische Arzt François Magendie beklagte, dass aufgrund der ungeheuren Menge, die für die Behandlung nötig sei: „Patienten häufig am Fieber stürben, weil sie die nötige Menge der Rinde nicht schlucken können. Andere übergeben sich oder es kommt zu heftigen Ausleerungen, so dass das Pulver den Darm verlässt ohne eine Wirkung hinterlassen zu haben." Hinzu kam, dass der Wirkstoffgehalt natürlicherweise von Baum zu Baum stark schwankte, so dass, auch wenn sorgfältig immer die gleiche Menge Rinde abgewogen wurde, die Wirkung sehr unterschiedlich bis hin zur Unwirksamkeit ausfiel.

Der knappe Rohstoff und hohe Preis, der die Arznei nur für finanzstarke Schichten zugänglich machte, führte unweigerlich zu Fälschungen. Alle Rinden, die annähernd so bitter schmeckten wie die Chinarinde, wurden als Fiebermittel angeboten oder beim Geschmack wurde nachgeholfen. Geschichtlich am interessantesten war hierbei der Vorschlag eines Geistlichen aus Oxfordshire, Edward Stone, der in den Philosophical Transactions der Royal Society 1763 vorschlug, die Weidenrinde als Malariamittel einzusetzen. Um Argumente war er nicht verlegen. Erstens würde die Rinde ebenso bitter schmecken und außerdem würde sie in feuchten Gebieten wachsen, wo Malaria vermehrt vorkomme. Das war damals akzeptierte Logik, dass Gott mit den Problemen auch die Lösungen in unmittelbarer Nachbarschaft bereitstellen würde. Anders als Fälschungen der Chinarinde, vermochte die Weidenrinde immerhin das Fieber zu senken, wodurch sie durchaus populär wurde. Allerdings konnte sie anders als die Chinarinde Malaria nicht heilen. Anfang des 19. Jahrhunderts konnte gezeigt werden, dass die Wirkung auf die Salicylsäure in der Rinde zurückzuführen war und später, dass damit nicht nur Fieber gesenkt werden konnte, sondern auch rheumatische Beschwerden gut zu behandeln waren. Die Nebenwirkungen waren jedoch heftig. Der Firma Bayer gelang es dann am Ende des 19. Jahrhunderts, die Salicylsäure in Acetylsalicylsäure umzuwandeln, was die Nebenwirkungen stark reduzierte. Kurz darauf konnte Acetylsalicylsäure synthetisch hergestellt werden. Aspirin war geboren.

Zurück zur Chinarinde. Die Fälschungen haben zu Regulierungen geführt und damit auch zu ersten analytischen Verfahren, um die wahre Chinarinde von der falschen unterscheiden zu können. Damit war das Rennen um die Gewinnung der Reinsubstanz eröffnet. Die Reinsubstanz, der Wirkstoff, würde es ermöglichen, reproduzierbare Mengen den Patienten verschreiben zu können. Intensive Untersuchungen begannen in der Mitte des 18. Jahrhunderts mit den ersten Wasser- und Alkoholextrakten. Später stellte man fest, dass neben Alkaloiden auch Tannine und Metalle in der Rinde enthalten waren. Die erste hoffnungsfrohe Veröffentlichung kam 1745 von dem französischen Grafen und Apotheker Claude de la Garaye, der überzeugt behauptete, „das essentielle Salz!" gefunden zu haben. In der Praxis erwies sich das Salz allerdings schnell als unwirksam. Genauso wie das Harz, das Antoine François de Foucroy aus der Chinarinde isolierte. Foucroy erlangte dann auch eher traurige Berühmtheit dadurch, dass er seinen populären Widersacher Lavoisier an die Guillotine ausgeliefert hat, als für sein chemisches Geschick. Auch Fourcroys Schüler, Armand Seguin, gelang es lediglich, Gelatine aus der Rinde zu isolieren, was ihn aber nicht davon abhielt, 1804 Vollzug zu vermelden. Weitere Fehlversuche und Zwischenschritte folgten. Es ist bezeichnend für das 18. und frühe 19. Jahrhundert, dass auch die finalen Entdecker des Chinins, Pelletier und Caventour, nicht etwa experimentell herausfinden wollten, welche Fraktionen bei der Isolierung aktiv waren, sondern per Analogie auf die chemische Natur des Wirkstoffs kamen. 1810 wurde von Sertürner der erste Naturstoff in Reinform gewonnen, nämlich Morphin. Sertürner charakterisierte es chemisch als Alkaloid und beschrieb die Extraktionsmethode. Pelletier und Caventou hielten sich dann auch nicht lange damit auf, die Methoden ihrer Vorgänger zu verbessern, sondern übernahmen die Alkaloid-Methode einfach analog und das mit Erfolg. 1817 hatten die beiden reines Chinin in den Händen. Obwohl das Patentrecht in Frankreich seit 1791 galt, verzichteten die Forscher auf jegliche Kommerzialisierung und veröffentlichten ihre Studien in sorgfältiger Detailtiefe, so dass sich die Zubereitung des Wirkstoffs durch die Apotheken Europas schnell verbreitet hat. Damit war zumindest das Problem der Reproduzierbarkeit des Arzneimittels gelöst. Durch die Isolierung des Wirkstoffs konnten stets die gleichen Mengen Wirkstoff abgewogen werden. Das war viel verträglicher, als die komplette Baumrinde zu essen. Das Problem des knappen Rohstoffs war damit aber noch nicht gelöst.

Die teuren Importe aus Java hielten den Ehrgeiz wach, Chinin synthetisch aus billigen und weitverbreiteten Rohstoffen herzustellen. Das Problem war so dringend, dass Chemiker sich daran versuchten, obwohl noch nicht einmal die exakte Struktur des Chinins bekannt war. 1856 scheiterte William Perkin mit dem Vorhaben, hatte dabei aber immerhin den Farbstoff Mauveine erfunden. Damit wurde er bald zum Millionär und hatte wie nebenbei die große Welle der Farbstoffindustrie losgetreten. Medizinisch erfolgreicher hingegen war das Team um Emil Fischer, das bei ihren Syntheseversuchen neue ähnliche Substanzen entdeckte, die gegen Fieber wirksam waren. Kairin wurde von der Firma Meister, Lucius und Brüning (später Höchst, heute Sanofi), die nach dem Vorbild von Perkin ebenfalls in die Farbenindustrie eingestiegen waren, 1882 vermarktet. Das Mittel sorgte kurz für Furore als erstes synthetisch hergestelltes Antimalariamittel. Leider erwies es sich schon bald als sehr toxisch und musste vom Markt genommen werden. Ein weiteres Chininderivat, Phenazon, entwickelt vom Team um Emil Fischer, brachte dann einen großartigen Durchbruch und war das meistverkaufte Arzneimittel der Welt, bis es von Aspirin abgelöst wurde. Es half zwar nicht mehr gegen Malaria, aber gegen Rheuma, Fieber und Grippe wirkte es Wunder. Leider wurden die Wirkungen mit schweren Nebenwirkungen erkauft: Die Substanz tötet Immunzellen ab, so dass bei Patienten, die es über einen längeren Zeitraum einnahmen, vermehrt bakterielle Infektionen auftraten, so dass auch dieses Mittel bald wieder vom Markt genommen wurde. Die synthetische Herstellung von Chinin gelang erst 1944 in Harvard durch die Chemiker Robert Woodword und William von Eggers. Bis dahin blieb die Welt abhängig von der Chinarinde.

Parallel zur Isolierung und Aufklärung des Wirkstoffs wurden auch Fortschritte in der Aufklärung des Wirkmechanismus erzielt. Bereits 1881 wurde der Malariaerreger beschrieben. Lange Zeit war man sich trotzdem nicht sicher, dass der Erreger im Blut tatsächlich ursächlich für Malaria verantwortlich war. Stark von der populären Keimtheorie geprägt, glaubte man in Analogieschluss, dass auch Malaria von Bakterien verursacht sein müsse. Diese Idee bekam Gewicht, weil der deutsche Forscher Klebs in einer Veröffentlichung auch noch den angeblichen „Bacillus Malaria" beschrieb. 1891 jedoch gelang es dem russischen Forscher Juri Romanovski, zu zeigen, dass der Malariaerreger tatsächlich durch Chinin geschädigt wurde. Eine revolutionäre Erkenntnis, die Zeit brauchte, um sich durchzusetzen und entsprechende Testsysteme zu entwickeln. So dauerte es bis 1924, bis ein Testsystem entwickelt wurde, das erlaubte, nach geeigneten Malariamitteln zu suchen. Bei der Firma Bayer in Elberfeld wurden Kanarienvögel mit dem Erreger infiziert und dann mit einem Wirkstoff behandelt. Systematisch wurden von Chinin-Molekülen Derivate hergestellt. Das heißt, Chinin wurde als Ausgangsstoff verwendet und chemisch verschiedentlich verändert. Zum Beispiel wurden Seitenketten eingeführt, die das Molekül stärker fettlöslich machten. Diese Seitenketten wurden systematisch verlängert. Die Stoffe wurden dann den Vögeln gegeben und es wurde geschaut, ob sie Malaria wirksamer bekämpfen und weniger Nebenwirkungen verursachen. Indem ein Index entwickelt wurde, der die Toxizität und die Wirksamkeit maß, konnte Chinin systematisch optimiert werden. Auf diese Weise konnten nicht nur Hunderte von Substanzen getestet werden, sondern es konnte auch die optimale Dosis einer Substanz ermittelt werden. Die Substanzen mit dem besten Verhältnis von Wirksamkeit zu Toxizität wurden dann weiter am Menschen getestet. Hierzu wurden Syphilis-Kranke aus Irrenanstalten rekrutiert, mit Malaria infiziert und dann behandelt. Ein Vorgehen, was einen heutzutage erschaudern lässt, für die damalige Logik waren geistig Behinderte jedoch niederwertig und akzeptierte Versuchspersonen. Auch der Verbrauch an Kanarienvögeln wäre heutzutage nicht mehr vertretbar. Aber auf diese Weise wurden eine Reihe neuer wirksamer Malariamittel gefunden: Sontochin, Chloroquin, Pamaquin und manche mehr. Chloroquin ist noch heute als hochwirksame Antimalariamedizin in Gebrauch, wenngleich viele Parasitenstämme gegen das Mittel inzwischen eine Resistenz entwickelt haben.

1972 wurde dann ein sehr viel schnellerer Test für Screeningversuche entwickelt, bei dem die Malariaparasiten einfach in einem Nährmedium gehalten werden und ihre Vermehrung gemessen wird. Das lässt sich heutzutage automatisch auslesen, so dass innerhalb weniger Wochen Millionen an Substanzen getestet werden können. Pharmaunternehmen halten für solche Testreihen Bibliotheken mit Millionen von Molekülen bereit. Sobald eine vielversprechende Substanz gefunden wird, wird sie weiter optimiert, indem Varianten davon hergestellt werden, die dann wiederum getestet werden. Die geeignetsten Kandidaten kommen dann in die weitere Entwicklung. 2010 veröffentlichte die Firma GlaxoSmithKline ihre Screeningergebnisse: „Wir haben beinahe 2 Mio. Substanzen getestet .... Davon haben 13.533 das Parasitenwachstum um mindestens 80 % gehemmt (...). Die meisten (82 %) (dieser Substanzen) sind neu (...)." Ein solches Verfahren, bei dem zahlreiche Substanzen auf mögliche Wirksamkeit mit Hilfe eines Testsystems in kurzer Zeit bewertet werden können, nennt man „Screening" oder „Hochdurchsatzansatz". Der Erfolg dieser und anderer Hochdurchsatzansätze lässt allerdings noch auf sich warten. Die Abkömmlinge von den

Naturstoffen Chinin und Artemisinin sind auch heute noch die Malariamittel der Wahl. Artemisinin ist ein weiterer pflanzlicher Stoff, der aus der chinesischen Heiltradition stammt und 1971 isoliert wurde. Wie beim Chinin wurde Artemisinin daraufhin systematisch verändert und optimiert. Aufgrund der verbreiteten Resistenz gegen Chinin-Produkte sind heutzutage Artemisinin-Derivate bevorzugt. In der Regel werden sie als Kombination, also mit mindestens einem weiteren Antimalariamittel verschrieben, um neuen Resistenzbildungen vorzubeugen. Sie sind hochwirksam und gut verträglich. 98 % der Kranken werden geheilt. Neben der besseren Versorgung mit Mückennetzen führt die World Health Organization (WHO) die zurückgehenden Sterberaten an Malaria auf diese Arzneimittel zurück. Im jüngsten WHO-Bericht wird festgehalten, dass es seit 2010 rund 200 Mio. Neuinfektionen pro Jahr gibt, die Sterblichkeit ist zwischen 2010 und 2016 um rund 40 % zurückgegangen. Das sind zwar noch immer unerträgliche 450.000 Malariatote jedes Jahr, aber der Fortschritt ist beträchtlich. Nichtsdestotrotz wird befürchtet, dass die Parasiten auch gegen diese Arzneimittel Resistenzen entwickeln und neue Malariamittel bald auf den Markt kommen müssen.

Aufbruch in die indikationsgetriebene Arzneimittelentwicklung

Die Chinarinde hat die Grundfesten des medizinischen Denkens erschüttert. Es ist kein Zufall, dass der Durchbruch in die Zeit des generellen wissenschaftlichen Aufbruchs fällt, des neugierigen Staunens, was die Welt im Inneren zusammenhält. Mit seinem Atlas der Anatomie hat Vesalius 1543 erstmalig offen mit dem großen Galen, dem größten Theoretiker der antiken Säftelehre, gebrochen und ihm an die 200 Fehler nachgewiesen. Er konnte weder 5 Leberlappen finden, noch sah er irgendeinen Hinweis darauf, dass die Milz die schwarze Galle produziere. Noch größere Zweifel an Galens Theorien kamen auf, als Harvey 1628 seine Nachforschungen zum Blutkreislauf und zum Herzen veröffentlichte. Das Herz verlor seine Bedeutung als Zentralheizung des Körpers und wird zur Pumpe, die das Blut zirkulieren lässt. Diese großen Durchbrüche waren von Entdeckungen vieler kleiner Unstimmigkeiten begleitet, die nach und nach wahrgenommen wurden durch die neue Freude am Beobachten. Die Diskrepanz zwischen der Säftetheorie und beobachteten Ergebnissen wurde auch in der Malariatherapie zu einem Konflikt. So stellte 1681 Reimund Restaurand, Medizinprofessor in Montpellier, fest, dass es keiner

Ausleerungen bedürfe, um mit der Rinde zu heilen, ja Ausleerungen das Fieber gar verschlimmerten. Das war eine Revolution. Fieber wurde seit Hippokrates Zeiten immer mit Körperentleerungen (Aderlass, Erbrechen, Durchfall, Harntrieb) behandelt, da nach der Säftelehre das Fieber ohne Entleerung gleichsam im Körper eingeschlossen blieb. Mit der Chinarinde verhielt es sich nun so, dass die Nebenwirkung Durchfall (oder auch das bei Malaria häufige Symptom Durchfall) dazu führte, dass das Mittel nicht half, weil es direkt wieder ausgeschieden wurde. Auf der anderen Seite konnte das Fieber geheilt werden, wenn der Wirkstoff im Körper verblieb und aufgenommen wurde. Es war einer der vielen Triumphe der wissenschaftlichen Methode der damaligen Zeit, die durch vorurteilsfreies Beobachten zustande kamen. So entwickelte sich das Bild des objektiven Forschers, der die Natur betrachtet und dann Gesetzmäßigkeiten entdeckt. Man begann, Krankheiten sorgsam zu beobachten und zu definieren und sie als eigenes Problem wahrzunehmen und nicht mehr als Äußerung einer größeren Theorie. Dieser Verlust der Ganzheitlichkeit wird heute vielfach beklagt, war aber ein enorm befreiender Schritt. Man konnte sich darauf konzentrieren, Krankheitsbilder zu definieren, und die Heilung dieser Krankheiten war das Ziel. Hierfür war jedes Mittel recht. Es brauchte keine übergeordnete Theorie mehr, sondern alles was half, war recht. Dieses Vorgehen entkoppelt den Wirkstoff von der Krankheitstheorie. Es wurde ausprobiert, was half.

Eine genaue Indikationsbeschreibung hilft, Risiken einzudämmen

Die Krankheit Malaria plagt die Menschheit seit ihren ersten Gehversuchen. Aber erst seit gut 100 Jahren gibt es eine Konsistenz zwischen den biologischen Vorgängen und der Bezeichnung. Malaria ist wesentlich durch die Krankheitssymptome gekennzeichnet, aber erst eindeutig diagnostiziert durch das Vorhandensein der Malariaparasiten im Blut. Das ist ein erheblicher Unterschied zu früheren Diagnosen. Auffällig an Malaria war immer das Fieber. Seit Hippokrates wurde Fieber gemäß der Säftelehre als „zu viel Blut" interpretiert, weil Blut mit warmem Temperament und Sommer assoziiert wurde. Die Jesuiten, die die Chinarinde nach Europa gebracht hatten, haben die Diagnose „Fieber" verwendet, was bereits deutlich eingegrenzter ist. Schließlich kann es noch mehr Gründe für zu viel Blut im Körper geben als Fieber. Robert Talbor, der aus dem Chinarindenrezept eine Geheimtinktur machte, hatte beobachtet, dass sein Mittel bei Wechselfieber einzusetzen sei. Das war eine weitere Indikationseinengung, die wesentlich zu seinem Ruhm beigetragen haben dürfte. Denn Malaria ist von Wechselfieber geprägt und sein Mittel, obwohl auch generell gegen Fieber wirksam, hat sich dadurch ausgezeichnet, dass es tatsächlich gegen die Malariaerreger ursächlich wirksam ist. Das heißt, es hat die Malariaparasiten abgetötet und dadurch Heilung verschafft. Das ist ein großer Gegensatz zur Salicylsäure, dem Wirkstoff im Aspirin, die zwar das Fieber symptomatisch senkt, aber die Krankheit nicht ursächlich bekämpfen kann. Das Verständnis der Krankheitsursache lässt die Diagnose noch genauer werden. Heute definieren wir Malaria durch das Vorhandensein der Malariaparasiten. Die heutige Indikation des Malariamittels Atovaquon/Proguanilhydrochlorid 250 mg/100 mg Filmtabletten von Ratiopharm heißt beispielsweise:

Prophylaxe der Plasmodium-falciparum-Malaria bei Erwachsenen sowie bei Kindern und Jugendlichen mit einem Körpergewicht von mindestens 40 kg. Behandlung der akuten unkomplizierten Plasmodium-falciparum-Malaria bei Erwachsenen sowie bei Kindern mit einem Körpergewicht von mindestens 11 kg. Offizielle Richtlinien und lokale Informationen zur Resistenzlage gegenüber Malariamitteln sind zu berücksichtigen. Zu den offiziellen Richtlinien zählen in der Regel die Richtlinien der WHO und der Gesundheitsbehörden.

Das heißt, das Mittel darf angewendet werden zur Vorbeugung (Prophylaxe) und zur Behandlung von Malaria. Aber nur, wenn der Parasit *Plasmodium falciparum* ist. Da es noch andere Malariaerreger gibt, ist das eine wichtige Einschränkung. Es muss also erst im Labor getestet werden, um welchen Erregerstamm es sich konkret handelt. Des Weiteren wird angegeben, für welche Bevölkerungsgruppen das Mittel geeignet ist. In diesem Falle für Erwachsene und Kinder ab einem bestimmten Körpergewicht. Wichtig ist auch, dass die Beachtung der Resistenzlage zur Indikation gehört. Wenn in einer bestimmten Region *Plasmodium falciparum* resistent gegen das Mittel geworden ist, so darf es dort nicht mehr genommen werden. All diese Einschränkungen und Konkretisierungen sind wichtige Maßnahmen zur Risikominimierung von Arzneimitteln. Ein Arzneimittel muss so spezifisch wie möglich angewendet werden. Je spezifischer die Anwendung, umso besser wird das Nutzen-Risiko-Verhältnis. Das liegt daran, dass die Überlappung zwischen gewünschter und tatsächlicher Wirkung verhältnismäßig kleiner wird. Ist ein Malariastamm resistent gegen das Mittel, gibt es auch keinen Nutzen, aber die Risiken bleiben alle. Die Indikationsbeschreibung ist der wichtigste Aspekt einer Arzneimittelzulassung. Hier wird um jedes Wort gerungen und jedes Wort sorgfältig abgewogen. Die Behörden streben hierbei immer eine möglichst enge und genaue Beschreibung an, um die Risiken für die Bevölkerungsgruppen, für die das Arzneimittel wahrscheinlich nicht wirksam ist, gering zu halten. Noch genauere Angaben als die Gewichtsklasse sind nicht nur denkbar, sondern werden auch gefordert. Eine Einschränkung der Indikation am Ende des Zulassungsprojekts kann das gesamte Entwicklungsprojekt unrentabel machen. Die Industrie muss sich daher darauf einstellen. Dieser Trend zur immer weiter eingeschränkten Indikation wird im Kapitel zur Personalisierung (Kap. 9) weiter diskutiert.

Die Indikation hat aber auch große Bedeutung für die Forschung. Je breiter die Indikation, umso größer das Risiko, unspezifische Arzneimittel einzusetzen. Die sehr breite Indikation „zur Herstellung des Gleichgewichts der Körpersäfte" hat dazu geführt, dass sämtliche Substanzen, die in irgendeiner Weise die Körperflüssigkeiten beeinflusst haben, als Arzneimittel galten. Damit kam theoretisch alles in Frage, da Menschen sich übergeben, wenn sie zu viel von einer Substanz zu sich nehmen. Und viele Hunderte Arzneimittel, die abführend oder verstopfend wirken, sind heute auch gar nicht mehr in Gebrauch, da es keine passende Indikation für sie gibt. Die Entscheidung, für welche Indikation ein Arzneimittel gesucht wird, ist damit von entscheidender Bedeutung für die Entwicklung von Arzneimitteln. Es ist das Ziel, das vorgegeben wird, das man erreichen will und das das gesamte Entwicklungsprogramm steuert. Damit birgt eine enge Indikation auch große Probleme für die forschenden Arzneimittelhersteller in sich. Eine zu frühe Einengung der Indikation führt häufig zur Aufgabe des Entwicklungsprogramms von einem an sich wirksamen Arzneimittel. Berühmt geworden ist in diesem Zusammenhang die Entwicklung von Viagra. Entgegen der häufigen Vermutung, dass Pfizer gezielt an der Entwicklung eines Lifestyle-Arzneimittels geforscht habe, war Viagra ursprünglich für die Indikation „Angina pectoris", also Engegefühl oder Schmerz in der Brust aufgrund einer Verengung der Blutgefäße zum Herz, gedacht. Der Wirkstoff, Sildenafil, sollte diese verengten Blutgefäße wieder erweitern und damit lebensverlängernd wirken. Die klinischen Tests waren enttäuschend und Pfizer hatte das Entwicklungsprogramm bereits aufgegeben. Die Studienteilnehmer gaben aber die übriggebliebenen Tabletten nur sehr zögerlich wieder zurück. Neugierig geworden fragten die Forscher nach und erfuhren so, dass Sildenafil eine sehr ungewöhnliche Nebenwirkung hatte, nämlich eine erleichterte Erektion. Pfizer hatte daraufhin ein komplett neues Studienprogramm aufgelegt, um ebendiese Indikation „erektile Dysfunktion" zu untersuchen. Mit Erfolg, wie man heute weiß. Eine initial breitere Indikation wie z. B. „zur Erweiterung von

Blutgefäßen" hätte Pfizer eventuell früher in die Spur geschickt, da auch die erleichterte Erektion auf einer Erweiterung der Blutgefäße beruht. Im Falle von Viagra ging die frühe Indikationseinschränkung nochmal gut. Der Regelfall ist jedoch, dass die Wirkstoffe, die keine positiven Ergebnisse in der klinischen Studie zeigen, verworfen werden. Viele potentiell wertvolle Wirkstoffe gehen so verloren. Mittlerweile hat sich hier ein eigenes Forschungsgebiet entwickelt, das Wirkstoffe untersucht, die in der klinischen Entwicklung aussortiert wurden.

Auch für Ärzte birgt eine enge Indikation Probleme in sich. Was sollen sie denjenigen verschreiben, die von der Indikation ausgeschlossen wurden? Ein häufiges Problem sind hier Kinder. Für Kinder wurden aus ethischen Gründen keine klinischen Studien durchgeführt, so dass für sie keine Wirksamkeitsdaten vorlagen, und damit wurden sie häufig von der Indikation ausgeschlossen. Noch immer werden Schätzungen zufolge bis zu 30 % aller Arzneimittel für Kinder und Jugendliche „off-label" verschrieben, also ohne zugelassene Indikation. Für Ärzte ist die Off-Label-Verschreibung aufgrund eines eingeschränkten Versicherungsschutzes problematisch und für Patienten ist sie problematisch, weil die Erstattung durch die Krankenkasse ungewiss ist. Um diese Probleme in den Griff zu bekommen, werden regelmäßig Listen mit gebräuchlichen Off-Label-Nutzen bereitgestellt.

Natürliche Wirkstoffe müssen verändert werden, um verträglich zu sein

Die Geschichte der Malariatherapie zeigt auch, dass natürliche Wirkstoffe verändert werden müssen, um verträglich zu sein. Es ist ein weitverbreitetes Missverständnis, dass Naturprodukte in irgendeiner Form weniger giftig seien als chemische Produkte. Das Gegenteil ist wahr. Die Optimierung der natürlichen Wirkstoffe ist notwendig, um zum einen die Wirkung zu verbessern und zum anderen die Nebenwirkungen zu reduzieren. Erst die Veränderung der natürlichen Wirkstoffe macht häufig die Nutzen-Risiko-Abwägung positiv. Das natürliche Chinin wird heute in der Malariatherapie praktisch nicht mehr eingesetzt, da mit Chloroquin, Hydroxychloroquin, Mefloquin usw. viel besser wirkende Arzneimittel zur Verfügung stehen. Sie alle haben aber gemein, dass sie vom Chinin abgeleitet sind. Diese Veränderungen nimmt man in der Regel nicht aus patentrechtlichen Gründen oder aus anderen wirtschaftlichen Gründen vor, etwa weil die synthetische Herstellung kostengünstiger wäre, sondern um Nebenwirkungen zu verringern und Wirkungen zu steigern. Die Wirkstoffoptimierung dient ebenso wie die Indikationseinengung dazu, gewünschte und tatsächliche Wirkung zur besseren Überlappung zu bringen. Es ist das dominierende Prinzip in der Wirkstoffentdeckung, dass von einer sogenannten Leitstruktur ausgehend (in diesem Fall dem Chinin) Derivate entwickelt und getestet werden. Meistens findet man dann Derivate, die dem Leitmolekül überlegen sind. Die allermeisten heute in Gebrauch befindlichen Wirkstoffe sind Derivate. Die Leitstrukturen kommen aus der Pflanzenwelt, der Tierwelt oder aus Chemikalienbibliotheken. Rund um die Welt gibt es heute ca. 3000 verschiedene Wirkstoffe, die aber auf lediglich rund 200 Leitstrukturen basieren.

Naturstoffe sind in aller Regel viel giftiger als die aus ihnen entwickelten Derivate. Der Grund, warum Naturprodukte weniger giftig erscheinen, ist neben überzeugender Bewerbung die schlichte Tatsache, dass die Konzentration der Wirkstoffe in Naturprodukten so gering ist. Es gibt keine Pflanze, die deswegen auf der Welt ist, um uns ein Heilmittel gegen eine Krankheit zu machen. Die meisten Pflanzenstoffe, die physiologisch aktiv sind, synthetisiert die Pflanze deshalb, weil sie toxisch wirken oder zumindest bitter schmecken sollen, so dass die Pflanze nicht gegessen wird. Für die Pflanze gibt es evolutionsbiologisch keinen Grund, gegessen werden zu wollen. Das ist anders für ihre Früchte, die die Samen in sich tragen und verbreitet werden wollen. Die Früchte, als Obst oder als Gemüse, sollen gegessen werden und sind deshalb häufig extra schmackhaft. Der Arzneimittelhistoriker Walter Sneader gibt an, dass von den rund 320.000 Pflanzen weltweit über Zeiten und Regionen hinweg insgesamt 25.000 als heilsam beschrieben wurden. „Heilsam" heißt hier nicht, dass sie Krankheiten heilen, sondern dass sie überhaupt einen physiologischen Effekt haben. In aller Regel ist dieser Effekt toxisch und nicht heilend. In der Tat sind heutzutage von den 25.000 beschriebenen wirksamen Pflanzen ca. 24.900 dieser Pflanzen nicht mehr als Heilmittel in Gebrauch, weil sich keine positive Nutzen-Risiko-Abwägung ergab.

Isolierte Wirkstoffe sind vorteilhafter als Stoffgemische

Es liegt im Dunkeln der Geschichte, wie die Idee des Wirkstoffs in die Welt kam. In der Antike und im Mittelalter war es üblich, die Pflanze als Ganzes zu betrachten und ihr gewisse Qualitäten zuzuschreiben. Durch die alchemistische Tradition waren allerhand chemische Methoden bereits entwickelt, um Stoffe zu manipulieren. Auch war die Destillationstechnik im 17. Jahrhundert bereits weit fortgeschritten, so dass man wusste, dass einzelne Stoffe aus Pflanzen gewonnen werden konnten. Dennoch war es gedanklich ein großer Sprung, zu glauben, dass es einen definierten Stoff in einer Pflanze geben müsse, der verantwortlich war für die ihr zugeschriebene Wirkung. Wie auch immer sich die Idee Bann brach, ab dem 18. Jahrhundert finden sich zahlreiche Beschreibungen von Versuchen, Pflanzen in ihre Bestandteile zu zerlegen und einzelne Wirkstoffe zu isolieren. Der Ursprung, auch das illustriert die Geschichte der Malariatherapie, des systematischen Analysierens von Pflanzenbestandteilen war in Frankreich. Es ist wahrscheinlich, dass hier nicht nur wissenschaftliches Erkenntnisstreben eine Rolle gespielt hat, sondern auch die Notwendigkeit, heilende Pflanzen von Fälschungen zu unterscheiden. Eingeweicht oder getrocknet und pulverisiert waren verschiedene Baumrinden schwer voneinander zu unterscheiden, so dass es leicht vorstellbar ist, dass Verfahren entwickelt wurden, um die Fälschungen ausfindig zu machen.

Die Geschichte der Malariatherapie macht auch deutlich, warum es so wertvoll ist, den Wirkstoff aus der Pflanze isoliert zu haben. Ganze Pflanzen sind häufig schlicht ungenießbar. Das kann dazu führen, dass der Körper den Wirkstoff gar nicht aufnimmt, sondern direkt wieder ausscheidet. Der Wirkstoffgehalt unterliegt auch starken natürlichen Schwankungen. Je nachdem, wo die Pflanze gewachsen ist, wieviel Sonne sie abbekommen hat, wann sie geerntet wurde und vieles mehr bestimmen den Gehalt des Wirkstoffs. Das macht es unmöglich, zu einem wirkungsvollen Dosierungsschema zu kommen. Erst mit dem isolierten Wirkstoff lassen sich genaue Mengen bestimmen, und nur so lässt sich beobachten, welche Menge Wirkstoff notwendig ist, um einen bestimmten Effekt zu erzielen. Häufig ist der Wirkstoff auch in viel zu geringer Konzentration im Ausgangsmaterial enthalten, um damit sinnvoll therapieren zu können. Der renommierte französische Wissenschaftler Brown-Séquard erklärte 1889, im Alter von 72 Jahren, der erstaunten Fachwelt, dass er sich sehr verjüngt fühle, seit er sich Meerschweinchen- und Hundehodenextrakte spritze. Heute glaubt ihm diesen Effekt niemand mehr, weil die Konzentration, trotz der ungeheuren Potenz der männlichen Geschlechtshormone („Potenz" hier nicht als Qualität, sondern als Verhältnis von Menge zu Wirkung), doch zu gering erscheint, um wirksam zu sein. Doch mit seinen Behauptungen entbrannte die Jagd nach der Isolierung, Identifizierung und Synthese dieser Hormone, um sie kommerziell verwerten zu können. Das Problem waren die extrem geringen Mengen, in denen das Hormon in Drüsen und anderen Körperflüssigkeiten enthalten ist. Aus diesem Grund hat der niederländische Weltkonzern Organon (seit 2009 Merck Sharp & Dome) seinen Ursprung in der fruchtvollen Beziehung des Chemikers Ernst Laqueur und des Schlachters Saal van Zwanenberg. Ihnen gelang es, aus einer Tonne

Rinderhoden ganze 5 mg Aldosteron zu gewinnen. Genug, um einen Weltkonzern darauf zu gründen. Das spektakulär aufwendige Verfahren aber nutzt heute niemand mehr. Alle Geschlechtshormone werden heute synthetisch hergestellt.

Ein weiterer Vorteil, mit isolierten Stoffen zu arbeiten, ist deren Reinheit. Es ist häufig der Fall, dass die Pflanze verschiedene physiologisch aktive Inhaltsstoffe produziert, manche davon hochtoxisch. Durch die Isolierung nur eines einzigen Stoffes, lässt sich dieser von Verunreinigungen trennen und genauer charakterisieren. Schließlich ist der isolierte Wirkstoff Voraussetzung dafür, seine Struktur aufzuklären, um ihn dann synthetisch im Labor herstellen zu können. Ein Segen, wenn man an die Ausbeute mit den Rinderhoden denkt. Außerdem schafft die synthetische Herstellung Unabhängigkeit vom pflanzlichen Rohstoff, was auch bei Malaria ein starker Antrieb war, Chinin synthetisch herzustellen, um die teuren Importe zu umgehen. Ein chemisch synthetisierter Stoff ist in seiner Herstellung beliebig skalierbar. In der Regel ist die chemische Synthese auch billiger und schneller.

Eine häufige Frage ist dann, ob das synthetisch hergestellte Mittel tatsächlich dem natürlichen identisch ist. Naturwissenschaftler haben reichlich Mühe, diese Frage zu beantworten, weil sie gar nicht verstehen, warum sich diese Frage überhaupt stellt. Warum sollte man daran zweifeln, dass zwei gleiche Dinge gleich sind, fragen sie sich. Für sie besteht die Welt aus einzelnen Legosteinen. Ob sich jetzt die Pflanze ein paar Legosteine nimmt und daraus ein Molekül baut, oder ob sich der Chemiker ein paar Legosteine nimmt und daraus das gleiche Molekül baut, kann unmöglich einen Unterschied ausmachen. Schließlich geht es ja nicht darum, wer baut, sondern was gebaut wurde. Und es lässt sich leicht überprüfen, ob das gleich ist. Neben der Schwierigkeit, die Frage zu verstehen und damit ihre unzureichende Adressierung, sorgt auch die kulinarische Erfahrung für Skepsis, da eine Analogie gezogen wird zwischen Lebensmitteln und Arzneimitteln. So riecht der isolierte Aromastoff Ethylbutyrat eindeutig nach Apfel. Wenn man diesen Stoff isoliert und z. B. Wasser zusetzt, hat man aber doch kein Erlebnis von Apfel. Höchstens eine schwache Andeutung oder Erinnerung von Apfel. Die Erfahrung, dass einzelne isolierte Aromastoffe nicht die volle Wirkung entfalten, verleitet zu dem Analogieschluss, dass auch Arzneimittel mit synthetisch hergestellten Wirkstoffen nicht die volle Wirkung entfalten können. Hierbei spielt es auch keine Rolle, ob das zugesetzte Ethylbutyrat aus Äpfeln isoliert wurde oder synthetisch hergestellt wurde. Die Analogie zwischen Lebensmitteln und Arzneimitteln greift aber nicht. Äpfel und andere natürliche Lebensmittel haben sich über Millionen von Jahren, später verstärkt durch Züchtung, dahin entwickelt, als Ganzes schmackhaft zu sein. Es ist eine elementare Überlebensstrategie der Pflanze, dass der Apfel gegessen wird und an anderen Orten die Kerne wieder in den Boden kommen, um neu zu wachsen. Es ist daher ein komplexes Gemisch an Aromastoffen, das den Apfel zum Apfel macht. In der Regel ist eine Kombination aus 10–20 Aromastoffen in natürlichen Lebensmitteln ausschlaggebend für den Geschmack. Natürliche Lebensmittel entwickeln sich als Ganzes dahin, schmackhaft zu sein. Dieser Zusammenhang fehlt bei Arzneimitteln. Pflanzen haben selber keinen evolutionären Vorteil davon, Menschen zu heilen und haben entsprechende Strategien nicht entwickelt. Es ist lediglich die physiologische Wirkung, die die Pflanzeninhaltsstoffe für die Arzneimittelherstellung interessant machen. Es ist reiner Zufall, wenn die Wirkung des Pflanzeninhaltsstoffs sich mit der gewünschten Wirkung deckt. Die Analogie ist daher irreführend. Wirkstoffe für Arzneimittel werden auch, wie oben ausgeführt, in aller Regel noch verändert, um ihr Nutzen-Risiko-Profil zu optimieren.

Ein isolierter Wirkstoff, der zudem noch als Leitstruktur dienen kann, um weitere bessere Wirkstoffe zu entwickeln, ist also das Ideal. Auch aus Patientensicht, denn ein isolierter reiner Wirkstoff lässt sich genau charakterisieren und seine Wirkungen untersuchen. Oftmals ist das aber nicht möglich. Weder die Forschung noch die Gesetzgebung macht aus diesem Ideal ein Dogma. Was hilft, ist gut und kann vermarktet werden, wenn die Nutzen-Risiko-Abwägung positiv ausfällt. Wirkstoffe können durchaus auch ein Gemisch aus Stoffen sein oder sie können zu kompliziert sein, um sie zu synthetisieren. So wird seit über 100 Jahren ergebnislos versucht, Blut künstlich herzustellen. Immer wieder gibt es neue Ideen und neue Ansätze, wie das zu bewerkstelligen sei, aber bis heute ist es doch einfacher, Menschen zu fragen, ob sie nicht Blut spenden wollen, um genügend Reserve zu haben. Da die Reserven nie reichen, ist der Preis für künstliches Blut noch ausgeschrieben. Wie vor 100 Jahren bei der Isolierung von Aldosteron beginnen auch hier die meisten Ansätze auf dem Schlachthof. Man probiert das dort reichlich vorhandene Rinderblut zu humanisieren. Ein anderes Beispiel für komplexe Wirkstoffe sind Therapieallergene. Auch hier ist ein kompletter Extrakt häufig sinnvoller als eine isolierte Substanz, um eine ausreichende Immunisierung zu erlangen. Auch bei vielen pflanzlichen Arzneimitteln wird nach wie vor noch ein Gesamtextrakt als Wirkstoff genommen. Es kommt immer auf den Einzelfall an. Es gibt keine Denkverbote, was ein neues Arzneimittel werden könnte. Jedes Arzneimittel wird individuell bewertet. Das Kap. 14 über alternative Heilverfahren beschreibt, wie spezifische Risiken bei traditionellen Arzneimitteln wie Pflanzenextrakten berücksichtigt werden. Das Kap. 8 über biologische Arzneimittel zeigt, wie die speziellen Risiken mit biologischen Arzneimitteln, wie z. B. Blutprodukten, zu adressieren sind und in die Bewertung mit einfließen.

Die meisten Wirkstoffe kommen nach wie vor aus der Natur

Es ist durchaus möglich, dass die neuen Leitstrukturen für eine Malariatherapie, die GlaxoSmithKline in seiner Molekülbibliothek identifiziert hat, noch zu einer Fülle an neuen Wirkstoffen gegen Malaria führen. Zurzeit sind alle relevanten Malariawirkstoffe aber Optimierungen von natürlich vorkommenden Pflanzenstoffen. Das spiegelt tatsächlich auch die allgemeine Situation wider. Die allermeisten Wirkstoffe, die wir haben, sind Abkömmlinge von Naturstoffen. Neben den pflanzlichen Wirkstoffen und ihren Abkömmlingen bilden die Wirkstoffe tierischen Ursprungs die größte Gruppe. Hierunter fallen sämtliche Hormone und Hormonderivate wie die Pille, Testosteron oder auch Antikörper. Die meisten Antibiotika sind Derivate von Wirkstoffen, die Mikroorganismen gegen andere Mikroorganismen entwickelt haben und die sich der Mensch zu Nutze macht. Auch Mineralien, wie Lithium, werden durchaus noch therapeutisch verwendet. Die Gruppe der rein synthetischen Wirkstoffe ist dagegen wesentlich kleiner. Es gibt eine Reihe von Abkömmlingen aus der Farbstoffindustrie und dann eine relativ kleine aber wachsende Gruppe, die aus Hochdurchsatzversuchen stammen. Hochdurchsatzversuche (auch Screening genannt) wie beispielsweise die von GlaxoSmithKline für die Entwicklung neuer Antimalariamittel, kann man sich folgendermaßen vorstellen: Insgesamt gibt es laut Chemical Abstract Services zurzeit auf der Welt 135 Mio. verschiedene Stoffe (hiervon werden derzeit ca. 3000 weltweit in Arzneimitteln verwendet). Pharmaunternehmen halten sich Bibliotheken einer sinnvollen Auswahl all dieser Stoffe. Sie testen dann diese Stoffe automatisiert an einem geeigneten Testsystem wie z. B. kultivierten Malariaparasiten. Alle Stoffe, die einen wachstumshemmenden Einfluss auf die Parasiten haben, kommen in Frage, weiter optimiert zu werden. Bislang hat dieser Hochdurchsatzansatz noch keine Revolution in der Arzneimittelentdeckung ausgelöst. Im Jahr 2015 beispielsweise gab es in den USA (¾ aller neuen Produkte werden zuerst in den USA eingeführt) 45 neue Arzneimittel. Hiervon haben lediglich 6 Produkte Wirkstoffe, die mit modernen Verfahren aus Molekülbibliotheken entdeckt und weiterentwickelt wurden. Alle anderen basieren auf bekannten Leitstrukturen. Biologisch lässt sich der Erfolg der natürlichen Leitstrukturen leicht erklären. Alles Leben beruht auf Zellen. Die Stoffe, die Pflanzen gegen Insektenfraß oder Mikroorganismen gegen andere Mikroorganismen entwickelt haben, wurden im Laufe der Evolution über Jahrmillionen optimiert, um auf zellulärem Niveau aktiv zu sein. Die meisten dieser Stoffe haben damit auch auf tierische Zellen eine Wirkung. Wie diese Wirkung ist, ist häufig dem Zufall überlassen. Meistens ist die Wirkung nicht positiv. Dass das Chinin spezifisch gegen Malariaparasiten wirkt, ist mit Sicherheit reiner Zufall, da Malariaparasiten Bäume nicht befallen. Dass die Pflanze jedoch Chinin produziert und dieses physiologisch aktiv ist, ist mit Sicherheit kein Zufall. Bereits der bittere Geschmack des Chinins deutet darauf hin, dass es hier zu evolutionären Anpassungen kam. Pflanzen produzieren giftige Stoffe, Tiere wiederum lernen diese Stoffe zu meiden, indem sie Bitterkeit als unschmackhaft empfinden (manche Menschen haben das allerdings auch schon wieder verlernt und gönnen sich gerne ein Bitter-Lemon-Getränk, das einen ordentlichen Schuss Chinin enthält ...). Die andere große natürliche Quelle von Wirkstoffen sind Tiere selber. Hier gilt die gleiche Logik: Körpereigene Stoffe sind selbstverständlich bereits physiologisch aktiv und zudem noch nicht einmal giftig (mehr dazu in Kap. 8).

Gute Testsysteme sind unerlässlich für die Arzneimittelentwicklung

Die Kanarienvögel haben einen großen Durchbruch in der Malariatherapie gebracht. Erst mit Hilfe dieses Testsystems konnten Chinin-Derivate systematisch auf ihr Nutzen-Risiko-Profil getestet und optimiert werden. Auch für Hochdurchsatzansätze ist ein effizientes Testsystem ausschlaggebend für den Erfolg. Sogar für die Isolierung eines Wirkstoffs ist ein Testsystem unabdingbar. Aus heutiger Sicht bleibt es rätselhaft, wie über 150 Jahre versucht wurde, den Wirkstoff aus der Chinarinde zu isolieren, ohne auf die Idee zu kommen, ein Testsystem zu entwickeln, mit dem sich die Wirkung ausprobieren lässt. Stattdessen wurden einfach verschiedene chemische Methoden ausprobiert, um dann irgendwann zu behaupten, den Wirkstoff gefunden zu haben. Ab Beginn des 20. Jahrhunderts wurden die Wirkstoffe nur noch auf Basis von Testsystemen isoliert. Man wendet eine Trennmethode an, z. B. filtern, und schaut dann, ob eine Wirkung im Testsystem mit dem gefilterten oder dem ungefilterten Teil erzielt wird. So kommt man zu immer reineren Teilen, bis der Reinstoff übrigbleibt. Eines der schönsten, wenngleich aus heutiger Sicht ethisch nicht mehr vertretbaren Testsysteme hat der deutsche Chemiker Benandt für die Entdeckung des Testosterons verwendet. Benandt arbeitete im Auftrag der Berliner Schering AG, die sich ein Wettrennen mit Organon um die Identifizierung und Vermarktung der männlichen Geschlechtshormone lieferte. Statt Rinderhoden bemühte man Männerurin als Rohstoffquelle. Praktischerweise war Benandts Labor ganz in der Nähe der Kaserne der Berliner Schutzpolizei, die bereitwillig den Urin für ihn sammelte. Insgesamt immerhin 25.000 Liter. Er fraktionierte den Urin und gab dann die Fraktionen kastrierten Hähnen. Nach Zugabe der Fraktion, die das Testosteron enthielt, wuchs der Hahnenkamm wieder. Er führte das solange fort, bis er den Wirkstoff in Reinform isoliert hatte. Die Arbeit ist genauso mühsam, wie man sich das vorstellt, aber verglichen mit den 150 Jahren für die Isolierung des Chinins doch eine erhebliche Vereinfachung.

Die Bedeutung von Testsystemen in der Arzneimittelentwicklung kann nicht überschätzt werden. Testsysteme werden nicht nur zu Entdeckung, Isolierung und Optimierung von Wirkstoffen verwendet, sondern auch zur Kontrolle. Wann immer ein Wirkstoff hergestellt wird, hat der Hersteller die Pflicht zu zeigen, dass der Wirkstoff aktiv ist. Hierfür sind geeignete Tests nötig. Ein Testsystem ist damit gewissermaßen eine Abkürzung für die eigentliche Wirkung. Und genauso wie die Festlegung auf eine zu enge Indikation auch gut wirksame Substanzen ausschließen kann, kann ein ungenügendes Testsystem auch in die Irre leiten, wie das Beispiel Warfarin eindrucksvoll illustriert.

Warfarin, ein Wirkstoff auf Basis einer mikrobiellen Leitstruktur, ist seit beinahe 100 Jahren in den USA ein wesentlicher Bestandteil der Thrombosetherapie und damit lebensrettend. Nur wäre es beinahe nicht auf den Markt gekommen, weil die Ratten, die damals als Testsystem verwendet wurden, schon bei sehr geringer Dosierung an dem Mittel gestorben sind. Warfarin kam so zuerst als Rattengift auf den Markt und verkaufte sich hervorragend. Erst der Versuch einer Selbsttötung eines Rekruten der US-Armee mit einer Überdosis des Rattengifts zeigte, dass es für Menschen so giftig gar nicht war. Der Rekrut überlebte und weitere Versuche haben gezeigt, dass es gut verträglich ist, und Warfarin wurde zu einem der meistverkauften Thrombosearzneimittel überhaupt.

Auch sagt ein positiver Test noch nichts über den Erfolg des Wirkstoffs aus. Die meisten der von GlaxoSmithKline identifizierten 13.533 Moleküle, die das Wachstum des Malariaparasiten aussichtsreich hemmen, werden keine Arzneimittel werden. Es ist vollkommen unvorstellbar, dass alle diese Stoffe zu Arzneimitteln werden. Es ist millionen- und abermillionenfach wahrscheinlicher, dass keines davon ein Arzneimittel wird, als dass alle davon zu Arzneimitteln werden. Das liegt daran, weil es so unwahrscheinlich ist, dass eine Substanz, die im Testsystem ein gutes Ergebnis zeigt, auch bis zu einem Arzneimittel weiterentwickelt wird. Im Durchschnitt wird 1 Molekül von 10.000 zum Arzneimittel weiterentwickelt. Das Malariatestsystem hat den großen Vorteil, dass es einen sehr direkten Zusammenhang zur Krankheit darstellt. Wenn der Parasit abgetötet ist, ist auch die Krankheit geheilt. Bei den meisten Krankheiten stehen nicht so direkt aussagekräftige Testsysteme zur Verfügung. Ein gängiges Vorgehen ist hier z. B., körpereigene Moleküle zu isolieren, von denen man annimmt, dass sie eine Rolle im Krankheitsprozess spielen. Beispielsweise beobachtet man bei rheumatoider Arthritis Knorpel- und Bindegewebsschäden. Wenn man nachschaut, wie diese abgebaut werden, findet man eine verstärkte Aktivität von körpereigenen Enzymen, sogenannten Metalloproteinasen. Ein typisches Vorgehen ist dann, diese Metalloproteinasen im Labor herzustellen und ein Testsystem zu entwickeln, das die Aktivität der Metalloproteinasen misst. Der nächste Schritt ist dann, die Chemikalienbibliothek zu bemühen und Millionen von Molekülen darauf zu testen, ob sie die Aktivität der Metalloproteinasen hemmen. Genau wie im Falle der Malaria, wird man eine Fülle von Stoffen finden, die die Aktivität der Metalloproteinasen hemmen. Und genau wie im Falle der Malaria werden die meisten davon nicht zu Arzneimitteln.

Besonders bitter ist es, wenn sich das Testsystem am Ende als nicht relevant für die Krankheit erweist. So scheint es zur Zeit der Alzheimer-Demenz-Forschung zu gehen. Es werden eine Unzahl von Molekülen an verschiedenen Testsystemen ausprobiert und in die klinische Entwicklung gebracht. Ein Durchbruch lässt aber auf sich warten. Es scheint, dass keines der vorhandenen Testsysteme die tatsächlichen Prozesse der Alzheimer-Erkrankung sinnvoll simuliert. Das kostet Milliarden. Pfizer, einer der weltweit größten Pharmakonzerne, hat gerade bekanntgeben, nach Jahrzehnten der Erfolglosigkeit sein Entwicklungsprogramm für Alzheimer-Therapie komplett einzustellen. Mit der Erfolglosigkeit ist Pfizer nicht allein. Seit 2002, so rechnet Siegfried Throm, der Geschäftsführer des Verbands der Forschenden Arzneimittelhersteller, vor, wurden bereits über 100 Studienprogramme abgebrochen.

Moleküle, die erfolgreich in einem Testsystem getestet und in die Entwicklung gebracht wurden, können aber noch aus zahlreichen anderen Gründen scheitern. So kann der Wirkstoff vom Körper unerwarteterweise abgebaut oder so verändert werden, dass er nicht mehr wirkt oder gar nicht zu dem Gewebe kommt, wo er wirken soll. Am häufigsten kommt es aber vor, dass seine Wirkung nicht gut genug mit der Indikation übereinstimmt und damit der Wirkstoff einfach zu toxisch ist. Die Überlappung zwischen gewünschter und tatsächlicher Wirkung ist einfach zu gering und damit ist das Nutzen-Risiko-Profil ungünstig.

Wie oben ausgeführt, zeigt diese hohe Fehlerquote von 10.000:1, wie unendlich weit weg wir von einer vollständigen Theorie der Arzneimittelentwicklung entfernt sind. Arzneimittelentwicklung ist keine Wissenschaft, sondern Versuch und Irrtum. Die Entwicklung verbesserter Testsysteme, die die tatsächliche menschliche Physiologie widerspiegeln, zum Bespiel gezüchtete Organe, nimmt deshalb gegenwärtig einen großen Raum in der Arzneimittelforschung ein.

Es gibt keinen Wirkstoff, der perfekt zu einer Indikation passt

Eine beliebte Theorie in der frühen Renaissance war die sogenannte Signaturlehre. Die Anhänger gingen davon aus, dass der menschliche Körper seinen Widerpart in der Natur hat und durch Zunahme dieser Naturstoffe den Körper wieder ins Gleichgewicht bringen könne. Bei Gelbsucht hat man gelbe Pflanzen verwendet und bei geistigen Leiden Walnüsse empfohlen, weil diese stark den tierischen Gehirnwindungen gleichen. Noch heute empfiehlt die anthroposophische Medizin Mistelextrakt bei Krebs. Auch wenn sich anthroposophisch das Behandlungskonzept weiterentwickelt hat, so ist doch der einfache Ursprung dieser Empfehlung die Analogie der Mistelwucherung mit dem Geschwürwachstum. Wenn man der Grundannahme traut, dass der Mensch eins sei mit der Natur und die Natur deshalb auch immer das passende Gegenmittel zu allen Übeln bereithalten würde, wird die Signaturlehre verständlich. Es war nicht vorstellbar, dass Gott zwar Leiden geschickt hat, aber nicht für entsprechende Gegenmittel gesorgt hat. Auch in der Anekdote über die Verwendung der Weidenrinde als Chinarindenersatz steckt diese Logik noch drin: Sumpfartige Gebiete sind besonders von Malaria heimgesucht, also hat Gott auch in der Nähe dieser Gewässer die Heilmittel bereitgestellt.

Von diesem Denken haben wir uns weit entfernt. Dass die Chinarinde einen Stoff enthält, der eine hohe Bindungsaffinität zu dem Malariaerreger hat, ist reiner Zufall. Der Malariaerreger hat nie eine Chinarinde infiziert und es ist vollkommen unvorstellbar, dass es hier eine Koevolution gegeben hat. Die meisten Wirkstoffe, die wir kennen und verwenden, haben zufälligerweise eine Wirkung für die uns interessierende Indikation. Die Wirkung dieser Wirkstoffe ist deshalb nie identisch mit der gewünschten Wirkung.

Deshalb müssen diese Wirkstoffe auch noch weiter optimiert werden, um besser auf die Indikation zu passen. Ebenfalls muss die Dosierung vorsichtig austariert werden, um eine optimale Überlappung zwischen tatsächlicher und gewünschter Wirkung zu erreichen.

Das tatsächliche Vorgehen in der Arzneimittelentwicklung ist damit nach wie vor eher ein vorsichtiges Tasten als ein Wissen. Ein neugieriges Schauen und immer wieder Überraschtwerden. Ein ständiges Scheitern mit gelegentlichen Hoffnungsschimmern.

Wirkstoff und Indikation sind vollkommen unabhängig voneinander. Die Arzneimittelentwicklung ist dann der Prozess, in dem beide zueinander finden. Die Indikation kann sich einen Wirkstoff suchen, genauso wie der Wirkstoff sich eine Indikation suchen kann. Oft geht auch beides. So hat Chinin, das isoliert und optimiert wurde, in Bezug auf die Indikation „Malaria" auch einen Einfluss auf menschliche Muskeln und kann hier therapeutisch eingesetzt werden (z. B. bei nächtlichen Muskelkrämpfen). Diese Indikation hat sich aus dem Wirkstoff ergeben, weil die Nebenwirkung Muskelschwäche in der Malariatherapie auffällig ist. Auch Aspirin hat sich weitere Indikationen gesucht. Die Nebenwirkung der Blutverdünnung wurde umgesetzt in die niedrigdosierte Therapie der Thromboseprophylaxe. In der modernen Arzneimittelforschung ist in aller Regel jedoch die Indikation zuerst da. Das hängt damit zusammen, dass Krankheitsprozesse immer besser verstanden werden und deshalb die Indikation sehr eng gesetzt werden kann und sehr konkret nach Wirkstoffen gesucht werden kann.

Traditionell wurden alle Mittel, die einen Einfluss auf den Körper hatten, als Arzneimittel angesehen. Und dann wurde nach und nach die entsprechende Indikation gesucht. Die meisten Arzneimittel haben ihre Indikation durch Ausprobieren und Beobachtungen gefunden. In der Tat wurden noch bis in die 1970er-Jahre Arzneimittel an Ärzte zum Ausprobieren gegeben. Sie waren zwar ursprünglich für eine bestimmte Indikation gedacht, wenn der Arzt allerdings sie für andere Anwendungsgebiete einsetzte und die Erfahrungen damit als positiv zurückmeldete, wurde auch die neue Indikation mit aufgenommen. In manchen Fällen wurde sogar die ursprüngliche Indikation damit ersetzt. Ärzte haben sich damals häufig gar nicht erst die Mühe gemacht, ein Arzneimittel an Patienten mit gleicher Diagnose zu testen, sondern fanden es hilfreich, es an möglichst vielen verschiedenen Patienten auszuprobieren, um herauszufinden, bei welcher Diagnose es am wirksamsten ist. Das hat sich in den 1970er- und 1980er-Jahren gründlich geändert. Seither ist die Indikation im Vordergrund. In der modernen Arzneimittelforschung ist es ein Dogma, dass die Wirksamkeit an einer zuvor festgelegten Indikation nachgewiesen werden muss. Die Gründe hierfür werden in Kap. 5 zu den klinischen Studien weiter diskutiert. Hier ist nur von Interesse, dass beide Ansätze funktionieren. Man kann sowohl vom Wirkstoff zur Indikation kommen, wie auch von der Indikation zum Wirkstoff. Es ist durchaus vorstellbar, dass sich mit verbesserter Diagnostik und komplexeren Testsystemen das auch wieder umdreht und die Arzneimittelforschung wieder verstärkt vom Wirkstoff ausgeht.

Reproduzierbare Qualität ist entscheidend für die Risikominimierung

Neben der Einengung der Indikation lag ein weiterer Schlüssel zum Erfolg von Robert Talbor, der die Chinarinde mit seiner Geheimrezeptur so populär machte, in der Reproduzierbarkeit seiner Herstellungsweise. Er hat sein Produkt immer gleich zubereitet, auch um zu verdecken, dass es sich um einfache Chinarinde handelte. Ein reproduzierbar hergestelltes Arzneimittel ist der Ausgangspunkt für eine erfolgreiche Behandlung. Talbor hatte sich immer Originalimporte aus Peru gesichert. Nur so konnte er sicher sein, keine Fälschungen als Rohstoff einzusetzen. Diese Reproduzierbarkeit ist heute noch oberstes Prinzip in der Arzneimittelentwicklung. Wenn einmal ein klinischer Versuch gemacht wurde, so muss sichergestellt werden, dass sich das Arzneimittel nicht mehr verändert, andernfalls sind die Ergebnisse der klinischen Prüfung nicht mehr gültig. Talbor war klug genug, das zu erkennen. Talbor hatte noch keinen Einfluss auf die Variabilität der Wirkstoffmenge in seinem Rohstoff. Aber auch dieser Schritt, die Isolierung des Chinins aus der Rinde, dient letztlich dazu, die Herstellung des Arzneimittels reproduzierbar zu machen. Er hat nach seinen ersten Behandlungserfolgen, also dem klinischen Nachweis der Wirksamkeit, sein Mittel nicht mehr verändert. Arzneimittelhersteller wenden heutzutage Milliarden auf, um sicherzustellen, dass sich die Qualität eines Arzneimittels nicht ändert. Unter Qualität wird hier die Summe der Eigenschaften eines Arzneimittels verstanden. Die Kap. 7 zur Compliance und Kap. 6 zur Qualität diskutieren, wie das funktioniert.

Es gibt viel weniger Wirkstoffe als Arzneimittel

In der Malaria-Story wurde die Zubereitung der Chinarinde als Pulver und als Lösung, also Chinarinde in Wasser gelöst, sowie die spezielle Zubereitung von Robert Talbor erwähnt. Auch daran hat sich nichts geändert. Ein und derselbe Wirkstoff kommt in vielen Formen auf den Markt.

In Deutschland werden pro Jahr etwa 20–50 neue Wirkstoffe oder Wirkstoffkombinationen zur Verwendung in Arzneimitteln zugelassen. Insgesamt gibt es ca. 3000 verschiedene Wirkstoffe in Deutschland. Die offizielle Datenbank zur Erfassung der in Deutschland zugelassenen Arzneimittel gibt aber beeindruckende 108.000 Arzneimittel an. Das heißt, dass jeder Wirkstoff durchschnittlich in 36 verschiedenen Produkten vorkommt. Natürlich sind manche Wirkstoffe populärer als andere. Paracetamol, ein Wirkstoff, der in der Schmerztherapie eingesetzt wird, ist in Deutschland in 854 verschiedenen Produkten auf dem Markt. Als ein Produkt gilt hierbei eine einzelne Zulassung von der Behörde, die es einem Hersteller erlaubt, das Produkt in Deutschland zu vertreiben. Der Wirkstoff Paracetamol kommt in Zäpfchen vor, in Tabletten, in Filmtabletten, in Brausetabletten, als Granulat, als Kapsel oder als Infusion. Jede dieser Darreichungsformen kann den Wirkstoff wiederum in unterschiedlichen Stärken enthalten. So gibt es Tabletten mit 125 mg, mit 250 mg, mit 500 mg und sogar mit 1000 mg. Dann gibt es natürlich noch jede Menge unterschiedlicher Hersteller, die Paracetamol verkaufen. Jeder Hersteller benötigt für jede Darreichungsform und Stärke eine Zulassung. Für den Wirkstoff Icatibant zur Behandlung des hereditären Angioödems, einer seltenen Erbkrankheit, sind hingegen nur 3 Produkte in Deutschland erhältlich. Der Wirkstoff muss immer mit einer Spritze verabreicht werden. Außerdem ist nur die Stärke 30 mg in einer Spritze mit 3 ml Inhalt zugelassen. Es gibt eine Packung mit einer Spritze und eine Packung mit 3 Spritzen und dann gibt es noch eine Packung mit einer Spritze von einem anderen Unternehmer. Insgesamt also 3 Zulassungen. Icatibant muss gespritzt werden, deswegen kann es nicht so viele Darreichungsformen geben und anders als Paracetamol, das eine sehr breite Indikation hat, ist es nur für eine sehr enggefasste Indikation zugelassen, so dass es nicht viel Konkurrenz gibt.

Wirkstoffe müssen außerdem „verpackt" werden. Wenn sie als Tablette geschluckt werden, müssen sie einigermaßen schmecken, zumindest nicht gleich einen Brechreiz hervorrufen. Manchmal müssen sie vor der Magensäure geschützt werden, um nicht im Körper abgebaut zu werden, bevor sie überhaupt ins Blut kommen und so fort. Es ist eigentlich nie möglich, einen Wirkstoff in seiner reinen Form als Arzneimittel zu verabreichen. Die Kunst, Wirkstoffe so zu verpacken, dass der Körper sie aufnehmen kann, wird Galenik genannt. Die Wirkstoffe werden mit anderen sogenannten Hilfsstoffen, die physiologisch nicht aktiv sind, kombiniert, so dass sie geschluckt, gespritzt, gerieben und anders angewandt werden können.

In Kap. 6 über die Qualität wird weiter diskutiert, welche Risiken in Zusammenhang mit der Galenik zu beachten sind. Das Kap. 6 beschreibt auch wie unterschiedliche Formulierungen und Stärken dafür verwendet werden, die Überlappung zwischen gewünschter und tatsächlicher Wirkung zu maximieren. Der Fall, dass unterschiedliche Hersteller den gleichen Wirkstoff verwenden und hierbei unterschiedliche oder gleiche Formulierungen verwenden, wird in Kap. 11 über Generika diskutiert. In der Regulierung von Generika, also Nachahmerprodukten, sind die hier erörterten Konzepte von Wirkstoff und Indikation zentral.

5

Klinische Studien – die Kunst, Nutzen zu objektivieren

Zusammenfassung Ausgangspunkt für die Nutzen-Risiko-Abwägung ist immer der Nutzen. Den Nutzen einer Arzneimitteltherapie zu ermitteln, ist ein sehr aufwendiges Verfahren. Das Verfahren des Gruppenvergleichs ist die zurzeit beste Methode dafür. Es gibt aber auch Schwächen, die nicht verschwiegen werden.

Ein Arzneimittel ist definiert durch das Paar Wirkstoff und Indikation. Es gibt keinen Automatismus, der Wirkstoff und Indikation miteinander verbindet. Indikation und Wirkstoff werden in einem mühsamen Prozess zueinander gebracht (Kap. 4). Wenn man sich die Indikation als gewünschte Wirkung und den Wirkstoff als tatsächliche Wirkung vorstellt, können beide mehr oder weniger gut miteinander übereinstimmen. Die Bereiche, in denen gewünschte und tatsächliche Wirkung übereinstimmen, sind der Nutzen des Arzneimittels. Alle nicht überlappenden Bereiche sind Risiken. Die überlappenden und nichtüberlappenden Bereiche sind für jedes Wirkstoff-Indikations-Paar individuell. Daher muss für jedes Paar eine individuelle Risiko-Nutzen-Bewertung durchgeführt werden.

Um den Nutzen eines Wirkstoffs zu belegen, gilt für die Zulassung eines Arzneimittels das Dogma des Gruppenvergleichs. Das heißt, es werden zwei Patientengruppen miteinander verglichen. Die eine Gruppe erhält den Wirkstoff und die andere Gruppe erhält entweder einen anderen Wirkstoff oder ein Mittel ganz ohne Wirkstoff (sogenanntes Placebo). Damit der Vergleich Aussagekraft hat, dürfen die beiden Gruppen sich nur in der erhaltenen Therapie (Wirkstoffgruppe oder Kontrollgruppe) unterscheiden.

© Springer-Verlag GmbH Deutschland, ein Teil von Springer Nature 2019
R. Schultz-Heienbrok, *Arzneimittel verstehen*,
https://doi.org/10.1007/978-3-662-57676-2_5

Auch die Indikation aller Studienteilnehmer in den beiden Gruppen muss dann überall gleich sein.

Warum das alles so ist und wie das gemacht wird, zeigt dieses Kapitel. Die Datenanforderungen und das praktische Vorgehen bei der Nutzen-Risiko-Bewertung werden im nächsten Kapitel (Kap. 6) beschrieben.

Nutzen im Gruppenvergleich

Eines der großen Rätsel in der Geschichte der Medizin ist der Aderlass. Er wurde über 2000 Jahre lang praktiziert. Noch im Jahr 1833 wurden in Frankreich 42 Mio. Blutegel importiert. Hiermit wurden alle möglichen Entzündungen behandelt, bei denen man davon ausging, dass sie von zugrundeliegenden Organschädigungen verursacht wurden. Die Blutegel waren damit die große technische Neuerung im Gegensatz zur früheren Praxis, bei der einfach mit einem Messer an bestimmten Körperstellen die Adern aufgeschnitten wurden. Das ist insofern erstaunlich, als sich das Krankheitsverständnis von der Säftelehre wegbewegt hat, die Therapie aber im Wesentlichen gleichgeblieben ist.

Der französische Arzt Pierre-Charles Alexandre Louis war weder von der zugrundeliegenden Theorie noch von der Therapie überzeugt. Im Gegensatz zu manch anderen Kritiken an der Aderlassmanie hatte er allerdings die sympathische Eigenschaft, nicht einfach seine andere Meinung in die Welt zu posaunen, sondern den Willen, die gängige Praxis argumentativ zu widerlegen. 1828 veröffentlichte er seine Studie zum Aderlass. Hierfür sammelte er 77 Fallbeschreibungen von Patienten, die mit Lungenentzündungen das Krankenhaus aufgesucht hatten. Im Unterschied zu seinen Kollegen interessierte er sich nicht für die einzelnen Patienten, sondern nur für das Patientenkollektiv. Alle seine Patienten waren komplett gesund, bevor die ersten Anzeichen einer Lungenentzündung auftraten, auch waren sie ungefähr gleich alt (zwischen 38 und 43 Jahre). Er teilte die Patienten in zwei Gruppen ein: Die einen wurden innerhalb der ersten 4 Tage nach Ausbruch der Lungenentzündung mit Blutegeln behandelt, die anderen zwischen dem 5. und 9. Tag. Seine Auswertung ergab, dass 44 % (18) der Patienten, die früh zur Ader gelassen wurden, starben, aber nur 25 % (9) der Patienten, die spät zur Ader gelassen wurden. Louis war sich durchaus bewusst, dass, wer 5 Tage überlebt, das Schlimmste bereits überstanden haben müsse und deshalb größere Überlebenschancen hatte. Er kam dann jedoch zu der etwas inkonsequenten Schlussfolgerung, dass der Aderlass nur in bestimmten schwerwiegenden Verläufen der Lungenentzündung eine geeignete Behandlungsmethode sei. Heute interpretieren wir das Ergebnis andersherum: Der Aderlass hat schädliche Auswirkungen auf den Heilungserfolg, da er die Patienten schwächt. Louis war nicht der erste, der die herrschende Praxis des Aderlasses kritisierte, er war jedoch der erste, der rigoros eine numerische Methode in der Medizin einsetzte und mit Zahlen und Beobachtungen anstatt mit Erfahrungen argumentierte. Louis konnte sich weder inhaltlich noch methodisch durchsetzen. Die Praxis des Aderlasses hielt sich bis ins 20. Jahrhundert.

In William Oslers einflussreichem medizinischen Standardwerk *Principles and Practice of Medicine* von 1892 heißt es: „In den ersten fünf Jahrzehnten dieses Jahrhunderts hat die Medizin den Aderlass überstrapaziert, in den letzten Jahrzehnten jedoch wurde zu wenig Blut gelassen. Die Lungenentzündung ist eine der Krankheiten, bei denen ein frühzeitiger Venenschnitt Leben rettet." Und selbst in der Ausgabe von 1930 heißt es noch: „Bevor Louis' bahnbrechender Veröffentlichung zum Aderlass wäre es als beinahe kriminell angesehen, bei Lungenentzündung nicht zur Ader zu lassen. Wir nutzen den Aderlass jetzt wieder häufiger als früher, aber eher in der späten Phase der Krankheit denn in der frühen."

Es ist erstaunlich, dass die Praxis des Aderlasses von den Zeiten Hippokrates (etwa 460 v. Chr.) bis ins 20. Jahrhundert überdauert hat, ohne dass je systematisch untersucht wurde, ob er einen Nutzen habe. Und Nutzen kann ganz allgemein so verstanden werde, was für den Patienten gut ist. Der Aderlass fußte auf der medizinischen Theorie der Säftelehre von Hippokrates und Galen, die bis zur Renaissance nie angezweifelt wurden. Auch die Kritik an der Säftelehre brachte dann die Praxis des Aderlasses nicht ins Wanken. Am Krankenbett gab es noch keine sinnvollen Alternativen. Der Patient war krank, man ließ ihn zur Ader, der Patient wurde gesund, der Aderlass hatte geholfen. Also, so schloss man, war der Aderlass eine nützliche Therapie. Da der Mensch insgesamt recht zäh ist und einen starken Überlebenswillen hat, stirbt er auch meistens nicht. Wenn man also bei jeder Krankheit zur Ader lässt und die Patienten meistens überleben, dann schlussfolgert man, dass der Aderlass auch meistens hilft. Verstirbt ein Patient, wurde nicht der Aderlass dafür verantwortlich gemacht, sondern beispielsweise der zu späte therapeutische Eingriff, Gottes Wille oder allgemein eine zu schwache Konstitution.

Erfahrungen wie diese haben zum einen die Einsicht reifen lassen, dass man Theorien alleine nicht trauen darf, um eine Therapie zu rechtfertigen. Vor allem zeigen sie aber, dass die entscheidende Frage nicht ist, ob die Krankheit geheilt wird, sondern ob der therapeutische Eingriff mehr nützt als schadet. Wer heilt, hat erstaunlicherweise meistens nicht recht.

Es ist daher oberstes Prinzip, heutzutage, den therapeutischen Eingriff nicht nur an sich zu beurteilen, sondern immer im Vergleich. Nutzen wird relativ zu einer Alternative verstanden. Diese Alternative ist ein Kontrollversuch entweder ganz ohne therapeutische Maßnahme oder mit einer Vergleichstherapie. Bei Louis war der Vergleich der unterschiedliche Zeitpunkt des Therapiebeginns. Der Nachweis des Nutzens über einen Gruppenvergleich ist heutzutage so selbstverständlich, dass es schwerfällt, sich andere Methoden, Nutzen nachzuweisen, vorzustellen. Vorstellbar ist es aber durchaus.

Die physiologische Medizin: beobachten und schlussfolgern

Die Idee, den Nutzen eines therapeutischen Eingriffs einfach durch den Vergleich zweier Gruppen zu belegen, war zu Louis' Zeiten nicht neu. Schon der schottische Schiffsarzt James Lind hatte die Methode gute 50 Jahre vor Louis angewendet, um dem Mysterium des Skorbuts auf die Schliche zu kommen. Ernsthaften Schätzungen zufolge starben damals mehr Seeleute an Skorbut denn an Unwetter, Kampfhandlungen und anderen Krankheiten zusammen. Lind hatte 12 Männer mit Skorbut in 6 Gruppen zu je 2 Leuten eingeteilt. Eine Gruppe war die Kontrollgruppe, die lediglich Meerwasser erhalten hat. Die anderen 5 Gruppen haben täglich verschiedene Säuren erhalten, weil Lind davon überzeugt war, dass mangelnde Säure die Ursache für Skorbut war. Glückerweise hatte er einer Zweiergruppe dabei Zitrusfrüchte verabreicht, die ja bekanntermaßen auch viel Säure enthalten. Nach nur einer Woche war einer geheilt und heuerte schon wieder an, der andere war auf dem Weg der Besserung. Eine weitere Zweiergruppe hatte ebenfalls Glück, weil ihnen Apfelsäure in Form von Cidre verabreicht wurde. Hier verschlimmerte sich die Krankheit zumindest nicht. Andere Gruppen wie die Meerwasser- oder Schwefelsäuregruppe hatten weniger Glück und deren Zustand verschlimmerte sich zusehends. Ein überzeugendes Experiment könnte man denken, aber ebenso wie Louis wurde auch Lind nicht gehört. Erst 50 Jahre später griff man auf Linds Erkenntnisse zurück und versorgte die britische Flotte flächendeckend mit Zitrusfrüchten.

Noch schlimmer erging es nur dem Wiener Arzt Ignaz Semmelweis, dessen numerische Studien zum Wochenbettfieber ebenfalls keine Anerkennung fanden, was ihn zunächst frustrierte, später in den Wahnsinn trieb. Er starb unter mysteriösen Umständen in einer Irrenanstalt. Semmelweis fragte sich, warum so viele Frauen nach der Geburt im Krankenhaus starben. In manchen Krankenhäusern immerhin jede fünfte. Bei seinem eigenen Arbeitgeber, dem Wiener Allgemeinen Krankenhaus fiel ihm auf, dass in der ersten Geburtsstation zehnmal mehr Frauen verstarben als in der zweiten. Er führte das auf die mangelnde Hygiene der Ärzte und Studenten zurück. Ihm schien alles gleich zwischen der ersten und der zweiten Geburtsstation, nur dass in der Ersten Ärzte und Studenten arbeiteten, während in der Zweiten Hebammen arbeiteten. Der große Unterschied, so räsonierte er, war, dass die Ärzte und Studenten blutverschmiert von anderen Operationen kamen und so Schmutz übertrugen, der zu dem tödlichen Kindsbettfieber führte. Seine eigenen ersten Versuche mit Händewaschen waren durchweg positiv, jedoch wollte davon niemand etwas wissen. Frustriert übernahm er eine Wochenbettstation in Budapest, wo die Sterblichkeit anfänglich bei 15 % lag. Ihm gelang es, durch einfache Hygienemaßnahmen, die Sterblichkeit der Mütter im Jahr 1847 auf 1,3 % zu senken. All das protokollierte er gewissenhaft und veröffentlichte es in Fachzeitschriften. Die Kollegen aber wollten nicht hören, woraufhin er sie als „Mörder" beschimpfte, was die Diskussion aber auch nicht voranbrachte.

Für uns heute sind der Verzicht auf den Aderlass, die Bedeutung von Vitamin C und die Krankenhaushygiene Selbstverständlichkeit geworden. Die Methode, zwei Gruppen, die sich nur in der Behandlungsmethode voneinander unterscheiden, zu vergleichen und so zu beobachten, ob die Behandlung nutzt, scheint sehr mächtig. Sie ist frei von jeder Ideologie und jeder zugrundeliegenden Krankheitstheorie und durch die mathematische Überprüfbarkeit ist sie auch frei von Autoritäten, die die Interpretationshoheit über bestimmte Umstände für sich in Anspruch nehmen. Das Vergleichsexperiment kann von unabhängigen Dritten wiederholt werden und sollte zu den gleichen Resultaten führen. Es birgt eine gewisse Ironie in sich, dass sich die Methode heute als wissenschaftlicher Standard durchgesetzt hat. Zur Zeit von Lind, Louis und Semmelweis wurde die Methode noch als unwissenschaftlich diffamiert.

Im Kern geht es bei diesem Konflikt um die Frage, was Krankheit ist. Louis hat sehr sorgfältig und für die damalige Zeit durchaus unüblich darauf geachtet, dass alle seine Patienten dieselbe Erkrankung hatten, nämlich Lungenentzündung. Die Symptome hat er sehr gewissenhaft protokolliert. Alle seine Teilnehmer waren in etwa gleich alt und hatten keine weiteren Erkrankungen. Er hatte sich somit für seinen Test eine einheitliche Gruppe geschaffen. Die Indikation als Variable zwischen den Studienteilnehmern wurde ausgeschaltet, so dass er nur den Einfluss der Therapie untersuchen konnte. Für ihn war Krankheit eine gleichbleibende Entität, die unabhängig vom Patienten existiert. Alle Personen, die diese Krankheit hatten, waren damit gleich und konnten in Bezug auf die Therapie verglichen werden. Damit gelten seine Aussagen auch immer nur bezogen auf die Gruppe, nie aber auf das Individuum. Dieses Krankheitsverständnis war nicht selbstverständlich. Ganz im Gegenteil.

Dafür war die Zeit noch nicht reif. Die vorherrschende Meinung war noch immer, dass Krankheit eng verwurzelt mit dem Individuum sei und nicht von diesem losgelöst betrachtet werden könnte. Wilhelm Giesinger zog den berühmten Vergleich, dass die numerische Methode nichts anderes sei, als wenn ein Schuster von Tausend Kunden die Füße vermisst, die Größen mittelt und dann einen Standardschuh herstellte. Dietl sah in der numerischen Methode, die lediglich einen mittleren Erfolg einer Behandlungsmethode diagnostizieren konnte, gar das gesamte abendländisch-wissenschaftliche Projekt gefährdet, als er 1849 schrieb: „Die Medicin nach dem Erfolg beurtheilen heißt sie in den Schlamm der Quacksalberei, aus dem sie sich so mühsam emporgearbeitet hat, wieder herabzuziehen."

Und so wurde die numerische Methode verworfen und die physiologische Medizin etablierte sich. Im 18. und 19. Jahrhundert wuchs das Verständnis um physiologische Vorgänge sehr schnell. Patienten wurden gewissenhaft analysiert und alles, was zu messen war, wurde gemessen. Durch Messen und Beobachten versuchte man unvoreingenommen die körperlichen Vorgänge zu verstehen, um dann die richtigen Schlussfolgerungen für den jeweiligen Patienten zu treffen. Der Einfluss von Behandlungen wurde gewissenhaft am Individuum überprüft. In Bezug auf die Wirksamkeit des Aderlasses bei Lungenentzündungen kam Dietl beispielsweise 1847 so zum gleichen Schluss wie Louis ganz ohne numerische Methode und Vergleichsgruppen. Er hat bei 380 Patienten Dutzende von Körperfunktionen wie Temperatur, Häufigkeit und Intensität von Hustenanfällen und Sterblichkeit beobachtet und einzeln im Zusammenhang mit dem Aderlass diskutiert. Indem er all diese Funktionen vor und nach dem Aderlass maß, konnte er den Einfluss des Aderlasses auf die Körperfunktionen beurteilen. Er fand den Aderlass in keinem einzigen Fall wirksam. Diese kasuisitische Vorgehensweise, die Fallbetrachtung, hat sich bis in die 1970er-Jahre gehalten. Die Kritik an Louis leuchtet vor diesem Hintergrund durchaus ein.

Diese physiologische Medizin, das unvoreingenommene Beobachten und Urteilen nur auf Basis der Fakten, hatte sich durchgesetzt. Für Arzneimittel wurde keine Ausnahme gemacht. Es war an dem Arzt in der Praxis zu beobachten und zu beurteilen, für wen das Arzneimittel in Frage kam und wie es wirkte. Individuell für jeden einzelnen Patienten.

Am Beispiel des Kairins am Ende des 19 Jahrhundert lässt sich dieses Vorgehen in der Arzneimittelbewertung gut nachvollziehen. Es steht beispielhaft für das Vorgehen bis in 1970er-Jahre hinein (zumindest in Deutschland, in den USA wurde die numerische Methode bereits früher zum Standard). Bei dem ehrgeizigen Vorhaben, Chinin, das mühselig aus der Chinarinde isoliert wurde (Kap. 4) synthetisch herzustellen, sind eine Reihe ähnlicher Stoffe entstanden. Substanzen, die auf diesem Weg hergestellt wurden, gelten als erste vollsynthetische Arzneimittel. Die Firma Hoechst (heute Sanofi), damals noch auf die Herstellung von Farbstoffen spezialisiert, hatte eine Kooperation zum einen mit dem Labor von Otto Fischer in München, das die Synthese versuchte, zum anderen mit dem Arzt Wilhelm Filehne von der Universität Erlangen, der für Hoechst die neuen Wirkstoffe in seiner Klinik testete. Wenn Filehne positive Ergebnisse zurückmeldete, wurde der Wirkstoff von Hoechst lizenziert. Wie alle Ärzte publizierte Filehne seine Ergebnisse in Fachzeitschriften. So auch zu dem Wirkstoff, der Kairin getauft wurde, in der *Klinischen Wochenschrift* 1882. „In nächster Zeit wird unter dem Namen „Kairin" von der chemischen Fabrik von Meister, Lucius und Brüning in Höchst a. M. ein zuerst von Herrn Dr. Otto Fischer, Docenten der Chemie an der Universität München, synthetisch dargestelltes Alkaloid in den Handel gebracht werden, welches im Stande ist, ohne irgendwelche unbequemen Nebenwirkungen die fieberhafte Temperatur zur Norm zurückzuführen." Es wird dann einiges über die Struktur und seine Verwandtschaft zum Chinin berichtet, bevor es dann zu den klinischen Schilderungen kommt: „Das Mittel ist von mir in einer Reihe von Fällen fieberhafter, acuter und chronischer Krankheiten auf der hiesigen internen Klinik, deren Material Herr Leube mir in dankenswerter Bereitwilligkeit zur Verfügung stellte, versucht worden." Mit „Material" waren die Patienten gemeint. Die genaue Anzahl wird nicht preisgegeben. Interessant, dass das Mittel aber auch an gesunden „kräftigen" Erwachsenen getestet wurde, an denen „keine unbequemen Erscheinungen" beobachtet wurden. Es folgen einige Angaben zu Dosierung und Häufigkeit und dem Bedauern, dass kein „Material" mit Malariaerkrankung zur Verfügung stand, da man vermuten könne, dass es auch gegen Malaria wirksam sei. Insgesamt genügte der Firma Höchst dieser 3-seitige Bericht, um das Mittel als Kairin auf den Markt zu bringen. Schon wenig später musste das Mittel vom Markt genommen werden, weil Patienten reihenweise kollabierten und sich die Haut blau verfärbte, da Kairin den Sauerstofftransport im Blut blockierte.

Die Praxis der Arzneimitteltestung hatte sich auch in den nächsten 80 Jahren kaum geändert, sieht man mal von der Einführung verpflichtender Tierexperimente durch den Nürnberger Codex ab (Kap. 6). 1962 zitiert *Der Spiegel* den Heidelberger Pharmakologen Professor Heubner mit den Worten: „Die heutige übliche Form (der Medikamenten-Tests), dass ein Stationsarzt ein neues Mittel verabreichen läßt und nach einem halben Jahr über die günstigen Ergebnisse in einer medizinischen Wochenschrift berichtet, genügt wirklich nicht." Im Contergan-Prozess 1968, der juristischen Aufarbeitung des größten Arzneimittelskandals in der Geschichte, antwortet Dr. Heinzler, einer der teilnehmenden Ärzte an der Wirksamkeitsprüfung 1968 auf die Frage des Richters, ob denn ein Prüfungsplan bestanden habe, dem er gefolgt sei, ehrlich und schlicht mit „Nein".

Vor diesem Hintergrund der Arzneimittelprüfungen im Sinne der physiologischen Medizin wurde Wissenschaftlichkeit neu definiert. Mit Einführung des Arzneimittelgesetzes 1978 und der Zulassungspflicht galt allein das Vergleichsexperiment, also der Nachweis des Nutzens gegenüber einer Vergleichsgruppe, als wissenschaftlich. Nutzen war fortan nicht mehr das, was der einzelne pharmazeutische Unternehmer, Arzt oder Patient als solchen empfindet, sondern das, was die zu vergleichenden Gruppen voneinander unterscheidet. Der numerische Gruppenvergleich löste gleich mehrere Probleme auf einmal: Er machte die Nutzen-Risiko-Bewertung kommunizierbar und befreite sie damit von Expertenmeinungen, so dass auch unabhängige Dritte den behaupteten Nutzen überprüfen können. Er machte den Nutzen quantifizierbar, so dass eine sinnvolle Abwägung mit den Risiken vorgenommen werden konnte. Er schützte vor menschlichen Irrationalitäten und Trugschlüssen, vor denen auch die besten und objektivsten Forscher nicht gefeit sind. Er erlaubte den Nachweis von Nutzen unabhängig vom zugrundeliegenden Wissenschaftsbild und öffnete damit auch unkonventionellen Verfahren eine Möglichkeit der Anerkennung. Und er erlaubt eine Risikoabschätzung bereits vor der Marktzulassung.

Bessere Kommunikation und weniger Gemauschel

Der Staat hatte sich in den 1970er-Jahren zwischen Pharmaunternehmen und Arzt geschoben, um den Nutzen zu beurteilen. Das ist natürlich nur sinnvoll, wenn der Beurteiler dann nicht abhängig ist von der Expertenmeinung der Ärzte, die das Arzneimittel in der Klinik getestet haben. Es gab zu viel Gemauschel zwischen Industrie und Arzt und zu hohe Anreize für Ärzte, die Arzneimittel tendenziell eher positiv zu bewerten, um einfach auf Expertengutachten zu vertrauen. Um Nutzen und Risiken aber unabhängig bewerten zu können, bedarf es einer nachvollziehbaren Methode. Der experimentelle Gruppenvergleich bietet genau das. Er schafft definierte Bedingungen, so dass das gesamte Experiment nachvollziehbar wird. Die Behörden verlangen eine detailreiche Dokumentation, so dass das Experiment nicht nur nachvollziehbar, sondern auch theoretisch wiederholbar ist. Der Anspruch ist es, dass das gleiche Ergebnis herauskommt, wenn man alles noch einmal genauso macht. Es ist in der Tat so, dass das Unternehmen bei den Zulassungsanträgen darauf achten muss, dass alles gut und verständlich dargestellt ist. Jede Unklarheit wird in der Nutzen-Risiko-Betrachtung als Risiko gewertet. Die Forderung, die klinischen Daten in Form kompletter Experimente als Gruppenvergleiche vorzulegen, bietet außerdem die Möglichkeit, das komplette Nutzen-Risiko-Profil eines Arzneimittels abzuschätzen zu können, bevor es auf den Markt kommt.

Irrationalitäten und Trugschlüsse

Ende der 1940er-Jahre begannen Wissenschaftler, sich selber zu hinterfragen. Sie stellten fest, dass ihre gesamte Gelehrsamkeit sie nicht vor menschlich allzumenschlichen Fehlern abhielt. Dass Denkmuster, die im Alltag oft liebenswürdig erscheinen, in der medizinischen Praxis mit anderer Menschen Leben spielten. Einfache Versuche zeigten, dass Experten auf Basis der gleichen Datenlage z. B. Röntgenbildern, an Hand derer Ärzte einschätzen sollten, ob es sich um ein gutartiges oder bösartiges Magengeschwür handele, zu erstaunlich unterschiedlichen Ergebnissen kamen. Dieser und ähnliche Versuche zeigten, dass Ärzte und klinische Wissenschaftler nicht nur untereinander unterschiedlich urteilten, sondern auch der einzelne Experte in seinen Urteilen bei gleicher Datenlage schwankte. Untersuchungen zeigten ferner, dass die Vorhersagegenauigkeit auch nicht zunimmt, je länger ein Experte in seinem Fachgebiet arbeitete. Und nicht einmal, wenn man den Ärzten die Möglichkeit gab, selber zu beurteilen, wie sicher sie sich in ihrer Aussage sind, ergab sich eine Korrelation zwischen Richtigkeit der Prognose und der Selbsteinschätzung, wie gewiss man sich der Prognose war. Die Forschung der Entscheidungspsychologie kulminierte in dem bahnbrechenden Artikel 1974 „Judgment under uncertainty" von Kahnemann und Tversky im Wissenschaftsmagazin *Science*. Hier legten die zwei israelischen Psychologen dar, wie Menschen in komplexen Situationen anhand von Faustregeln zu Entscheidungen kommen. Diese Faustregeln sind für Menschen generell nützlich, um im Alltag schnell zu Entscheidungen zu kommen, bergen aber einige Gefahr in sich, wenn es darum geht, Entscheidungen über andere zu treffen.

Paul Samuelson, beispielsweise, stieß Anfang der 1960er-Jahre auf ein interessantes Paradox: Wenn man Menschen fragt, ob sie sich auf ein Spiel einlassen, bei dem sie bei einem Münzwurf 100 Euro bei „Kopf" bekommen, aber 50 Euro bei „Zahl" bezahlen müssen, lehnen die meisten Menschen ab. Bietet man ihnen aber an, dass das Spiel 100-mal hintereinander gespielt werden kann, sagen die meisten zu, schließlich verdient man rein rechnerisch pro Runde 25 Euro, bei 100 Runden sind das stolze 2500 Euro. Da die Wahrscheinlichkeiten sich aber nicht ändern, ist es komplett irrational, bei nur einer Runde das Spiel abzulehnen. Es sei denn, man ist ein ganz normaler Mensch, der eine ganz normale Risikoscheu hat und weiß (oder vielmehr empfindet), dass sich das Risiko bei mehreren Spielen vermindert. Verlust zählt für normale Menschen stärker als ein gleichhoher Gewinn und daher ist es durchaus vernünftig, das Spiel bei nur einer Runde abzulehnen. So geht es auch den meisten Ärzten und klinischen Wissenschaftlern. In Analogie zu Samuelsons Paradox hatten Redelmeier und Tversky Fallstudien verschiedenen Gruppen von Ärzten und Medizinstudenten vorgelegt, die entweder namentliche Einzelfälle beschrieben oder aber abstrahierte Patientengruppen, ansonsten aber die gleichen Informationen und Probleme beinhalteten. In allen Fällen wurde für die Einzelschicksale anders entschieden als für die Gruppe. So wurden für die einzelnen Personen zusätzliche diagnostische Tests empfohlen, die auf Gruppenebene für sinnlos gehalten wurden, oder es wurden verstärkt Nebenwirkungen in Kauf genommen, die auf Gruppenebene inakzeptabel schienen. Wie beim Münzwurfspiel scheint dieses Verhalten ebenfalls nicht rational, ist aber mehr als menschlich. Wir alle reagieren auf Einzelfälle anders als auf abstrakte Fälle, auf Bekanntes anders als auf Unbekanntes. Für Deutsche hat ein Terroranschlag in Berlin ein anderes Gewicht als einer in Bagdad, auch wenn in Bagdad mehr Menschen ums Leben gekommen sind.

Für die medizinische Bewertung besonders kritisch ist das Phänomen der nichtkausalen Korrelation. Menschen lieben es, und medizinische Experten sind hier keine Ausnahme, Zusammenhänge zu entdecken, wo keine bestehen. Der Aderlass ist hier das prominenteste Beispiel, wo über Jahrhunderte ein Zusammenhang zwischen Heilung und Aderlass vermutet wurde, nur weil die Heilung häufig nach dem Aderlass kam und jede weitere Heilung dann als Bestätigung der Therapie angesehen wurde. Alternative Erklärungen wurden gar nicht in Betracht gezogen. Die Medizin ist voll von solchen Beispielen. Noch heute glauben viele Menschen, dass rheumatische Beschwerden wie Arthritis sich mit dem Wetter ändern. Redelmeier und Tversky haben das 1995 eindrucksvoll widerlegt, aber noch heute lassen sich Experten wie Laien finden, die schwören, dass es einen Zusammenhang geben muss. Psychologen nennen dieses Phänomen „Bestätigungsfehler". Obwohl die Kausalität falsch ist, finden wir immer wieder Ereignisse, die dennoch diese Kausalität bestätigen. Wir gehen im Winter einmal ohne Mütze spazieren und bekommen 2 Tage später eine Erkältung. Klar, dass es an der vergessenen Mütze lag. Und immer, wenn wir uns erkälten, fällt uns später irgendein Zustand zuvor ein, an dem uns kalt war.

Die falschen Kausalitäten werden nur noch von den offensichtlichen Korrelationen getoppt. Wir glauben gerne, dass, wenn Dinge zur gleichen Zeit passieren, diese auch irgendwie kausal zusammenhängen müssen. Experten sind von dieser Mythenbildung jedoch keinesfalls ausgenommen. Im Gegenteil. Namhaften Ärzten ist zu Beginn der 1960er-Jahre aufgefallen, dass verstärkt Kinder mit unentwickelten Extremitäten geboren wurden. Dem Zeitgeist gehorchend wurde das auf die Atombombentests zurückgeführt. Und in der Tat ließen sich hier Korrelationen zeigen. Es dauerte 4 Jahre, ehe das ursächlich für die Missbildungen verantwortliche Arzneimittel Contergan, als solches erkannt und vom Markt genommen wurde. Lungenkrebs rückte seit Beginn des 20. Jahrhunderts verstärkt ins öffentliche Bewusstsein, weil die Zahl der Todesopfer hochschnellte und sogar die gefürchtete Tuberkulose als Todesursache abzulösen drohte. Lungenkrebs wurde auf alles Mögliche zurückgeführt, korrelierte doch das verstärkte Auftreten von Lungenkrebs mit der Asphaltierung von Straßen und mit der Zunahme des motorisierten Verkehrs. Erst 1947 wurde die Hypothese aufgestellt, dass der Lungenkrebs – seit 1920 als Todesursache immerhin um das 15fache gestiegen – auf den Tabakkonsum zurückzuführen sein könne. Da zu der Zeit beinahe alle Menschen rauchten, schien die Vermutung in etwa so sinnvoll, wie zu behaupten, dass das Essen von Brot Lungenkrebs verursache. Erst der britische Statistiker Bradford Hill brachte Licht ins Dunkel, als er in den 1950er-Jahren sich daransetzte, die Häufigkeit von Lungenkrebs in Abhängigkeit der Anzahl gerauchter Zigaretten pro Tag zu zählen. Ähnlich wie bei Louis war der Vergleich zwischen der Gruppe mit wenigen Zigaretten und der Vielrauchergruppe augenfällig. Weitere einfache Vergleiche zeigten, dass es eine Kausalität zwischen Rauchen und Lungenkrebs geben musste. Diese Studien haben nicht nur Zigarettenrauch in Verruf gebracht, sondern auch die Macht der numerischen Methode eindrucksvoll demonstriert. Eine Methode, deren Siegeszug seither nicht mehr zu stoppen war. Heute schütteln wir darüber den Kopf,

dass es 50 Jahre gedauert hat, um durch einfaches Abzählen herauszufinden, dass die Wahrscheinlichkeit, an Lungenkrebs zu sterben, für Raucher
25-mal höher ist als für Nichtraucher. Die nächsten Generationen werden über uns den Kopf schütteln, weil wir zu oft vergessen, einfach abzu-
zählen, um eine Frage zu entscheiden. Erst seit den 1980er-Jahren wurde
die Unart aufgegeben, Frauen mit Brustkrebs durch radikale Operationen
die komplette Brust samt umliegendem Gewebe zu entfernen. Ein einfacher
Gruppenvergleich der Überlebensrate von Frauen mit Minimalchirurgie
und Frauen mit Radikalchirurgie hatte überhaupt keinen Vorteil für
die Radikalchirurgie ergeben. 100 Jahre Chirurgie wurden durch einfaches Abzählen auf den Kopf gestellt und unsägliches Leid verhindert. Im
Jahr 2018 rügt der Bundesrechnungshof die massenhafte Verwendung von
Zahnspangen in Kindern. Für jeden Einzelfall mag es eine Begründung
geben, aber in der Summe, jedes zweite Kind in Deutschland soll eine pathologische Zahnstellung haben, scheint die Maßnahme fraglich und spätere
Generationen werden wahrscheinlich den Kopf schütteln, falls mal jemand
anfängt, den Erfolg der Maßnahme „Zahnspange" durch einfaches Abzählen
zu überprüfen.

Es ist sehr schwierig und bedarf größter experimenteller Sorgfalt, durch
ein Experiment mit numerischer Auswertung eine zufällige Korrelation
von einer ursächlichen Korrelation zu unterscheiden. Die allerallerraller-
meisten Korrelationen sind zufällig. Die Internetseite „spurious corre-
lations" fasst wunderbare Ereignisse zusammen, die allesamt über 95 %
miteinander korrelieren, aber doch (wahrscheinlich) zufällig sind: Es gibt
eine starke Korrelation in der Anzahl der Filme, in denen Nicolas Cage jährlich mitspielt, und der Anzahl der Menschen, die jährlich im Swimming
Pool ertrinken. Noch erstaunlicher vielleicht nur, dass die Scheidungsrate
im US-Bundesstaat Maine mit dem Verbrauch von Margarine einhergeht, wohingegen die Rate der Eheschließungen in Kentucky eindeutig
mit der Anzahl derjenigen korreliert, die ertrinken, nachdem sie vom
Fischerboot gefallen sind. Was die Margarine in Maine anrichtet, macht
der Mozzarella wieder wett: Je mehr Mozzarella verspeist wird, umso mehr
Doktorabschlüsse werden in den Ingenieurswissenschaften erteilt.

Die Macht der kleinen Zahlen

Noch übler als zufällige Korrelationen, falsche Kausalitäten und ein nicht
auszumerzender Bestätigungsfehler spielt der medizinischen Forschung
nur die Macht der kleinen Zahlen mit. Es ist ein Denkfehler, der auch

vor den allerschlausten Experten nicht Halt macht. Die Bloßlegung dieses Phänomens war auch zugleich der Beginn der fruchtbaren Zusammenarbeit zwischen Kahnemann und Tversky, als sie im Jahr 1971 ihren Artikel „Belief in the law of small numbers" veröffentlichten. Hierin zeigten sie, dass nicht nur Laien aus einer viel zu kleinen Stichprobe viel zu schnell verallgemeinerten. Sie zeigten, dass auch in Statistik geschulte und im Berufsalltag täglich Statistik anwendende Fachleute, immer und immer wieder von zu kleinen Stichproben zu sehr generellen Aussagen kommen. Wir alle kennen dieses Phänomen der Macht der kleinen Zahlen und werden täglich mit gut gemeinten Ratschlägen versorgt. Ratschläge, die meistens nur auf einem einzigen Erfahrungswert beruhen, nämlich dem eigenen. Lauwarmes Bier gegen Erkältung und bei Liebeskummer John Lennon. Was uns geholfen hat, muss doch auch für andere gelten. Der Mensch ist ein Meister darin, seine eigene kleine Erfahrungswelt zu verallgemeinern und weitreichende Schlussfolgerungen nicht nur für sich selber, sondern auch für die gesamte Mitwelt zu ziehen. Im Alltag sorgt das für anregende Unterhaltungen, in der Medizin kann die Macht der kleinen Zahlen ernsthafte Folgen haben. Das oben beschriebene Beispiel von Kairin zeigt, wie fatal es enden kann, wenn von einer viel zu kleinen Stichprobe auf die Gesamtpopulation geschlossen wird. (Es sei angemerkt, dass auch dieses Buch getrieben ist von der Macht der kleinen Zahlen. Einzelne kleine Geschichten und historische Beispiele illustrieren große Ideen. Jedem kritisch geschulten Leser müssen die Haare zu Berge stehen, es sei denn, er ist nicht nur Wissenschaftler, sondern auch Mensch und freut sich auf die nächste anregende Unterhaltung.)

All diese Faustregeln lassen uns ganz gut durch die Welt kommen. Wir liegen ja auch oft genug richtig mit unseren Vermutungen. Sie machen uns Menschen zu Menschen. Und Menschen, die jede Entscheidung durchrationalisiert wissen wollen, wirken komisch und etwas unbeholfen im Alltag, andererseits sind wir vom Scharfsinn magisch angezogen. Die literarischen Figuren Captain Spock, Sheldon B Cooper und Don Tillman leben von diesem Kontrast. Im klinischen Alltag, in der Finanzwelt oder im Management können Fehler verheerende Folgen haben und wir hätten gerne mehr Sheldons, Spocks und Dons. Da wir die nicht haben, denken wir uns Tricks aus, um uns vor uns selber zu schützen. Der wichtigste Trick in der Klinik ist die numerische Methode, das statistische Verfahren zur Nutzenanalyse eines Arzneimittels. Man kann in der Tat das gesamte Regelwerk zur Arzneimittelzulassung so lesen, als sei es seine einzige Funktion, menschliche Fehlentscheidungen zu minimieren. Die Luftfahrtregulierung steht hier Pate. Die Regeln sind eng, häufig komplett unverständlich für Passagiere, aber das Protokoll muss stimmen. Es ist ungemein wichtig, dass alle Checklisten und Standardarbeitsverfahren eingehalten werden. Und es funktioniert. Die Wahrscheinlichkeit, bei einem Flugunfall ums Leben zu kommen liegt heute bei ca. 1:12,5 Mio. Das ist ungefähr so wahrscheinlich wie 6 Richtige im Lotto. In den 1970er-Jahren lag die Wahrscheinlichkeit noch bei 1:265.000, wohingegen sich die Wahrscheinlichkeit, im Lotto zu gewinnen, nicht geändert hat. Wenn man davon ausgeht, dass die Menschen vor 40 Jahren genauso schlau und genauso dumm waren wie wir heute, sind die eingebauten Sicherheitschecks nebst einigen technischen Neuerungen hauptursächlich für diesen großen Erfolg.

Eigentlich ist uns allen die Anfälligkeit für menschliche Irrtümer bewusst. „Irren ist menschlich!" Praktischerweise haben Menschen aber einen Schutzmechanismus entwickelt und sind hartnäckig der Überzeugung, dass irren zwar menschlich ist, aber trotzdem immer nur die anderen betrifft. 90 % der Autofahrer halten sich für überdurchschnittliche Autofahrer. Junge Männer, die die Unfallstatistiken regelmäßig anführen, sind besonders von sich überzeugt. Das ist die Crux. Wir wissen um die menschliche Fehlbarkeit, aber selten um unsere eigene. Daher müssen wir uns vor uns selber schützen. Die Auswertungsverfahren zu klinischen Studien, welche Patienten wie aufgenommen werden, wie sie behandelt werden, wie die Vergleiche zwischen den Gruppen gemacht werden und welche mathematischen Verfahren zur Auswertung herangezogen werden, müssen daher vor Beginn der klinischen Studie bereits festgelegt sein, so dass im Verlauf nichts mehr ohne Begründung angepasst werden kann. Die gesamte klinische Prüfung, nicht nur die statistische Auswertung zum Schluss, ist ein Meisterwerk der Fehlervermeidung durch Standardisierungen, Checklisten und dem gewissenhaften Befolgen von Protokollen und Vorschriften. Dieser absolute Perfektionismus, Fehler zu vermeiden, um aussagekräftige Ergebnisse zu erhalten, kann wiederum ihr größter Fehler sein. Es stellt sich die Frage, ob Ergebnisse, die unter diesen sterilen Bedingungen gewonnen werden, noch übertragbar sind auf das wirkliche Leben, die alltägliche klinische Praxis.

Unabhängigkeit vom zugrundeliegenden wissenschaftlichen Weltbild

Neben der Überprüfbarkeit durch unabhängige Dritte und der Rigorosität, mit der Trugschlüsse vermieden werden können, ist der dritte große Vorteil der numerischen Methode, dass sie unabhängig vom zugrundeliegenden Weltbild ist, um Kausalitäten herzustellen. Damit ist die Arzneimittelentwicklung offen für allerlei Ideen, die auch losgelöst sein können vom vorherrschenden wissenschaftlichen Weltbild und einzelnen Theorien. In der Tat sahen auch viele Homöopathen mit der Einführung der neuen Gesetzgebung und dem numerischen Wirksamkeitsnachweis eine Möglichkeit, sich Anerkennung zu verschaffen. Die unselige Diskussion, wie viele Moleküle vom Wirkstoff in welchen Potenzen vorhanden sind und wie diese überhaupt eine Wirkung haben können, schien damit beendet, weil der Wirksamkeitsnachweis eine wissenschaftliche Plausibilität nicht mehr benötigte. Paul Mössinger, seinerzeit Vorsitzender des Zentralvereins Homöopathischer Ärzte, sah genau darin eine große Chance, die Homöopathie als Beobachtungsmedizin losgelöst von Erklärungsmodellen zu etablieren. 1971 wurden ihm Fördergelder der Robert-Bosch-Stiftung zugesagt und er legte los mit einer großangelegten Doppelblindstudie zur Wirksamkeit von Brechnuss und Stinkwurz bei Reizdarm. Reizdarm ist nach wie vor ein sehr diffuses Krankheitsbild und daher für die standardisierte Medizin schwer zugänglich. Häufig wird es als Lappalie abgetan, etwas, was Kinder haben, um auf sich aufmerksam zu machen. Es ist damit für eine homöopathische Studie gut gewählt, da Patienten dann, wenn sie sich von der standardisierten Medizin nicht ernstgenommen fühlen, häufig nach alternativen Behandlungsmöglichkeiten umgucken. Auch hat Mössinger sehr vernünftige Messwerte zum Gruppenvergleich vorgeschlagen, nämlich die einfache Aussage, ob es dem Patienten besser geht. Keine komplizierten Messungen, sondern das, was wirklich zählt. Die einfache Aussage, ob es einem besser geht, lässt sich dann auch einfach zwischen den Gruppen vergleichen. Weder Ärzte noch Patienten wussten, ob sie das Placebo, also ein Kügelchen, das wie ein homöopathisches Globuli aussieht, bekommen oder ob sie das sogenannte Verum, also das Arzneimittel, was der Arzt empfehlen würde, erhalten. Die Datenauswertung wurde an eine externe, unabhängige Firma übergeben. Ein durchaus modernes Studiendesign also. Dennoch wurde die Studie leider nie beendet. Die Rücklaufquoten der teilnehmenden Ärzte waren zu gering, so dass sich die Studie über Jahre hinzog, bis Mössinger entnervt aufgab, obwohl, wie er sagt, die vorläufigen Studiendaten sehr vielversprechend ausgesehen haben. Er fokussierte sich dann stärker auf die wichtige politische Arbeit und konnte mit seinen Mitstreitern durchsetzen, dass in das Arzneimittelgesetz von 1976 für homöopathische Arzneimittel eine Ausnahme von dem verlangten klinischen Wirksamkeitsnachweis gemacht wurde (Kap. 14).

Die Offenheit für neue Verfahren zeigt sich aber beispielsweise auch in der Zelltherapie. Die Zelltherapie ist nicht in der Lage, standardisierte Arzneimittel herzustellen, also allen Patienten das Gleiche zu geben. Hier werden häufig dem Patienten erst Zellen entnommen, dann im Labor weiter gezüchtet und dann wieder eingesetzt. Hier wird also statt eines gegenständlichen Arzneimittels ein komplettes Heilverfahren einem Test unterzogen und sein Nutzen bewertet. Numerische Verfahren, die ganze Heilansätze und nicht nur einzelne Arzneimittel überprüfen, sind beispielsweise auch für die Homöopathie interessant, da – entgegen der Versuchsanordnung von Mössinger – keine Vorauswahl an Arzneimitteln getroffen werden muss. Das entspricht der homöopathischen Philosophie viel mehr, als für eine bestimmte Indikation ein bestimmtes Arzneimittel zu testen, da sie davon ausgeht, dass Krankheit nicht als eigenständige Entität existiert, sondern immer nur in Verbindung mit einem Menschen und daher auch immer nur individuell therapiert werden kann. Die numerische Methode ist prinzipiell offen dafür.

Quantifizierung des Nutzens

Wenn es um die Bewertung des Nutzens geht, gibt es 3 unterschiedliche Kriterien. Zum einen gibt es einen Nutzen im Vergleich zur Kontrollgruppe. Zum zweiten die Frage, wie wichtig dieser Nutzen ist. Das heißt, wie die Gesellschaft den Nutzen bewertet. Allgemein wird die Heilung einer tödlichen Krankheit als wichtiger angesehen als beispielsweise die Steigerung der Libido bei Männern über 60. Die dritte wichtige Frage ist dann, wie groß ist eigentlich der Nutzen. Wie groß ist also der beobachtete Effekt und wie groß ist die Unsicherheit, dass der Nutzen eintrifft. Die klinische Prüfung kann auf die Fragen 1 und 3 Auskunft geben durch den Vergleich der Gruppen. Die Frage 2 ist eine gesellschaftliche Wertung.

Louis' klinische Studien im Paris des 19. Jahrhunderts wurden nicht nur von seinen Ärztekollegen pauschal als unsinnige Methode kritisiert, sondern auch von Anhängern seiner Methoden. Es ist diese Kritik von Freunden, die einem weiterhilft. Louis hatte beispielsweise stets nur Mittelwerte der beiden Gruppen verglichen. Das ist aber relativ uninteressant, da wenige Ausreißer das Bild stark verzerren. Beispielsweise könnte das Experiment mit den selbstbewussten Autofahrern gar nicht das belegen, was belegt werden sollte, nämlich dass weit mehr als die Hälfte sich als bessere Hälfte der Autofahrer empfindet. Wenn ich auf einer Skala von 1–100 einschätzen soll, wie gut ich Autofahren kann, könnten tatsächlich 50 % der Teilnehmer über 50 angeben und 50 % der Teilnehmer Werte unter 50 angeben. Wenn diejenigen, die Werte über 50 angeben, sehr hohe Werte angeben (im Bereich von 90–100) und diejenigen, die sich für unterdurchschnittlich halten, ebenfalls hohe Werte angeben (z. B. 40–49) käme dennoch heraus, dass der durchschnittliche Wert der Selbsteinschätzung weit über 50 liegt. Für die Selbsteinschätzung beim Autofahren ist das jedoch nicht der Fall und die Studien lassen sich auch mit veränderten Fragestellungen etwa „Fahren Sie besser Auto als die Hälfte aller Autofahrer?" bestätigen. Für Arzneimittel ist das aber durchaus der Fall. Hier kommt häufig der gesamte Nutzen nur wenigen zu Gute, während viele nur einen geringen Nutzen oder überhaupt keinen erfahren (Kap. 9). Durch statistische Verfahren lässt sich die Variationsbreite der Antworten oder Messungen analysieren. Die Quantifizierung des Nutzens geht damit weit über ein bloßes Abzählen und eine Mittelwertbildung hinaus.

Durch die Quantifizierung lässt sich auch abschätzen, wie wichtig der beobachtete Effekt ist. Eine rein qualitative Aussage, dass ein Arzneimittel in der Lage ist, den Blutdruck oder den Cholesterinspiegel zu senken, ist wenig hilfreich. Wir wollen wissen, um wieviel. Wenn die Studiengruppe nur groß genug ist, lassen sich mit statistischen Methoden Gewissheiten berechnen, die eventuell gar keine klinische Bedeutung haben. So könnte man beispielsweise statistisch signifikant zeigen, dass ein Arzneimittel den Blutdruck im Durchschnitt um 1 mmHg senkt. Es kann aber gut sein, dass mit der Senkung kein positiver klinischer Effekt, zum Beispiel ein längeres Leben oder weniger Schlaganfälle, einhergeht. Die Quantifizierung lässt uns abschätzen, ob der beobachtete Effekt für uns groß genug ist, um klinisch relevant zu sein und die beobachteten negativen Effekte aufzuwiegen. Über die Quantifizierung bekommt das Bild, dass der Nutzen die überlappenden Kreise von gewünschter und tatsächlicher Wirkung darstellt, noch eine dritte Dimension. Diese Dimension, die die Höhe des Nutzens abbildet, bekommt auch bei der Preisgestaltung der Arzneimittel eine zunehmend wichtigere Bedeutung (Kap. 10).

Der Goldstandard der Wissenschaftlichkeit

Die Einführung der numerischen Methode für den Wirksamkeitsnachweis kam einer Revolution gleich. Es hat die gesamte Arzneimittelforschung auf den Kopf gestellt. Die Vorteile liegen klar auf der Hand. Das Konzept ist logisch und fair und unabdingbar, um rational, also auf Basis solider Daten, zu einer Nutzen- und Risikobewertung zu kommen, bevor das Arzneimittel auf den Markt kommt. Um all diese Vorteile tatsächlich zu erzielen und über alle Kritik erhaben zu sein, muss die klinische Studie kontrolliert, doppelverblindet, randomisiert und statistisch auswertbar sein.

Kontrolliert bedeutet, dass die Ergebnisse immer mit einer anderen Gruppe verglichen werden, so dass der Effekt in Bezug auf Nichtstun oder eine Standardtherapie abgeschätzt werden kann. Der Effekt ist damit immer relativ zu einer anderen Maßnahme und nie absolut. Dieser Vergleich zwischen Gruppen, die sich nur in der Therapieform unterscheiden, ist der Kerngedanke von klinischen Studien und war die entscheidende methodische Revolution, die bereits von Louis, Lind und Semmelweis umgesetzt wurde. Um zwei Gruppen zu vergleichen, die sich nur in der Therapieform unterscheiden, müssen die Gruppen sonst in allen relevanten Merkmalen gleich sein. Für das relevanteste Merkmal, die Krankheit beziehungsweise die Indikation, ist das durchaus eine schwierige Anforderung. Skorbut, Lungenentzündung und Geburt sind alle relativ eindeutig zu erkennen. Dennoch muss festgelegt werden, wer genau zu der Gruppe gehören darf. So war es für Louis wichtig, dass es keine Vorerkrankungen gegeben hat. Auch musste er darauf achten, dass der Verlauf der Lungenentzündungen in etwa gleich war und beispielsweise mit Fieber einherging. Je homogener die Gruppe, desto aussagekräftiger wird der Vergleich, weil die sogenannte Response, also wie die Patienten auf das Arzneimittel reagieren, weniger stark variiert.

Der Aufwand, Variablen zu eliminieren, um eine bessere Vergleichbarkeit zu gewährleisten, kann beträchtlich sein. So ist es bei Frauen, die an Studien für Schwangerschaftsverhütung teilnehmen, eine hohe Kunst, die Menstruationszyklen zu synchronisieren. Frauen, bei denen das nicht gelingt, müssen dann von der Studie ausgeschlossen werden. Die Kriterien, unter welchen Bedingungen Studienteilnehmer mitmachen sollen und unter welchen sie nicht mehr mitmachen dürfen, ist eines der schwierigsten Probleme in der Praxis. Der besseren Vergleichbarkeit und damit der Aussagekraft der Studie steht eine zu enge Indikation gegenüber, die die Übertragbarkeit auf die Gesamtpopulation schwierig macht. In jedem Fall führt die Verpflichtung des Gruppenvergleichs zu einer Definition der Gruppe. Die Definition der Gruppe entspricht der Indikation. Die Gruppe wird dann geteilt, so dass sie sich nur in der Therapie unterscheiden. Und die Therapie entspricht dem Wirkstoff. Da die Gruppe zuerst festgelegt werden muss, führt die Verpflichtung zum Gruppenvergleich zu einer indikationsgesteuerten Arzneimittelentwicklung.

Doppelverblindet bedeutet, dass weder der behandelnde Arzt noch der Patient weiß, in welcher Gruppe sie sich befinden beziehungsweise welche Gruppe sie therapieren. Dieses Kriterium soll unbewusste Effekte ausschließen.

So kann z. B. der Frust der Patienten, in der Placebo-Gruppe gelandet zu sein, dazu führen, dass der Patient das Arzneimittel gar nicht wie vorgeschrieben einnimmt, sondern hin und wieder vergisst. Der Arzt hingegen kann in seiner Bewertung des Gesundheitszustands, sogar in der Interpretation von z. B. Röntgenbildern, unaufmerksamer zu Werke gehen, wenn er weiß, dass er mit Placebo-Patienten arbeitet. Das Kriterium ist dennoch nicht immer leicht einzuhalten. Lind, Louis und Semmelweis hatten das Problem noch gar nicht erkannt und sich nicht darum geschert. Das wäre auch schwierig gewesen. Die Schwangere merkt ja, ob der Arzt sie mit blutverschmierten oder gewaschenen Händen behandelt. Ebenso merkt man natürlich, zu welchem Zeitpunkt der Aderlass vorgenommen wird und schmeckt, ob man Meerwasser oder Zitronensaft angeboten bekommt. Heutzutage wird sehr großer Aufwand betrieben, um Placebo und Prüfsubstanz genau gleich aussehen zu lassen. Für Linds Experimente würde man heutzutage beispielsweise kleine Kapseln herstellen, die die Substanzen erst im Magen freigeben würden. Bei chirurgischen Eingriffen ist es aber nach wie vor ein schwieriges Unterfangen. Für die Akupunktur beispielsweise wurde ein Studiendesign entwickelt, das die Nadelstiche neben die Energielinien setzt. Auf diese Weise erhält man zumindest ein einfach verblindetes Design. Da aber der behandelnde Arzt weiß, ob er die Stiche auf oder neben die Energielinien setzt, stellt sich die Frage, ob er das unbewusst nicht auch die Patienten spüren lässt.

Die Doppelverblindung ist besonders bei kontroversen Fragestellungen, bei denen es um mehr geht als um wissenschaftlichen Erkenntnisgewinn, von herausragender Bedeutung. So ist es mit Sicherheit kein Zufall, dass die erste überlieferte Doppelblindstudie 1835 zur Homöopathie gemacht wurde (der sogenannte Nürnberger Kochsalzversuch). Homöopathie war schon damals eine kontroverse, emotionale Diskussion. Um sie zu entscheiden, wurde das Doppelblinddesign erfunden, damit die persönlich ideologischen Präferenzen das Ergebnis nicht beeinflussen. In diese Kategorie fallen natürlich auch alle kommerziellen klinischen Studien, weil hier sehr viele Investitionsgelder auf dem Spiel stehen, so dass die Behörden die Möglichkeiten und Einhaltung der Verblindungsforderung sehr streng überprüfen.

Randomisierung bedeutet die zufällige Verteilung der Studienteilnehmer in die zu vergleichenden Gruppen. Ein Punkt, der Louis bereits bewusst war. Die Studienteilnehmer müssen in allen Aspekten gleich sein außer in der Zuordnung der Therapie. Ansonsten kann es sein, dass ein anderer zugrundeliegender Faktor die Ergebnisse verfälscht. Ein spektakuläres Beispiel in dieser Hinsicht ist die Geschichte des *Literary Digest*, eine populäre Zeitschrift zu Beginn des 20. Jahrhunderts in den USA mit einer

Millionenauflage. Berühmt war die Zeitschrift für ihre Prognosesicherheit bei Präsidentschaftswahlen, die von 1916 bis 1932 alle korrekt vorausgesagt wurden. Für 1936 wurde erneut eine Meinungsumfrage gestartet und es stand außer Frage, dass Alf Landon deutlich besser als Franklin Roosevelt abschneiden würde. 370 der 531 Wahlmänner würden für Landon stimmen, ließ die Zeitschrift ihre Leser wissen. Als am Wahlabend nur 8 Wahlmännerstimmen für ihn gezählt wurden, war das Erstaunen groß. Die Umfragemethoden des *Literary Digest*, obwohl mit 2,5 Mio. Antworten weit über dem, was für derartige Stichproben heute üblich ist, basierten zu stark auf Adressen aus dem Telefonbuch. Es war keine zufällige repräsentative Stichprobe, die die Allgemeinheit abbildete. Telefonieren konnten nur die Gutsituierten, die mehrheitlich republikanisch wählten. George Gallup, der mit nur 50.000 Befragungen den Ausgang der Wahl korrekt vorhersagte, war hingegen mit seiner zufälligen Stichprobensammlung stilprägend. In zufälligen Stichproben sind alle Faktoren, die das Wahlverhalten beeinflussen, repräsentativ für die Gesamtbevölkerung. Das Gallup-Institut ist noch heute Marktführer in Sachen Meinungsumfragen, während der *Literary Digest* kurz nach dem Desaster eingestellt wurde.

Die Randomisierung will genau diesen Effekt der zufälligen Stichprobensammlung nachbilden. Alle Faktoren (Alter, Geschlecht, sozioökonomischer Hintergrund, Bildungsstandard, Vermögen, Ernährungsgewohnheiten etc.), die den Behandlungsverlauf beeinflussen könnten, sollen zufällig zwischen den Gruppen verteilt sein, um das Ergebnis nicht beeinflussen zu können. Um das zu erreichen, werden alle Studienteilnehmer maschinell und automatisiert per Zufallsgenerator einer Gruppe zugeteilt. Die gesamte Abwicklung der Randomisierung und statistischen Auswertung wird meistens von einem spezialisierten Dienstleister durchgeführt, zumindest aber von einem unabhängigen Data Management Team. Der Randomisierungscode bleibt geheim und die Studie wird erst nach Abschluss „entblindet". In der Praxis kann es aus ethischen Gründen zu Zwischenanalysen kommen, wenn beispielsweise der Behandlungserfolg so großartig ist, dass es nicht vertretbar wäre, der Kontrollgruppe die Therapie weiter vorzuenthalten oder wenn es zu schwerwiegenden Nebenwirkungen kommt und es andersherum nicht vertretbar wäre, die Therapie weiter durchzuführen.

Statistische Auswertung ist weit mehr als eine bloße Quantifizierung und Angabe der Streuung um den zu vergleichenden Mittelwert. Eine statistische Auswertung muss auch bewerten, wie wahrscheinlich es ist, dass das erzielte Ergebnis rein zufällig zustande gekommen ist. Um das zu verdeutlichen, ist die Studie von Louis illustrativ. Heute halten die allermeisten von uns eine Aderlassbehandlung für unnötig und gefährlich. Die Daten von Louis in seiner klinischen Studie scheinen das zu bestätigen. Wir haben 44 % tote Patienten in Gruppe 1 und 25 % tote Patienten in Gruppe 2. Niemand, der diese Daten sieht, würde sich gerne der Behandlung von Gruppe 1 unterziehen. Auch die Zeitungen würden das so interpretieren und am nächsten Morgen dick aufmachen: „Aderlass in den ersten 4 Tagen der Lungenentzündung tödlich!" Wäre nun Gruppe 1 eine Placebo-Therapie und Gruppe 2 ein Arzneimittel, so würden alle gerne das Arzneimittel haben, weil die Wahrscheinlichkeit zu sterben offensichtlich geringer ist. Würde man diese Daten aber so der Zulassungsbehörde präsentieren, würde sie die Zulassung ablehnen. Die Behörde hat dafür einen erstaunlich guten Grund: Die Wirksamkeit, also der Nutzen, ist nicht belegt! Und ohne Nutzen überwiegen die Risiken, die es ja immer gibt, und aus diesem Grund muss die Behörde die Zulassung ablehnen.

Die Erklärung für die Ablehnung liegt in der Vermutung, dass der Unterschied zwischen Gruppe 1 und Gruppe 2 auch einfach rein zufällig zustande gekommen sein könnte. Wenn man eine Münze wirft, kommen schließlich auch nicht Kopf und Zahl immer schön abwechselnd. Im Gegenteil, die Wahrscheinlichkeit der Reihenfolge Kopf-Zahl-Kopf-Zahl-Kopf-Zahl ist relativ gering mit ca. 1,5 %. Das heißt, wenn wir 200-mal das Experiment durchführen würden (also 200-mal sechsmal hintereinander die Münze würfen), dann könnten wir erwarten, dass wir dreimal die gewünschte Reihenfolge hätten. Die Behörden fragen daher immer, wie groß die Wahrscheinlichkeit ist, dass die beobachtete Differenz zwischen den Gruppen rein zufällig entstanden sein könnte. Die Wahrscheinlichkeit in dem Experiment von Louis, dass seine Beobachtungen rein zufällig zustande gekommen sind, liegt bei 10 %. Das Risiko, dass die beobachtete Differenz rein zufällig ist, ist damit zu groß. Der Wert, der akzeptiert wird, liegt bei 5 % (das sogenannte Signifikanzniveau). Das Pharmaunternehmen müsste eine sehr viel größere Studie machen, um die Wahrscheinlichkeit eines rein zufälligen Ergebnisses auf unter 5 % zu drücken. Das macht Studien so groß und so teuer. Statistische Signifikanz zu belegen, wird umso schwieriger, je stärker Werte variieren. Daher sind Unternehmen daran interessiert, eine möglichst homogene Gruppe miteinander zu vergleichen. Mit der Verpflichtung, ein zufälliges Zustandekommen des Ergebnisses auszuschließen, soll sichergestellt werden, dass es auch wirklich einen Nutzen gibt. Dafür muss die Messlatte sehr hochgelegt werden. Mit der Messlatte von 95 % Sicherheit, dass das Ergebnis nicht zufällig ist, entscheiden wir uns bewusst dafür, dass wir ein Arzneimittel ablehnen, auch wenn es zu 94 % wahrscheinlich wirksam ist. Wir wollen also den Fehler, ein Arzneimittel auf den Markt zu bringen, das nicht wirksam ist, sehr klein halten. Das ist im Interesse der Risikominimierung. Die beobachtete Wirkung eines Arzneimittels ist also mit sehr hoher Wahrscheinlichkeit auch tatsächlich auf das Arzneimittel zurückzuführen.

Dieser Test auf Zufälligkeit des beobachteten Ergebnisses wird jedoch nicht für unerwünschte Wirkungen verlangt. Im Sinne der Risikominimierung werden Nebenwirkungen einfach nur wie beobachtet aufgezählt, genauso wie Louis das gemacht hat. Das macht die Liste von Nebenwirkungen häufig sehr lang, da alles, was mit dem Arzneimittel im Zusammenhang stehen könnte, auch als Nebenwirkung gelistet wird. Wenn man also die Nebenwirkungen zwischen den beiden Gruppen vergleicht, und die Unterschiede so groß sind wie beispielsweise in Louis' Experiment, dann würde von durchschnittlich 10 Nebenwirkungen eine Nebenwirkung rein zufällig zustande gekommen sein und gar nicht mit dem Arzneimittel zusammenhängen. Häufig sind die Zahlen aber nicht so deutlich wie bei Louis und man kann vermuten, dass viel mehr Nebenwirkungen rein zufällig zustande gekommen sind. Das ist ebenfalls im Sinne einer Risikominimierung. Nach dem Motto „Gefahr erkannt, Gefahr gebannt!" wollen wir lieber auf zu viele denn auf zu wenige Nebenwirkungen vorbereitet sein.

Mit diesen strengen Kriterien haben sich klinische Studien zum Goldstandard in der medizinischen Forschung aber auch weit darüber hinaus entwickelt. Von einem erkenntnistheoretischen Standpunkt aus sind die Ergebnisse nicht anzuzweifeln. Die Nachteile liegen aber auf der Hand und die Kritik an klinischen Studien reißt nicht ab, ohne dass bisher jedoch eine bessere Lösung gefunden wurde.

Probleme und Kritik an klinischen Studien

Hoher Aufwand

Der Aufwand für eine klinische Studie ist enorm. Um derartige kontrollierte Bedingungen herzustellen und die benötigten Gruppengrößen zu erreichen, nehmen an großen klinischen Studien bis zu 10.000 Patienten (wobei die Anzahl tendenziell eher kleiner wird aufgrund des Trends zur Indikationseinengung) und die Gesamtkosten liegen im dreistelligen Millionenbereich. Die hohen Kosten führen dazu, dass nur große Pharmaunternehmen große Studien durchführen können, was sehr hohe Markteintrittsbarrieren in der Industrie schafft und eine Oligopollandschaft von großen Pharmaunternehmen zementiert.

Die benötigten Patientenzahlen machen es schwierig, Arzneimittel für sehr seltene Krankheiten zu entwickeln. Auch dauern klinische Studien sehr lange, so dass sie nicht geeignet sind, schnell Arzneimittel zu testen. Für dringend benötigte Arzneimittel können deshalb Ausnahmeregelungen vereinbart werden. Auf der anderen Seite sind klinische Studien häufig zu kurz, um alle Risiken für eine Therapie über einen langen Zeitraum abschätzen zu können. Auch sind die Studien häufig zu kurz, um tatsächlich das zu messen, worauf es Patienten ankommt. Eine Arterienverkalkung kann zu Schlaganfall und Herzinfarkt führen. Patienten sind daran interessiert, weder Schlaganfall noch Herzinfarkt zu kriegen. Eine Studie aber, die die Anzahl von Herzinfarkten und Schlaganfällen misst, kann sehr lange dauern, weil man sehr lange warten müsste, bis genügend Patienten erkrankt sind, um eine statistische Auswertung durchzuführen. In klinischen Studien werden daher häufig sogenannte Surrogatparameter verwendet. Also Ergebnisse verglichen, die nicht direkt die Heilung oder das Überleben messen, sondern einen leicht und zeitnah bestimmbaren Wert, der mit der Heilung oder der Überlebenszeit korreliert. Um Herzinfarkten vorzubeugen, misst man beispielsweise häufig einfach nur den Cholesterinspiegel, weil hier eine eindeutige Korrelation zwischen Cholesterin und Herzinfarkt angenommen werden kann. Es stellt sich immer die grundsätzliche Frage, inwieweit die Messungen in den klinischen Studien für die Indikation relevant sind. Die geschilderten historischen Beispiele hatten mit der Überlebensrate alle einen sehr eindeutigen und relevanten Messpunkt zum Vergleich. In der Praxis ist das nicht immer möglich, da wir auch gegen weniger dramatische Ereignisse als einen schnellen Tod Arzneimittel haben wollen.

Ein weiteres Problem sind zu kleine Patientenzahlen, um sehr seltene Nebenwirkungen aufzuspüren. Das in der Einleitung erwähnte Lipobay, das als Skandalarzneimittel in die Geschichte eingegangen ist, ist an einer sehr seltenen Nebenwirkung gescheitert, dem schleichenden Auflösen der Muskulatur. Die Muskelschwäche war in der klinischen Studie nicht zu erkennen, da sie verstärkt erst unter Echtbedingungen im Alltag auftrat, bei sehr hoher Dosierung und bei der gleichzeitigen Einnahme eines anderen Wirkstoffs, Gemfibrozil. Unter Echtbedingungen erlitten von 6 Mio. Patienten 1600 die Muskelschwäche, was bei 100 von ihnen tödlich endete. Eine Nebenwirkung, die in 0,26 % der Patienten auftritt, kann in einer großen klinischen Studie gerade noch so entdeckt werden (als Faustregel gelten 500 Patienten für eine Nebenwirkung, die bei 1 % vorkommt). Da die Herstellerfirma Bayer aber nicht unter Echtbedingungen testen konnte und das Präparat auf den Markt brachte, mussten erst Menschen sterben, bevor das Arzneimittel vom Markt genommen wurde.

Ein weniger praktisches aber viel grundsätzlicheres Problem der klinischen Studien ist die Notwendigkeit der Gruppenbildung. Hier gibt es zwei Aspekte. Zum einen die indikationsgesteuerte Arzneimittelentwicklung und zum anderen die Behandlung der Gruppe, nicht des Individuums.

Indikationsgesteuerte Arzneimittelentwicklung

Die Verpflichtung, die Wirksamkeit eines Arzneimittels in einer klinischen Studie zu testen, führt zu der Notwendigkeit, vorab eine Gruppe zu definieren, für die das Arzneimittel in Frage kommt. Damit gibt es in der Arzneimittelentwicklung keine Möglichkeit, physiologisch aktive Substanzen unabhängig von ihrer Indikation zu testen, also die Möglichkeit, einfach nur zu katalogisieren, was der Wirkstoff mit einem Körper macht. Je nach Effekt könnten dann geeignete Patienten ausgewählt werden. Der Wirkstoff würde sich seine Indikation suchen, was zu einer besseren Überschneidung zwischen gewünschter und tatsächlicher Wirkung führen würde. Es gibt verschiedene Gründe, warum das nicht möglich ist. Zum einen gibt es das grundsätzlich wissenschaftliche Problem, dass eine vollständige Charakterisierung eines Wirkstoffs im Körper nicht möglich ist, wenn man nicht weiß, wonach man schauen muss. Im späten 19. und frühen 20. Jahrhundert wurden Arzneimittel in der Tat so getestet, dass physiologisch aktive Stoffe an Tieren getestet und dann an Ärzte verschickt wurden, die sie an verschiedenen Krankheitsbildern ausprobieren konnten. Wie das Beispiel Kairin zeigt, sind damit nicht alle Nebenwirkungen erfassbar. Es war just dieser wirkstoffbasierte Ansatz der Arzneimittelentwicklung, der durch eine indikationsgesteuerte Entwicklung abgelöst wurde. Aus gutem Grund.

Zum zweiten sind die ethischen Bedenken gewachsen und Arzneimittel können nicht einfach ausprobiert werden. Ethisch ist ein Menschenversuch nur vertretbar, wenn es eine realistische Chance gibt, dass die Nutzen die Risiken übertreffen. Auch die Prüfung an Gesunden lässt sich nur damit rechtfertigen, dass es vorbereitende Studien für die Prüfung an Patienten sind. Die freiwillige, bewusste und informierte Zustimmung zu einer klinischen Studie ist heutzutage – glücklicherweise – im internationalen Recht verankert und wird sehr streng kontrolliert und überwacht. Durch moderne Datenverarbeitungstechnologien ist es heutzutage jedoch leichter geworden, sich physiologisch Eigenschaften von Wirkstoffen „zu merken" und, auch wenn sie in Hinblick auf die untersuchte Indikation scheitern, anhand der physiologischen Wirkung neue Indikationen als Hypothesen aufzustellen.

Die personalisierte Medizin (Kap. 9) engt die Indikation so weit ein, dass sie ein individuelles Niveau erreicht und damit ebenfalls die Deckung zwischen tatsächlicher und gewünschter Wirkung verstärkt.

Die Zahlen zählen, nicht der Mensch

Die grundsätzliche Kritik, dass die standardisierte Medizin nicht mehr auf den Einzelnen achtet, manifestiert sich in dem Dogma des kontrollierten klinischen Versuchs. Sobald man anfängt, Gruppenverhalten miteinander zu vergleichen, schaut man sich nicht mehr das Individuum an. Wir werden aber nicht als Kollektiv krank. Krankheit ist immer ein persönliches Schicksal. Auch wenn das Arzneimittel einen großen Nutzen hat, so hat es diesen nur für die gesamte Population, aber nicht für den Einzelnen. Der Nutzen ist ein statistischer Wert. Studien zeigen immer wieder (s. auch Kap. 10 zu Preisen), dass lediglich eine Untergruppe aus der behandelten Gesamtgruppe von dem vollen Nutzen des Arzneimittels profitiert. Häufig sind das weniger als 50 % der behandelten Patienten. Es kommt also zu der unglücklichen Situation, dass es exzellent wirksame Arzneimittel gibt, die Wirksamkeit nach allen Regeln der Kunst wissenschaftlich belegt wurde, aber dennoch die Mehrheit der Patienten, die dieses Arzneimittel verschrieben bekommen, davon nicht profitiert. Sie tragen nur die Risiken. Leider weiß man das vorher nicht, bei wem das Arzneimittel hilft und bei wem nicht. Es bleibt ein Ausprobieren. Es ist ein großes Bestreben der regulierenden Behörden wie auch der Industrie, die Faktoren, die bei einzelnen Menschen zwischen Erfolg und Misserfolg einer Therapie entscheiden, herauszufinden. Man versucht, Merkmale in den Gruppen zu identifizieren, die ein Anschlagen der Therapie wahrscheinlicher werden lassen. Diesen Vorgang, immer weitere Subgruppen aus der großen Gruppe herauszulösen, nennt man Stratifizierung. Letztendlich sollte die Stratifizierung bis zum Individuum führen. Die Personalisierung (Kap. 9) der Medizin könnte damit das Problem lösen und wissenschaftlich belastbare Aussagen bei gleichzeitiger Betrachtung des Individuums bereitstellen.

Das Gute ist nicht der Feind des Besseren

Alles in allem hat die Einführung der numerischen Methode in der klinischen Prüfung und die strengen Auflagen zur klinischen Prüfung mehr Probleme gelöst, als neue hervorgebracht und kann durchaus als ein

Erfolgsmodell angesehen werden. Wir wissen, dass wir gute und sichere Arzneimittel haben, die, wenn auch nicht immer für den Einzelnen, so doch für die Allgemeinheit, mehr Nutzen als Risiken haben. Nie zuvor in der Geschichte der Menschheit konnten wir uns so sicher sein, dass eine vorgeschlagene Therapie zumindest im Gruppendurchschnitt das behauptete Ergebnis erzielt. Nie zuvor waren die Gründe, warum man glaubt, dass das Ergebnis erzielt wird, so transparent und nachvollziehbar. Das heißt nicht, dass es an der Praxis der klinischen Studien nicht noch vieles zu verbessern gäbe. Denn alle genannte Kritik ist berechtigt. So wurde der „compassionate use" eingeführt, um dringend benötigte Arzneimittel schneller auf den Markt bringen zu können. Es wurde das „conditional approval" eingeführt, um unter Auflagen das Arzneimittel bereits auf den Markt bringen zu können und so die Dauer und Größe der klinischen Entwicklung zu verkürzen. Es wurden Regularien geschaffen, die speziell der Vernachlässigung seltener Krankheiten gerecht wurden, und kürzlich hat die zentrale Behörde eine neue Initiative gestartet, die Diagnostik mit der Therapie besser in Einklang zu bringen, um zu einem personalisierteren Ansatz in der Gruppenbildung zu kommen. Eine Indikationseinengung sollte auch immer automatisch zu kleineren klinischen Studien führen. So wird kontinuierlich Kritik aufgenommen und an Verbesserungen gearbeitet. Niemand sagt, dass das Beste, was zurzeit möglich ist, immer so bleiben muss.

Es gibt allerdings zu denken, dass der Aufwand, zu gesichertem Wissen in der Arzneimittelforschung zu gelangen, so extrem hoch ist, dass nur milliardenschwere Pharmaunternehmen das stemmen können. Es gibt auf der ganzen Welt keine Universität, die in der Lage wäre, eine derartig aufwändige Studie wie eine klinische Prüfung durchzuführen. Das meiste Wissen wird aber nach wie vor von den Universitäten produziert. Und das meiste Wissen, was wir in den Tageszeitungen und Nachrichten als Ergebnisse wissenschaftlicher Studien berichtet bekommen, sollte mit entsprechender Vorsicht genossen werden. Die allermeisten Studien zur Ernährung beispielsweise können nicht interventionell sein, was die Randomisierung unmöglich macht. Man kann in der Regel nicht einfach eine Gruppe bitten, sich mit wenig Kohlenhydraten aber proteinreich zu ernähren, und die andere Gruppe, sich proteinarm aber kohlenhydratreich zu ernähren, um herauszufinden, was zu einem besseren und längeren Leben führt. Die alleralle meisten Studien zur Ernährung sind daher Beobachtungsstudien, die einfach gucken, wie die Menschen sich ernähren und woran sie dann erkranken. Hierdurch gibt es nie eine klare Ursache-Wirkungs-Beziehung, sondern immer nur eine mehr oder weniger plausible Korrelation. So kommt es, dass an einem Tag die Kohlenhydrate und am nächsten die Proteine für die mannigfachen Leiden dieser Welt verantwortlich gemacht werden.

Auch Studien zur psychologischen Verhaltensforschung sind in der Regel viel zu klein, um wirklich konfirmatorische Aussagekraft zu haben und werden daher häufig überbewertet. Keine der oben beschriebenen Studien zur Irrtumsanfälligkeit von Menschen entspricht den hohen Standards der klinischen Prüfung. Die Wissenschaftler selbst sind sich dieser Limitierungen bewusst. Für sie haben die Studien einen explorativen Wert. Sie dienen dazu, Hypothesen zu generieren. In der Übersetzung in der Tagespresse gehen die Vorbehalte und Limitierungen allerdings verloren. Gesichertes Wissen entsteht in all diesen Fällen nicht durch eine einzige große Studie, sondern durch viele kleine Studien. Die Ergebnisse müssen in das Gesamtbild passen. Wissenschaftler diskutieren daher auch immer die eigenen Ergebnisse ausführlich in Bezug zu anderen Ergebnissen und betten sie so in die Wissenslandschaft ein. Auf diese Weise entsteht Wissen wie ein Kreuzworträtsel. Bruchstücke fügen sich zusammen und Vermutungen werden von ganz unerwarteter Seite bestätigt.

Im Gegensatz zu der bruchstückhaften Wissensgenerierung alltäglicher Forschung sind klinische Studien eine epistemiologische Meisterleistung. Mit den klinischen Studien wurde ein mächtiges Instrument entwickelt, Wissen durch ein einziges Experiment zu generieren. Dieses Wissen dient dazu, den Nutzen von Arzneimitteln zu belegen. Im nächsten Kapitel (Kap. 6) wird diskutiert, welche Daten insgesamt den Behörden vorgelegt werden müssen, um eine Nutzen-Risiko-Bewertung vornehmen zu können.

6

Qualität, Sicherheit, Wirksamkeit – die Grundpfeiler der Nutzen-Risiko-Bewertung

Zusammenfassung Um ein Arzneimittel verkaufen zu dürfen, muss das Unternehmen ein Dossier bei der Behörde einreichen. Das Dossier enthält zahlreiche Daten zu Qualität, Sicherheit und Wirksamkeit des Arzneimittels. Die Daten werden über Tierversuche, Menschenversuche und Versuche im Reagenzglas gewonnen. Die Behörde nimmt die Nutzen-Risiko-Abwägung auf Basis dieser Daten vor.

Anstatt eines Allheilmittels haben wir Wirkstoffe, die nicht perfekt in die physiologischen Abläufe eingreifen und anstatt einer einzigen Krankheitsursache, die uns gezielte Eingriffe in die menschliche Physiologie erlaubt, haben wir hunderte von Indikationen, die die physiologische Wirklichkeit nur ungefähr abbilden (Kap. 4). Diese Unzulänglichkeiten bedeuten immer, dass mit der Einnahme von Arzneimitteln Risiken verbunden sind, weil die gewünschte Wirkung nie exakt der tatsächlichen Wirkung entspricht. Für jede einzelne Wirkstoff-Indikations-Kombination von jedem einzelnen Hersteller muss daher eine individuelle Nutzen-Risiko-Bewertung für das Arzneimittel vorgenommen werden. Mit Inkrafttreten des Arzneimittelgesetzes 1978 hat der Staat die Entscheidung, ob ein Arzneimittel mehr nutzt als schadet, übernommen. Arzneimittel werden seither nicht mehr nur „registriert", sondern „zugelassen". Es bedarf der expliziten Zustimmung der staatlichen Aufsichtsbehörden, um ein Arzneimittel zu verkaufen.

Dieses Kapitel diskutiert, welche Daten vorgelegt werden müssen, um hier zu einer Entscheidung kommen zu können und wie die Behörden dann praktisch bei der Entscheidungsfindung vorgehen.

© Springer-Verlag GmbH Deutschland, ein Teil von Springer Nature 2019
R. Schultz-Heienbrok, *Arzneimittel verstehen*,
https://doi.org/10.1007/978-3-662-57676-2_6

Die Behörden

Die Behörden, die in Deutschland über die Zulassung von Arzneimitteln entscheiden, sind zum einen das BfArM (Bundesinstitut für Arzneimittel und Medizinprodukte) sowie für einige besondere Arzneimittel (z. B. Impfstoffe, Zelltherapeutika und Blutprodukte) das Paul-Ehrlich-Institut. In den USA ist es die FDA (Food and Drug Administration), in Österreich die BASG/AGES und so weiter. In Europa hat zwar jedes Land noch seine eigene Behörde, die Vorgaben sind aber alle über die Europäische Gemeinschaft harmonisiert. Die zentrale europäische Behörde hierfür ist die EMA (European Medicines Agency). Die Experten der Behörden sind unabhängig. Die wenigsten haben zuvor in der industriellen Arzneimittelforschung oder Zulassung gearbeitet und wenn, dann ist es ihnen untersagt, Anmeldungen von ehemaligen Arbeitgebern zu beurteilen. Sowohl die Biographien der einzelnen Experten wie auch die Bewertungsberichte zu jedem einzelnen Arzneimittel sind öffentlich zugänglich. Der Prozess ist damit sehr transparent und erfolgt ohne Ansehen von Personen und Institutionen allein auf Basis der eingereichten Unterlagen zur Bewertung des Nutzens und des Risikos eines Arzneimittels. Die Daten werden in Form eines sogenannten Dossiers eingereicht, in dem sehr strukturiert alle Erkenntnisse über das Arzneimittel zusammengefasst sind.

Das Dossier

Das Dossier folgt einem strengen Aufbau. Zentral sind die drei großen Kapitel zu Qualität, Sicherheit und Wirksamkeit, die wiederum in 131 Unterkapitel untergliedert sind. Zu beinahe jedem Unterkapitel gibt es Leitlinien, welche Daten wie zu präsentieren sind, zu vielen Unterkapiteln gibt es zahlreiche Leitlinien. Insgesamt haben die Behörden alleine für Europa mehrere hundert Leitlinien herausgegeben, die nur für das Dossier zu beachten sind. Die Behörden veröffentlichen leider keine Statistiken zu dem Umfang der bei ihnen eingereichten Dossiers. Für ein komplett neues Produkt mit einem neuen Wirkstoff sind jedoch 200.000 Seiten schnell zusammen. Entsprechend lange dauert auch die Begutachtung. Zwischen der ersten Einreichung und der Zulassung (oder Ablehnung) vergeht mindestens ein Jahr. Um sinnvoll Nutzen und Risiken gegeneinander abwägen zu können, müssen Daten zur Wirksamkeit ins Dossier aufgenommen werden. Es muss klar beschrieben sein, welche Wirkung gewollt war und wie gut diese erreicht wurde. Des Weiteren muss natürlich auch beschrieben werden, inwieweit die erhoffte Wirkung nicht erreicht wurde und welche anderen Wirkungen das Arzneimittel noch hat, die nicht im Zusammenhang mit den gewünschten Wirkungen stehen. Im Dossier heißt dieser Aspekt, der die Risiken beschreibt, Sicherheit. Man könnte denken, dass es damit getan wäre und man eine sinnvolle Nutzen- und Risikoabwägung vornehmen kann, wenn sowohl die Nutzen wie auch die Risiken beschrieben und, soweit es geht, beziffert sind. Das würde aber nur dann stimmen, wenn man einmal ein Arzneimittel herstellt, es testet, um Wirksamkeit und Sicherheit zu bestimmen, dann verkauft und dann nie wiederherstellt. Aber man will ein Arzneimittel wieder und wieder herstellen, um es jahrelang verkaufen zu können, ohne es immer wieder neu zu testen. Jeder neue Herstellungsvorgang aber ist ein großes Risiko. Es könnte sich durch die Herstellung am Arzneimittel etwas ändern, womit die getesteten Wirksamkeits- und Sicherheitsdaten hinfällig wären, mitunter die gesamte Nutzen-Risiko-Bewertung nicht mehr stimmt. Es kommt daher noch ein dritter gewichtiger Teil in das Dossier, nämlich die Qualität. Der Qualitätsteil im Dossier beschreibt, wie das Arzneimittel hergestellt und kontrolliert wird. Anhand dieser Daten können die Behörden das Risiko abschätzen, ob das Arzneimittel immer in gleicher Qualität hergestellt werden kann.

Qualität

Es gibt sic ja, diese seltenen Glückmomente der Eltern, wenn die Kinder die liebevoll zubereiteten Festmahlzeiten nicht mehr pauschal mit „eklig" abkanzeln, sondern sich auf einmal lobend glücklich einen Nachschlag gönnen. Man möchte den Moment einfrieren, so soll es immer sein. Doch schon beim nächsten Versuch lässt sich die Mahlzeit nicht mehr genauso herstellen, es fehlen ein paar Zutaten. Das Gemüse ist etwas verkochter, weil die Waschmaschine zwischendurch geleert werden musste, und die Prise Salz ist versehentlich etwas größer ausgefallen. Dennoch, mit der Zeit nähern sich Geschmack und Kochkunst wechselseitig schrittweise an. Bald gelingt es ein zweites Mal, den verzückten Gesichtsausdruck bei den Kindern hervorzuzaubern. Den Kindern schmeckt mehr und mehr, was auf den Tisch kommt, und die Eltern tun mehr und mehr auf den Tisch, was den Kindern schmeckt. Man lernt gemeinsam.

Was aber, wenn es zum Lernen keine Zeit gäbe. Wenn von einem gelungenen Essen nicht ein Lächeln abhinge, sondern die Gesundheit des Kindes? Wir könnten nicht unbesorgt mit Salz experimentieren, das Gemüse müsste immer die gleiche Konsistenz haben und alles mit exakt der gleichen Temperatur jeden Tag auf den Tisch gestellt werden. So geht es pharmazeutischen Herstellern. Die Herstellung, die diesen einen ersten Glücksmoment hervorgerufen hat, muss eingefroren werden. Für den pharmazeutischen Unternehmer ist dieser eine erste Glücksmoment die klinische Studie, in der die Wirksamkeit belegt wurde. Aus diesem Grund muss der Hersteller im Dossier genau darlegen, wie er gedenkt, das Arzneimittel immer exakt gleich in exakt gleicher Reinheit herzustellen, so dass es die gleiche Wirkung hat wie in den klinischen Studien. Das ist der Dreh- und Angelpunkt. In den Studien wurde der Wirkstoff mit der Indikation verknüpft und der Nutzen belegt. In den Studien wurde aus Wirkstoff und Indikation ein Paar. Die geringsten Abweichungen an der Beschaffenheit des Produkts können diese Verknüpfung ungültig machen. Es ist eine fortwährende Diskussion zwischen Herstellern und Behörden, welche Änderungen im Herstellungsprozess oder in den Kontrollmethoden bereits ein so großes Risiko darstellen, dass der Nutzen nicht mehr gewährleistet ist (Kap. 7). Das Qualitätskapitel des Dossiers legt den Grundstein für die Vergleichbarkeit des Arzneimittels für Jahrzehnte der Herstellung.

Nach der Definition des Arzneimittelgesetzes ist die Qualität die „Beschaffenheit eines Arzneimittels, die nach Identität, Gehalt, Reinheit, sonstigen chemischen, physikalischen, biologischen Eigenschaften oder durch das Herstellungsverfahren bestimmt wird." Es ist also nicht so, dass die Qualität hier im Sinne eines Siegels für besondere Güte gemeint ist, sondern Qualität ist etwas, was alle Gegenstände erstmal haben. Die Qualität beschreibt die Beschaffenheit der Dinge. Es gibt a priori keine gute oder schlechte Qualität von Arzneimitteln. Gut ist, was wieder genau den beobachteten klinischen Effekt, das Lächeln des Kindes, hervorrufen kann. Und genauso wie wir uns daransetzen würden, das Essen, von dem die Gesundheit unseres Kindes abhängt, systematisch zu reproduzieren, steht der pharmazeutische Unternehmer in der Pflicht, den klinischen Effekt systematisch reproduzieren zu können. Wir würden das Essen bis auf das letzte Reiskorn analysieren, genau wissen wollen, wie viele Reiskörner drin sind, welchen Härtegrad sie vor dem Kochen und welchen nach dem Kochen haben. Wir würden uns mit den Lieferanten unterhalten und fragen, wie sie die Qualität ihrer Ware garantieren können, welche Tests sie machen, um sicherzustellen, dass es stets genau das gleiche Produkt ist. Wir würden Lieferanten bitten, uns vorab zu informieren, falls sie irgendwelche Änderungen beabsichtigen. Und wir würden jede Menge Tests entwickeln, um sicherzustellen, dass es tatsächlich genau das gewünschte Essen ist. Es ist die Philosophie der Behörden, dass man ein Produkt nur in gleichbleibender Qualität herstellen kann, wenn man es sehr gut kennt. Wenn man weiß, wie es sich unter welchen Bedingungen verhält. Das Dossier muss dieses Wissen vermitteln.

Reproduzierbarkeit und Identität

Die Behörden werden sich die Dossierkapitel zur Wirksamkeit und zur Sicherheit nur angucken, wenn sie Vertrauen haben, dass der Hersteller die Herstellung und Kontrolle seines Produkts im Griff hat, es reproduzierbar herstellen und analysieren kann. Ohne ein Produkt von gleichbleibender Qualität (also stets identischer Beschaffenheit) macht es keinen Sinn, über Nutzen und Risiken weiter nachzudenken. Nur wenn ich als Hersteller vermitteln kann, dass ich mein Arzneimittel sehr gut kenne, wird Vertrauen geschaffen, es reproduzierbar herstellen zu können, weil mir Veränderungen und Unregelmäßigkeiten sofort auffallen.

Die wichtigste Frage in Bezug auf die Reproduzierbarkeit ist zweifelsohne die nach der Identität des Arzneimittels. Anders als beim Essen ist es bei Arzneimitteln nicht ohne weiteres optisch ersichtlich, ob es noch exakt das Gleiche wie beim letzten Mal ist, was man hergestellt hat. Um die Frage nach der Identität beantworten zu können, muss der Wirkstoff im Detail charakterisiert werden. Die Struktur muss aufgeklärt werden und es müssen verschiedene voneinander unabhängige Methoden verwendet werden, um ein charakteristisches Profil des Wirkstoffs und der essentiellen weiteren Bestandteile des Arzneimittels zu erhalten. Da der Aufwand nicht vertretbar wäre, für jede neu produzierte Charge erneut diese aufwendigen Charakterisierungen durchzuführen, behilft man sich, ein sogenanntes Referenzmaterial herzustellen, das hinreichend charakterisiert wurde. Man vergleicht dann, nach jedem Herstellungsvorgang, das erhaltene Produkt mit dem Referenzmaterial. In mehreren voneinander unabhängigen Tests muss gezeigt werden, dass das neu hergestellte Produkt dem Referenzmaterial entspricht.

Der Vergleich mit dem Essen macht auch deutlich, warum es so viel einfacher ist, mit einem chemisch definierten Stoff zu arbeiten als mit komplexen Produkten wie z. B. Pflanzenextrakten. Wenn für das Essen der Geschmack des Gemüses ausschlaggebend wäre, so wäre es ungemein schwierig, dieses immer wieder zu reproduzieren, selbst wenn wir die Ware stets beim gleichen Händler beziehen würden. Zu verschiedenen Jahreszeiten müssten wir aus verschiedenen Regionen kaufen, das Gemüse würde entsprechend saftiger oder fader sein, es würde unterschiedliche Mineralien je nach Boden in sich haben, mal würde es früher geerntet werden, mal später und daher unterschiedlich reif sein. Aber natürlich sind auch Gemische und Extrakte als Wirkstoff möglich. Hersteller müssen unter diesen Umständen sehen, wie sie die Reproduzierbarkeit sicherstellen und den Behörden ein überzeugendes Konzept vorlegen, wie gewährleistet wird, dass stets das gleiche Arzneimittel hergestellt wird.

Ob man nun aber mit einer Reinsubstanz oder mit einem Stoffgemisch arbeitet, es ist immer notwendig, noch weitere Verunreinigungen und mögliche Verunreinigungen zu charakterisieren. So muss nachgewiesen werden, dass alle toxischen Lösungsmittel, die während der Herstellung verwendet wurden, nicht im Endprodukt zu finden sind. Ebenso muss nachgewiesen werden, dass keine metallischen Verunreinigungen mehr im Produkt sind. Da eine chemische Reaktion nie zu 100 % funktioniert, gibt es immer auch Verunreinigungen aus dem Herstellungsprozess. Die Hersteller müssen alle möglichen Verunreinigungen aus der Herstellung im Labor als Referenzmaterialen synthetisieren und zeigen, dass sich diese Nebenprodukte nicht im Endprodukt befinden oder aber für diese Verunreinigungen akzeptable Grenzwerte vorschlagen. Auch geht ein Molekül mit der Zeit einfach kaputt. Aus diesem Zerfall entstehen Abbauprodukte, die ebenfalls nachgewiesen werden müssen. Um zu gucken, welche Verunreinigungen beim Abbau entstehen können, wird das Produkt bei hohen Temperaturen, hoher Luftfeuchtigkeit oder starker Säure zerstört, so dass man die entstehenden Verunreinigungen kennenlernt. Denn man sieht nur, was man kennt. Für alle Verunreinigungen, die über einen bestimmten Schwellenwert kommen, muss gezeigt werden, dass sie ungiftig sind. In diesem Zusammenhang müssen auch die Verpackungsmaterialien überprüft werden. Hier stellen sich auch Fragen der Verunreinigung, die durch Interaktion des Verpackungsmaterials mit dem Produkt entstehen können. Das ist besonders kritisch für flüssige Arzneimittel, die im ständigen direkten Kontakt mit dem Verpackungsmaterial sind. Die Verpackung ist aber auch wichtig für die Lagerfähigkeit des Arzneimittels. Sollte es licht- oder luftempfindlich sein, so muss die Verpackung davor schützen können. Alle diese Tests, Kontrollen und Charakterisierungen münden in einem Kerndokument des Qualitätsteils, der Spezifikation.

Die Spezifikation

Die Spezifikation ist eine Liste mit Prüfpunkten, die getestet werden, bevor das Arzneimittel freigegeben, also in den Vertrieb gegeben wird. Es ist nicht nur viel Arbeit, sondern auch eine hohe Kunst, diese Liste festzulegen. Es ist, als müsste man das Essen, bevor es gegessen wird, überprüfen, damit es genauso schmeckt wie beim letzten Mal. Das Aussehen würde einen Anhaltspunkt geben. Man könnte die Temperatur messen, vielleicht sogar die Konsistenz. Man könnte den Salzgehalt bestimmen und die exakte Anzahl an Reiskörnern. Es gibt unendlich viele Eigenschaften des Essens, die man alle testen könnte, um sicherzustellen, dass das Essen das Gleiche ist. Man muss sich entscheiden, welche Merkmale kritisch sind und Hinweise darauf geben, ob das Essen gleich bleibt oder nicht. Im Dossier werden diese Entscheidungen begründet und belegt und von den Behörden kritisch begutachtet.

Die Hersteller werden also Prüfpunkte wählen, von denen sie wissen, dass sie entweder klinisch sehr kritisch sind, oder aber Prüfpunkte, von denen sie annehmen, dass sie repräsentativ für das gesamte Arzneimittel stehen. Das heißt, wenn sich ein repräsentatives Merkmal geändert hat, ist es wahrscheinlich, dass das gesamte Arzneimittel sich verändert hat. Wenn z. B. ein Prüfpunkt die Tablettenhärte ist, so ist dieser klinisch relevant, weil sich dadurch entscheidet, wie schnell der Wirkstoff im Körper freigesetzt wird. Die Farbe der Tablette wird man auch testen. Man weiß zwar nicht, ob die Farbe klinisch relevant ist, aber eine veränderte Farbe deutet auf größere Probleme in der Herstellung hin.

Zu den einzelnen Prüfpunkten in der Spezifikation gehören dann noch Messkriterien, die eingehalten werden müssen. Die Härte, beispielsweise, darf einen bestimmten Härtegrad nicht über- und nicht unterschreiten. Sobald eine Grenze über- oder unterschritten wird, gilt der Prüfpunkt als nicht erfüllt und es muss untersucht werden, welche Auswirkungen das auf das Produkt hat. Wenn sich das Produkt als defekt herausstellt, darf es nicht freigegeben werden, also nicht auf den Markt kommen. Besonders bitter ist das, wenn die Grenzwerte von außen vorgegeben werden und sich plötzlich ändern. Wichtige Grenzwerte für einzelne Produktgruppen werden durch sogenannte Pharmakopöen international festgelegt. Vor einigen Jahren entschied die europäische Behörde beispielsweise, dass die Grenzwerte für mikrobielle Verunreinigungen neu interpretiert werden müssten. Für einige Hersteller bedeutete diese kleine Verschiebung, ab wann zur nächsten Einheit aufgerundet werden muss, den Verlust von Ware in Millionenhöhe, weil die neuen Grenzwerte nicht zuverlässig eingehalten werden konnten. Der gesamte Herstellungsprozess musste geändert werden. Das war ein durchaus gewünschter Aspekt der Grenzwertanpassung. Die allermeisten Grenzwerte werden aber intern im Laufe des Entwicklungsprogramms festgelegt. Die Grenzwerte werden dann nicht nach absoluten Kriterien festgesetzt, sondern nach der Prämisse der Reproduzierbarkeit. Man stellt das Arzneimittel ein paar Mal auf die gleiche Art und Weise her und leitet dann daraus die Werte ab, die für künftige Herstellungsprozesse erwartet werden. Durch die numerische Festsetzung von Grenzen lässt sich auch beobachten, ob es kleinere stetige Veränderungen in der Zeit gibt. Zum Beispiel könnte der Härtegrad zwar immer innerhalb der Grenzwerte liegen, sich aber minimal immer in eine Richtung bewegen. Auch das würde weitere Untersuchungen auf den Plan rufen.

Nun ist es im pharmazeutischen Labor nicht viel anders als im richtigen Leben. Genau wie zwei Menschen die gleiche Situation unterschiedlich erinnern, weil sie auf unterschiedliche Aspekte geachtet haben, so ist es auch im Labor wichtig zu wissen, mit welcher Methode der Prüfpunkt gemessen wurde. Daher gehört zur Spezifikation auch immer die Angabe der Methode, mit der die einzelnen Prüfpunkte gemessen werden. Da eine Änderung einer Methode auch ein anderes Messergebnis hervorbringen kann, ohne dass sich das Produkt geändert hat, ist eine detaillierte Beschreibung jeder einzelnen Methode überaus wichtig. Dazu gehört auch, dass die Methode selber wiederum getestet wurde. Es muss gezeigt werden, dass die verwendete Methode auch wirklich in der Lage ist, das zu zeigen, was sie zeigen soll. Für jede Methode muss z. B. der Messfehler angegeben werden. Also wie sich die Ergebnisse ändern, obwohl sie stets das gleiche Material messen. Auch muss gezeigt werden, dass die gleichen Ergebnisse produziert werden, wenn verschiedene Menschen an verschiedenen Orten die Methode verwenden. Außerdem muss die Methode exakt geeicht sein, so dass man wirklich davon ausgehen kann, dass der erhaltene Messwert auch tatsächlich mit dem wirklichen Wert übereinstimmt.

Spezifikationen haben in der pharmazeutischen Industrie eine überragende Bedeutung, weil anhand der Messwerte die Ware freigegeben wird. Anhand der Spezifikation wird auch festgestellt, wie lange die Ware haltbar ist (Kap. 12 Packungsbeilage zur Haltbarkeit). Spezifikationen werden aber auch verwendet, um Rohstoffe und das Packmaterial einzukaufen oder um einzelne Herstellungsschritte zu kontrollieren. So ist es üblich, dass nach einzelnen Herstellungsschritten Material gesammelt wird und nach einer eigenen Spezifikation für diesen Zwischenschritt geprüft wird. Dennoch hat sich in den letzten Jahrzehnten die Erkenntnis durchgesetzt, dass die Qualität eines Produkts sich nicht daran festmacht, ob es am Ende gewisse Tests besteht. Genauso wie bei einem Studenten, der sich in der Nacht vor der Prüfung die wichtigsten Fakten einpaukt und dann den Test besteht, aber eigentlich keine Ahnung von der Materie hat, sieht man auch bei Arzneimitteln die Gefahr, dass ein Abschlusstest zwar bestanden werden kann, aber dennoch insgesamt die Qualität nicht stimmt. Unabhängig davon, wie geschickt, repräsentativ und klinisch relevant die ausgewählten

Prüfparameter sind. Qualität sei etwas, was im Prozess angelegt sei, was nur durch umfangreiche Charakterisierungen und intimes Wissen über das Arzneimittel gewährleistet werden könne. Um beim Beispiel der Tablettenhärte zu bleiben: Man kann einen Herstellungsprozess etablieren, sich auf Erfahrungswerte berufen, die in der Vergangenheit angemessene Tablettenhärten hervorgebracht haben, und in einem klinischen Versuch zeigen, dass die Tabletten taugen. Dann zeigt man nach allen zukünftigen Herstellungsprozessen, dass die Tablettenhärte nach wie vor mit der Härte in den klinischen Studien übereinstimmt. Im wissensbasierten Ansatz wäre die Endtestung überflüssig. Man weiß genau, welchen Einfluss alle einzelnen Komponenten der Tablette und des Herstellungsvorgangs auf die Härte haben. Durch die Kontrolle des Prozesses kann es gar nicht anders sein, als dass am Ende die Tablette genau die richtige Härte hat. Ob es dann noch gemessen wird oder nicht, ist vollkommen nebensächlich. Diesen zweiten Ansatz nennt man dann auch konsequenterweise „quality by design". Wenn von den Behörden dieser wissensbasierte Ansatz auch stark befürwortet wird, so hat er sich in der Industrie noch nicht durchgesetzt. Im Wesentlichen, weil es zusätzliche anstatt alternative Anforderungen sind. Aber auch, weil Kommunikation über Spezifikationen einfach praktisch ist, gerade im Austausch mit den heute üblichen globalen Lieferanten- und Vertriebsnetzwerken. Dennoch wird Qualität heutzutage als sehr viel mehr verstanden als das Bestehen der Prüfungen am Ende. In der pharmazeutischen Industrie hat sich ein durchgreifendes Qualitätsdenken durchgesetzt, so dass, unabhängig vom Quality-by-Design-Ansatz, Qualität viel breiter gedacht wird als die Prüfungen am Ende zur Freigabe des Arzneimittels. Dieses umfassende Qualitätsdenken wird in Kap. 7 zur Compliance näher diskutiert.

Eine Abweichung in der Beschaffenheit des Produkts und damit eine Entkopplung von Arzneimittel und klinischer Studie ist mit Sicherheit das größte Risiko, das in Bezug auf die Qualität von den Behörden gesehen wird. Aber es gibt noch zahlreiche andere Punkte, die im Qualitätsteil des Dossiers diskutiert werden müssen, weil sie direkt das Nutzen-Risiko-Profil beeinflussen. So muss der Wirkstoff charakterisiert werden, nicht nur um die Identität überprüfen zu können, sondern beispielsweise auch um Hinweise darauf zu erhalten, ob er Strukturelemente enthält, die krebserregend wirken könnten. Ein sehr wichtiges Element des Qualitätsteils im Dossier ist noch die sogenannte Formulierung, also die exakte Zusammensetzung des Produkts. Die Formulierung ist eines der wesentlichen Werkzeuge, um die Überlappung zwischen gewünschter und tatsächlicher Wirkung zu maximieren und damit das Nutzen-Risiko-Verhältnis entscheidend zu beeinflussen.

Die Formulierung

Der körpereigene Botenstoff Serotonin ist ein wahrer Alleskönner. Im Gehirn reguliert er Schlaf, Gemütslage, Libido und vieles mehr, wohingegen er im Blut für die Verengung der Blutgefäße in Lunge und Niere sorgt, aber für die Erweiterung der Blutgefäße in den Knochen. Serotonin steuert auch die Herzmuskulatur und im Magen-Darm-Trakt die Darmbewegungen. Um Chaos zu verhindern, sieht der Körper zu, dass Serotonin zeitlich und örtlich gesteuert ausgeschüttet wird. Beispielsweise kann Serotonin, das in den Nervengeweben produziert wird, nicht die Blut-Hirn-Schranke überwinden und so in den allgemeinen Kreislauf gelangen. Wissenschaftler nennen diese Steuerung auch Kompartimentalisierung. Der Körper ist in einzelne Untereinheiten, Kompartimente, eingeteilt. Arzneimittel können diese Kompartimentalisierung bislang nur unzureichend abbilden. Bei Arzneimitteln kommt der Wirkstoff einfach in den Blutkreislauf und wird dann überall gleich verteilt, unabhängig davon, wo er eigentlich wirken soll. Gelänge es nun, die Kompartimentalisierungsstrategien des Körpers nachzuahmen, würde die Überlappung zwischen gewünschter und tatsächlicher Wirkung viel größer, weil das Arzneimittel nur da lokal wirkt, wo es wirken soll. Dies gelingt mit einer geschickten Formulierung. Salben sind typische Beispiele, wie Wirkstoffe nur in der Haut wirken und nicht den ganzen Körper belasten. Auch Augentropfen lassen gezielt nur das Auge behandeln, oder eine gasförmige Formulierung kann verwendet werden, um Wirkstoffe gezielt nur zur Lunge zu befördern.

Neuere Ansätze nutzen Antikörper, um Wirkstoffe gezielt zu Krankheitsherden zu leiten. Formulierungen können aber auch auf andere Weise das Nutzen-Risiko-Profil beeinflussen. So können Kapseln die Wirkstoffe sicher durch den Magen geleiten, so dass die Wirkstoffe dort nicht dem hohen Säuregehalt ausgesetzt sind. Eine weitere wichtige Funktion von Formulierungen ist die Steuerung der Wirkstofffreigabe im Körper. So können spezielle Formulierungen entwickelt werden, die den Wirkstoff in definierten Mengen über einen längeren Zeitraum freisetzen. Die Steuerung der Wirkstoffkonzentration ist eine wichtige Funktion, da die Anpassung der Wirkstoffmenge, der Dosis, neben dem Wirkstoff selber wohl die wichtigste Einflussmöglichkeit ist, die Überlappung zwischen gewünschter und tatsächlicher Wirkung zu maximieren.

Die Dosis macht das Gift

In der öffentlichen Diskussion ist die Frage nach der Dosis ein häufiges Missverständnis zwischen naturwissenschaftlich geschulten Mitbürgern und dem größeren Rest. Menschen neigen dazu, die Welt in Entweder und Oder einzuteilen. Ein Ding hat eine inhärente Eigenschaft, die in Bezug auf etwas entweder positiv oder negativ ist. Für den Naturwissenschaftler ist ein einzelnes Molekül aber eigentlich immer unbedeutend. Es hat überhaupt keine Eigenschaften in Bezug auf einen Organismus. Sämtliche Prozesse in der Chemie, Biologie, Physiologie werden über Konzentrationen, also über die Anzahl von Molekülen in einem bestimmten Volumen, gesteuert. Unterhalb einer gewissen Konzentration wird ein Prozess gar nicht erst angestoßen, oberhalb einer Konzentration kommt es zu einer Sättigung und es passiert auch weiter nichts. Würde immer nur ein einziges Spermium auf die Reise zur Eizelle geschickt werden, wäre die Wahrscheinlichkeit, dass die Mission erfolgreich verläuft, bei ungefähr null. Biologen können nicht anders denken. Und Ärzte auch nicht. Nach gängigen Richtlinien gilt ein Mann als unfruchtbar, wenn er nicht wenigstens 20 Mio. Spermien pro Erguss auf den Weg bringt. Die Schwellenwerte, um einen Prozess anzustoßen, sind natürlich sehr unterschiedlich und für jeden Stoff gibt es verschiedene Schwellenwerte, um verschiedene Prozesse anzustoßen. Schwellenwerte können sehr niedrig sein z. B. bei Stoffen, die sich mit der Zeit anhäufen oder Mutationen verursachen, oder bei Viren, die sich sehr stark vermehren können, oder durch Amplifizierungseffekte des Immunsystems wie bei Allergenen. Aber es gibt keinen physiologischen Prozess ohne Schwellenwerte.

Das Missverständnis ist bedeutsam in vielen politischen Diskussionen, in denen es um Grenzwerte geht. Grenzwerte sind in der Regel so gesetzt, dass nichts passiert, also kein Prozess angestoßen wird. Die Restchemikalien in konventionellen Lebensmitteln beispielsweise können ohne gesundheitliche Bedenken verzehrt werden, da die Grenzwerte so gesetzt sind, dass die Restchemikalien keinen physiologischen Einfluss haben und dann immer nur in so geringen Konzentrationen im Menschen vorhanden sind, dass sie schneller abgebaut als wieder neu aufgenommen werden. Für einen Naturwissenschaftler ist das normal und die Restchemikalien haben keine Eigenschaften in Bezug auf den Körper. Wer nicht in diesen chemisch-biologischen Gleichgewichten denkt, hält Grenzwerte eher für einen zähneknirschenden Kompromiss zwischen gesundheitlichen und wirtschaftlichen Interessen. Etwas, das in großen Mengen schädlich ist, muss auch in geringen Mengen schädlich sein, nur halt entsprechend weniger. Dass sich die Eigenschaften eines Stoffes mit dessen Konzentration ändern, ist leider kein intuitives Konzept. Es lohnt aber, den Gedanken durchzuspielen, um besser nachvollziehen zu können, wie Nutzen und Risiken bei Arzneimitteln bewertet werden und welche große Bedeutung dabei der Dosis zukommt.

Es lässt sich nicht schöner und eingängiger formulieren als vom sprachgewaltigen Paracelsus, der aus unerfindlichen Gründen seinen wunderbaren Geburtsnamen Theophrastus Bombast von Hohenheim ablegte, und anno 1538 zu der Erkenntnis gelangte: „Alle Dinge sind Gift, und nichts ist ohne Gift. Allein die Dosis macht, dass ein Ding kein Gift ist."

Die „Botox-Spritze" illustriert dieses Prinzip aufs Trefflichste. Botulinustoxin ist ein Nervengift, das von Bakterien (*Clostridium botulinum*) gebildet wird. Es ist bereits in geringen Konzentrationen hochgiftig und war früher für die meisten Lebensmittelvergiftungen verantwortlich (lat. Botulus = Wurst). Die tödliche Dosis für Menschen liegt bei etwa 0,1 µg. Das ist sehr wenig. Übersetzt heißt diese Menge, dass schlanke 75 g ausreichen würden, um die gesamte Weltbevölkerung tödlich zu vergiften. Dennoch wird Botulinum nicht nur erfolgreich in der Kosmetik verwendet, sondern auch für medizinische Anwendungen etwa um Bewegungsstörungen, Spastiken oder extremes Schielen zu behandeln. Lokal gespritzt ist es überaus gut verträglich und wirksam, wenn man das Arzneimittel hoch genug verdünnt. Hier kommt beides zusammen: eine Formulierung, die eine lokale Anwendung erlaubt, und ein Wissen um die Dosis-Wirkungs-Beziehung. Neben der toxischen Dosis und der therapeutisch oder kosmetisch wirksamen Dosis gibt es noch eine komplett unbedeutende Dosis. Wir alle sind nämlich schon mal mit *Clostridium botulinum* in Berührung gekommen, ohne es zu merken. Die „Biester" sind genauso omnipräsent wie andere Bakterien auch und so kommen wir selbstverständlich auch mit einzelnen Molekülen des Gifts in Berührung. Damit es aber eine wirksame Menge des Gifts produzieren kann (auch 0,1 µg sind sehr viele Moleküle), benötigt das Bakterium *Clostridium botulinum* eine eiweißreiche und sauerstofffreie Umgebung. Etwa Fleischkonserven.

Es gilt für alle Arzneimittel, dass unterschiedliche Konzentrationen auch zu unterschiedlichen Wirkungen führen, und nicht nur dass ein und dieselbe Wirkung durch unterschiedliche Konzentrationen stärker oder schwächer wird. Aspirin, in geringer Dosis verabreicht, beugt Arteriosklerose vor und kann chronisch ohne Nebenwirkungen auf den Magen-Darm-Trakt eingenommen werden. Es hilft in den Mengen aber überhaupt nicht bei Kopfschmerzen. Die relevanten Mengen für Kopfschmerz- und Fiebertherapie können wiederum nicht für die Blutverdünnung verwendet werden.

Die Behörden nehmen die Frage nach der Dosis sehr ernst und eine gute Begründung für eine Dosis ist entscheidende Voraussetzung, um überhaupt klinische Studien machen zu dürfen. Für die Arzneimittelentwicklung ist die Dosis neben der chemischen Optimierung der Leitsubstanz und der Formulierung die entscheidende Stellschraube, um gewünschte Wirkung und tatsächliche Wirkung optimal aufeinander abzustimmen.

Das Auffinden der optimalen Dosis ist dann auch eine der großen Herausforderungen in den Sicherheits- und Wirksamkeitstests.

Sicherheit und Wirksamkeit

Im Gegensatz zum Qualitätskapitel im Dossier mit dem Fokus auf der Substanzcharakterisierung und der langfristigen reproduzierbaren Herstellung sind die Kapitel zur Sicherheit und Wirksamkeit Experimente, die eine Hypothese testen. Die Hypothese lautet immer: Das Arzneimittel hat am Ende mehr Nutzen als Risiken. Hier will man am Ende eine definitive Antwort erhalten. Die umfangreichen Datenanforderungen, auf Basis derer die Behörden dann über die Zulassung entscheiden, werden später in diesem Kapitel beschrieben. Zunächst werden die Methoden, die zur Auswahl stehen, um diese Daten zu erheben, diskutiert. Die Auswahl besteht aus: Tierversuchen, Versuche im Reagenzglas und klinische Studien am Menschen.

Tierversuche

Die Menschen wussten insgeheim immer schon, dass sie den Tieren ähnlicher sind, als ihnen lieb ist. Da zu allen Zeiten und in allen Kulturen das Sezieren von Toten als unwürdig empfunden wurde, haben in der Medizin Tiermodelle immer schon Pate gestanden, um anatomische und pathologische Vorgänge zu verstehen. In der Arzneimittelentwicklung werden Tiere auf zwei verschiedene Weisen verwendet: als Modell für die Wirksamkeit und als Testsystem für die Sicherheitsprüfungen. Als Modell für die Wirksamkeit wurden Tiere auch schon zu Zeiten der physiologischen Medizin (Kap. 5) routinemäßig eingesetzt. Im Beispiel mit den Kanarienvögeln in Kap. 4, sogar massenweise, um systematisch Wirkstoffe und Dosis zu optimieren. Die systematische Verwendung von Tieren in der Sicherheitsprüfung, also im systematischen Austesten von toxischen Wirkungen, ist hingegen eine relativ junge Erfindung. Es war bis in die

1950er-Jahre üblich, die Verträglichkeit von Arzneimitteln direkt an Menschen zu testen. Typisch war das Vorgehen der Firma Bayer, die sich 1898 daranmachte, das altehrwürdige Morphium zu optimieren. Bayer testete zunächst verschiedene Varianten an Mäusen und fand schließlich ein Acetyl-Derivat mit erstaunlichen Wirkeigenschaften. Toxikologische Prüfungen, also Tests auf giftige Nebenwirkungen, waren aber nicht vorgesehen. Im Gegenteil, man war so überzeugt von den verbesserten Eigenschaften des Wirkstoffs für die Behandlung von Husten – Tuberkulose und Atemwegsbeschwerden waren zu der Zeit weitverbreitet – dass der neue Wirkstoff nicht ohne Stolz „Heroin" getauft wurde. Sehr spezifische Wirkung auf die Lunge, keine erkennbaren Auswirkungen auf den Rest des Körpers. Die Substanz wurde sofort klinisch getestet. Und klinische Tests damals hieß, die Substanz ein paar interessierten Ärzten zuzuschicken, die sie dann an ein paar Patienten in einem Krankenhaus oder in der Praxis ausprobierten. Die veröffentlichten dann ihre Beobachtungen in Fachzeitschriften, so dass wiederum mehr Ärzte interessiert wurden. Alle waren begeistert und Heroin war für die nächsten 25 Jahre frei in Apotheken verkäuflich, bis es dann doch auffiel, dass viele Patienten eine starke, medizinisch nicht vertretbare Abhängigkeit entwickelten, und das Produkt vom Markt genommen wurde.

Andere Arzneimittel wurden auf Nebenwirkungen in Irrenanstalten oder an Strafgefangenen getestet. Waren diese direkten Menschenversuche anfänglich noch mit Skrupeln behaftet und wurden eher als unschöne Notwendigkeit betrachtet, wurden Menschenversuche von den Nationalsozialisten systematisch zum Verbrechen umfunktioniert. Die gerade neuentwickelten Sulfonamide, die sich als wertvolle Antibiotika erwiesen hatten, sollten daraufhin getestet werden, ob sie nicht geeignet seien, bei verwundeten Soldaten die Wundinfektionen zu stoppen und so eine Amputation zu verhindern. Um die Wirkung an infizierten Wunden zu testen, wurden Frauen aus dem KZ Ravensbrück die Waden aufgeschnitten und mit Holz oder Glassplittern infiziert. In Buchenwald und Sachsenhausen wurden Häftlinge mit Fleckfieber und Malaria infiziert, um Impfstoffe zu testen. Als im Nürnberger Prozess diese und andere Gräueltaten ans Licht kamen, wurden Nebenprozesse angestrengt, einer davon, der sich nur mit Menschenversuchen befasste. Die Ergebnisse der Untersuchungen endeten nicht nur in Richtersprüchen gegenüber den Verantwortlichen, sondern mündeten auch in den sogenannten Nürnberger Kodex, der später in die „Deklaration von Helsinki" eingearbeitet wurde und damit zu internationalem Recht wurde.

Als wichtigstes Leitprinzip wurde im Nürnberger Kodex festgehalten, dass klinische Studien nur nach Einwilligung der Probanden durchgeführt werden dürfen. Gleich danach kommt aber auch die Verpflichtung, dass Arzneimittel, bevor sie Menschen gegeben werden, erst an Tieren zu testen seien. Damals war man auch noch sehr überzeugt davon, dass Tiere geeignete Modelle seien, um den Menschen zu verstehen. Schließlich konnte man Rinderinsulin verabreichen, um den Zuckerspiegel von Diabetikern zu regulieren. Und Tiermodelle haben Pate für die wichtigsten Durchbrüche und Erkenntnisse über menschliches Verhalten und Physiologie gestanden. Vom Pawlowschen Reflex bis zur Herzaktivität ist alles übertragbar. Es war also mehr als naheliegend, zu erwarten, dass Tiere auch für die toxikologischen Prüfungen von Arzneimitteln geeignet seien. Diese Vermutung wurde später noch durch die vergleichende Genanalyse bestätigt und es wurde gezeigt, dass die Gene zwischen Mensch und Maus tatsächlich zu 95 % identisch sind. Gegenwärtig bekommt dieses Bild jedoch erhebliche Risse. Zum einen sind die ethischen Bedenken in den letzten 70 Jahren gewachsen, zum anderen die wissenschaftlichen. Wenn sich auch die Gensequenzen zwischen Mensch und Maus sehr ähneln, ist die funktionale Verwandtschaft der Gene weniger gut geklärt und geschätzt wird hier eine ca. 80 %ige Verwandtschaft. Eine der wichtigsten Krankheitsprozesse sind Entzündungen. Wenn man nun aber die Expressionsmuster von Genen bei Mensch und Maus bei Entzündungsprozessen vergleicht, ergibt sich so gut wie überhaupt keine Übereinstimmung. Insgesamt zeigt sich, dass Effekte, die in Tieren beobachtet werden, zu ungefähr nur 50 % auch im Menschen auftreten (Schätzungen variieren je nachdem, ob man Tierversuche moralisch verwerflich oder wissenschaftlich für unabdingbar hält, erheblich; Kap. 9 über Personalisierung zu Gründen der schlechten Übertragbarkeit). Zyniker behaupten, dass man dann ebenso gut eine Münze werfen könne, um zu entscheiden, ob eine Nebenwirkung relevant für den Menschen sei oder nicht. Dem erwidern die Tierexperimentatoren, dass 50 % weit besser als nichts sei. Immerhin sind wir in der Hälfte aller Fälle gewarnt, was passieren kann. Die Seiten stehen sich unversöhnlich gegenüber und übertrumpfen sich gegenseitig mit Argumenten, um die sofortige Einstellung von Tierversuchen zu fordern oder ihnen auf Ewigkeit Absolution zu erteilen.

Der Alltag hingegen, wie immer, ist sehr viel pragmatischer. Der britische Pharmakologe William Carey formuliert es so: Wenn von vier Arzneimitteln A alle Ratten, Mäuse und Hunde tötet, B alle Hunde und Ratten, C alle Mäuse und Ratten und D alle Tiere fröhlich am Leben lässt, welches Arzneimittel würde man im klinischen Versuch nehmen wollen?

Man kann noch so sehr von den Schwierigkeiten der Übertragbarkeit der Ergebnisse überzeugt sein, wenn man als Behörde und Unternehmer die Entscheidung treffen muss, das Arzneimittel erstmals an Menschen zu testen, nimmt man D. Der Einsatz von Tierexperimenten ist keine ideologische Frage, sondern, wie immer bei Arzneimitteln, eine Frage, Nutzen und Risiken gegeneinander abzuwägen. Wenn die Daten aus Tierexperimenten auch nur ein klein bisschen helfen, die Risiken zu minimieren, so werden sie gemacht.

Aus Sicht der Arzneimittelentwicklung bedeutet eine 50 %ige Vorhersagbarkeit, dass viele Arzneimittelentwicklungen gestoppt werden, weil sie Nebenwirkungen in Tieren zeigen. Damit verlieren wir eine Unmenge an potentiell guten Wirkstoffen. Auf der anderen Seite bedeutet es aber auch, dass schwerwiegende Nebenwirkungen, die im Tierversuch nicht beobachtet werden, doch beim Menschen auftreten können, diese also nicht so geschützt sind, wie es wünschenswert wäre. Auch für die Wirksamkeitsprüfung ergibt sich ein ähnliches Bild: Erfolg im Tiermodell heißt noch lange nicht, dass es zu einem Erfolg beim Menschen kommt, und ein Misserfolg heißt auch noch nicht, dass es beim Menschen nicht doch wirken könnte. Es werden also viele gute Wirkstoffe nicht weiterentwickelt und viele schlechte in der Entwicklung weitergeführt. Das führt insgesamt zu einem sehr hohen Ressourcenverbrauch, nicht nur an Tieren sondern auch an Zeit und Geld. Nur ungefähr jedem fünften Arzneimittel, das in die klinischen Prüfungen an Menschen geht, wird auch eine Zulassung erteilt. Niemand hat ein Interesse an den hohen vergeblichen Ausgaben für die Entwicklung von Arzneimitteln, die auf dem Weg zur Zulassung scheitern, und alle sind bestrebt, die Situation zu verbessern. Sowohl die Industrie wie auch die Behörden nehmen begierig alle neuen Forschungsergebnisse auf und versuchen, die Vorhersagbarkeit von frühen Tests zu verbessern. Hierbei wird immer auf das jeweilige einzelne Arzneimittelentwicklungsprogramm geschaut. Das bestmögliche Tiermodell muss ausgewählt und Tests, die sich als überhaupt nicht prädiktiv erwiesen haben, werden gestrichen. Die Entwicklung, bestmögliche Testsysteme zu kreieren, die eine gute Vorhersagbarkeit für den späteren klinischen Erfolg bieten, ist also unabhängig von den ethischen Bedenken, geht aber mit diesen einher.

Im Jahr 1959 schlugen Russel und Burch in ihrem Buch über Menschenversuche bereits vor, auf Tierversuche wenn irgend möglich zu verzichten. Ihre 3R-Maxime – „reduce, refine, replace" – ist mittlerweile Gesetz geworden und die Fortschritte werden von eigenen Kommissionen bei den Überwachungsbehörden dokumentiert und eingefordert.

Reduce steht hierbei für die Reduzierung der Versuchstiere selbst, wenn es noch nicht möglich ist, den Versuch komplett zu ersetzen. So wurden Arzneien in der Vergangenheit massenhaft an Kaninchen getestet, um zu beobachten, ob die Arzneimittel die Augen reizen würden, wenn sie mit denen in Berührung kommen. Die Kaninchen werden hierbei so zwischen Gittern gezwängt, dass der Kopf hervorschaut und sie sich nicht die Augen reiben können. Das macht den Versuch zur Qual für die Tiere, selbst wenn die Testsubstanzen die Augen nicht reizen. Die Alternative, ein Test an Hühnereiern, erlaubt nun ein sehr effizientes Vorscreening, so dass der Kaninchentest stark reduziert werden konnte.

Refine steht dafür, Schmerzen und Stress der Tiere während der Experimente zu verringern. Um die Startdosis für die Menschenversuche zu ermitteln, war früher ein sogenannter LD50-Wert verpflichtend. LD50 steht für die Dosis, bei der 50 % der Tiere sterben. Das ist ein brutales Verfahren und die Anforderung wurde gestrichen, so dass Unternehmen nun mehrere Möglichkeiten haben, ihre Startdosis zu begründen.

Replace, also der komplette Ersatz von Tierexperimenten durch andere Methoden, ist selbstverständlich das Ziel. Alle Impfstoffe und Formulierungen, die gespritzt oder als Infusion verabreicht werden, müssen auf sogenannte Pyrogene getestet werden. Das sind Verunreinigungen oder Stoffe, die Fieber hervorrufen. Früher war es Vorschrift, diese Arzneimittel Kaninchen zu spritzen und zu beobachten, ob deren Temperatur daraufhin steigt. Heutzutage gibt es einen zuverlässigen Test, der pyrogene Eigenschaften über die Reaktion von Immunzellen im menschlichen Spenderblut aufspürt.

Insgesamt konnten Tierversuche so über die Jahre erheblich verringert werden wie auch die Ärzte gegen Tierversuche konstatieren. Zwischen 2006 und 2013 wurden die Tierversuche um knapp 30 % reduziert. Im Jahr 2014 wurde die Zählmethodik geändert, aber in der gleichen Kategorie „gesetzlich vorgeschriebene Tierversuche" ging die Anzahl der Tierversuche zwischen 2014 und 2016 um weitere 15 % zurück.

Um die 3R-Prinzipien zu verwirklichen, aber vor allem um die Effizienz der Arzneimittelentwicklungsprogramme zu verbessern, indem rechtzeitig nur die erfolgsversprechenden Substanzen herausgefiltert werden, hat es in den letzten Jahren eine regelrechte Explosion an neuen Testsystemen gegeben. Diese sogenannten In-vitro-Tests, also Tests, die im Reagenzglas ausgeführt werden können anstatt „in vivo", also im Organismus (Mensch oder Tier), werden mehr und mehr flankiert von In-silico-Simulationen, also Ergebnissen, die sich aus Berechnungen im Computer ergeben.

In-vitro-Tests

Die Stammzellforscher unter den Biologen wussten schon immer, wie man in die Schlagzeilen kommt. Ernst Haeckel postulierte 1877, dass der ganze Mensch aus einer einzigen Stammzelle hervorginge. 1968 wurde die erste Eizelle künstlich befruchtet und das erste künstlich befruchtete Baby erblickte 1978 das Licht der Welt. Im Juli 1996 wurde das Klonschaf Dolly geboren und im Jahr 2006 konnte gezeigt werden, dass man Stammzellen aus einzelnen Geweben so umprogrammieren kann, dass aus ihnen wieder embryonale Stammzellen werden. Jedes dieser Ereignisse beschäftigte die Laienpresse für Wochen und die Diskussion reichte häufig bis in die Parlamente hinein. Etwas weniger spektakulär kam im Jahr 2009 eine Veröffentlichung in der Fachzeitschrift *Nature* unter dem Titel „Single lgr5 gut stem cells build crypt-villus structures in vitro without a stromal niche" daher. Eine Utrechter Forschungsgruppe um Hans Clevers hatte eine Methode beschrieben, mit der Stammzellen aus Geweben von Erwachsenen im Reagenzglas wieder so zum Wachsen gebracht werden konnten, dass sie ganze Miniorgane bildeten. Wenn auch die großen Schlagzeilen ausblieben, so hat die Methode längst Einzug in die Arzneimittelentwicklung erhalten. Die Miniorgane können verwendet werden, um die Wirkungen von Arzneimitteln auf komplexe Systeme in vitro zu testen.

Miniorgane wurden schon erfolgreich für In-vitro-Tests eingesetzt und sind für die Zukunft sehr verheißungsvoll. Gewöhnliche Zellkulturen werden aber schon lange und erfolgreich verwendet. Und die Verwendung einzelner humaner Moleküle als Testsystem ist bereits zur Routine geworden. Es ist heutzutage möglich, beinahe jedes beliebige Molekül des Körpers im Labor exakt nachzubauen. Auf diese Weise lässt sich testen, ob beispielsweise ein neuer Wirkstoff an einem Herzrezeptor bindet oder nicht. Diese Modelle, an welche Moleküle im Körper der neue Wirkstoff bindet, lassen sich sowohl für die Sicherheitsprüfung wie auch für die Wirksamkeitsprüfung verwenden. Um sie für die Wirksamkeitsprüfung zu verwenden, muss selbstverständlich ein mechanistisches Krankheitsmodell vorliegen, also ein Verständnis davon, welche molekularphysiologischen Prozesse im Körper die Ursache für die Indikation sind. Um zu beurteilen, was unter Wirksamkeitstests oder Sicherheitstests fällt, ist die Indikation ausschlaggebend. Bindung an den Herzrezeptor kann für eine Indikation einer Herzkrankheit Wirksamkeit bedeuten, aber für eine Indikation wie z. B. Depression ein ernsthaftes Sicherheitsrisiko darstellen. Auch das Verhalten in der Leber, die für Veränderungen und Abbau von Stoffen zuständig ist, und anderen Organsystemen lässt sich besser und besser über geeignete Testsysteme verstehen. Die Testsysteme werden immer kleiner, immer automatisierter, so dass vieles parallel getestet werden kann, und immer realistischer. Neben Standardsystemen zum Testen gibt es auch Dienstleister, die sich darauf spezialisiert haben, bestimmte Testsysteme für das Entwicklungsprojekt neu zu entwickeln und maßzuschneidern.

Der Anstieg von In-vitro-Testsystemen ist noch erstaunlicher als die Verringerung von Tierexperimenten. Laut einer großen britischen Studie von Goh und Kollegen aus dem Jahr 2014 wurden noch in den 1980er-Jahren so gut wie keine In-vitro-Testsysteme in der Arzneimittelentwicklung verwendet. Der Durchbruch kam dann in den 1990er-Jahren und zwischen 1995 und 2013 hat sich die Nutzung von In-vitro-Tests vertausendfacht. Es gibt weltweit kein einziges Pharmaunternehmen mehr, das auf derartige Testsysteme zur Optimierung des Entwicklungsprogramms verzichtet. Auf der anderen Seite gibt es bis heute aber auch keine Behörde, die eine klinische Studie erlauben würde, ohne dass tierexperimentelle Daten vorliegen.

Klinische Studien

Im Gegensatz zu Tierversuchen, die lediglich registriert werden, müssen klinische Prüfungen angemeldet und genehmigt werden. Es sind zwei Genehmigungen nötig. Die Arzneimittelbehörde muss bestätigen, dass der potentielle Nutzen die Risiken der Prüfungen überwiegt, und die Ethikkommission muss bestätigen, dass der Menschenversuch ethisch gerechtfertigt ist.

Die klinische Prüfung steht zwar am Ende des Entwicklungsprogramms, muss aber von Anfang an mitgedacht werden. Die tierischen wie auch die In-vitro-Testsysteme müssen sinnvoll auf die gewünschte Indikation ausgerichtet werden. Es sind jahrelange Vorarbeiten, die nur auf diesen einen großen Moment, der Erstanwendung am Menschen, hinauslaufen. Alles, was zuvor getan wurde, die Etablierung eines Herstellungsverfahrens, die Charakterisierung des Wirkstoffes, die In-vitro- und In-vivo-Tests auf Sicherheit und Wirksamkeit im Reagenzglas und im Tier dienen lediglich der Vorbereitung dieses einen großen Augenblicks, in dem sich die Zukunft des gesamten Projekts entscheidet. Traditionellerweise werden die klinischen Prüfungen in drei Phasen unterteilt. In der ersten Phase wird das neue Arzneimittel nur wenigen Gesunden gegeben, um die Verträglichkeit zu prüfen und die tolerierbare Dosis herauszufinden. In der nächsten, der zweiten Phase, werden dann wenige Patienten genommen. Hier wird die Dosis optimiert und nach der Wirksamkeit geschaut. Diese Phase ist sehr kritisch, weil danach entschieden werden muss, ob die Phase 3 angegangen wird. Die Phase 3 sind extrem aufwändige, teure, große klinische Prüfungen, die häufig in mehreren Ländern parallel durchgeführt werden. Wie immer in der Arzneimittelentwicklung gibt es auch hier keine immergültigen Standards. Die Phase 1 kann beispielsweise auch an Patienten durchgeführt werden. Es muss von Fall zu Fall beurteilt und entschieden werden. Wenn klar ist, dass das Arzneimittel toxisch ist, aber dennoch aufgrund einer lebensrettenden Wirkung ein positives Nutzen-Risiko-Verhältnis aufweisen könnte, würde kein Mensch auf die Idee kommen, es zunächst an Gesunden zu testen. Das wäre ethisch nicht vertretbar.

Der große Unterschied zwischen der Phase 2 und der Phase 3 ist die Anzahl der Patienten. Studien der Phase 2 gelten als „explorativ". Hier wird getestet, ob das Arzneimittel wirksam ist, welche Dosis eine optimale Überlappung zwischen gewünschter und tatsächlicher Wirkung bietet und welche physiologischen Messwerte prädiktiv für die Indikation stehen. Aus der Phase 2 werden dann geeignete Hypothesen abgeleitet, die dann in der Phase 3 gezielt getestet werden. Das Kap. 5 über klinische Studien diskutiert die Studien der Phase 3.

Eine neue Entwicklung ist die sogenannte Phase 0. Die Idee ist hier, dass man aufgrund der heutzutage zur Verfügung stehenden hochempfindlichen Analysemethoden mit sehr niedrigen Wirkstoffmengen arbeiten kann. Studienteilnehmern werden dann sogenannte Mikrodosen verabreicht und das Verhalten im Körper untersucht. Durch diese Studien können viele Erkenntnisse über den Wirkstoff, wie er abgebaut wird, wie er mit den Zielorganen interagiert und so weiter, gewonnen werden. Da Dosierungen aber, wie oben diskutiert, selten eine lineare Konzentrations-Wirkungs-Beziehung haben, ist ein großer Durchbruch, z. B. die Verringerung der Tierexperimente, mit der Phase 0 noch nicht erzielt worden. Von einer klinischen Phase 4 spricht man, wenn Studien gemacht werden, obwohl das Arzneimittel bereits auf dem Markt ist. In dieser Phase wird systematisch Fragestellungen nachgegangen, die sich aus der Anwendung ergeben haben.

Datenanforderungen

Die Daten zur Nutzen- und Risikobewertung kommen also aus Experimenten am Tier, Experimenten im Reagenzglas und Experimenten am Menschen. Und aus allen drei Systemen lassen sich Erkenntnisse von sowohl Risiken wie auch Nutzen gewinnen. Der Nutzen ist dabei immer spezifisch in Bezug auf die gewünschte Wirkung, also der Indikation. Risiken hingegen sind sowohl allgemeiner Natur, z. B. ob ein Wirkstoff Mutationen verursachen kann und damit möglicherweise krebserregend ist, können aber auch speziell die Indikation betreffen, z. B. müssen Wechselwirkungen mit anderen Arzneimitteln untersucht werden, die für die Indikation typischerweise noch verschrieben werden.

Während früher, noch bis in die 1970er-Jahre hinein, ein Wirkstoff sich häufig eine Indikation in der klinischen Erprobung gesucht hat, ist ein modernes Entwicklungsprogramm von der ersten bis zur letzten Minute auf die Indikation zugeschnitten. Das beginnt bereits bei der Auswahl und Optimierung des Wirkstoffs, die mit einem Testsystem, das aussagekräftig für die Indikation ist, rausgefiltert werden, und endet bei der statistischen Auswertung der klinischen Daten.

Das Dossier selber ist nicht in ein Kapitel „Nutzen" und ein Kapitel „Risiken" getrennt. Im Dossier werden die Daten nach vorklinischen und klinischen Daten getrennt. Das ist für die Präsentation durchaus sinnvoll, da die vorklinischen Daten (In-vitro-Tests und Tierversuche) die Voraussetzung sind, um überhaupt klinische Studien machen zu dürfen. In der Praxis kommt es aber dennoch zu Überschneidungen und im Kontext einer Nutzen- und Risikobewertung unterstützen die vorklinischen Daten die klinischen Daten sowohl im Hinblick auf den Nutzen wie auch im Hinblick auf die Risiken. Die vorklinischen Daten haben drei wesentliche Ziele: 1) Die Startdosis für die klinischen Studien zu ermitteln, 2) das toxische Potential des Wirkstoffs abzuschätzen und schließlich 3) den „proof of principle", also den Nachweis, dass das vermutete Wirkprinzip funktioniert.

Die Dosisfindung

Um zu einer Nutzen-Risiko-Bewertung zu kommen, muss aus dem Dossier sehr deutlich werden, bei welcher Dosis welche positiven und negativen Effekte beobachtet wurden. Es müssen Daten vorgelegt werden, wie die Arznei vom Körper aufgenommen und wieder abgebaut wird, wie sie sich im Körper verteilt (ob sie beispielsweise sich in manchen Geweben bevorzugt befindet) und ob sie durch den Körper verändert wird. Gleichzeitig würde man wissen wollen, was die Substanz mit dem Körper macht. Zum Beispiel könnte man für ein Arzneimittel, das Herzinfarkte vorbeugen soll, Cholesterinspiegel in Tierversuchen messen. Der Zusammenhang zwischen Cholesterol und Herzinfarkt ist bekannt und der Stoff ist leicht zu messen. Wenn man hier eine Beziehung herstellen kann zwischen der eingesetzten

Wirkstoffmenge und dem Effekt auf Cholesterol, hätte man sowohl einen Hinweis, dass das Wirkprinzip funktioniert, wie auch einen ersten Anhaltspunkt für eine adäquate Dosis. Die Cholesterolkonzentration wäre ein sogenannter Biomarker für die Indikation. Man würde aber auch sehr pauschal nach anderen Veränderungen und Abhängigkeiten etwa im Blutbild oder auf einzelne Zelltypen achten.

Um nun die Dosis festzulegen, mit der man am Menschen prüfen kann, nimmt man das Tiermodell, das am empfindlichsten auf den Wirkstoff reagiert. Der Startpunkt ist dann die niedrigste Dosis, bei der es im Tiermodell keine Nebenwirkungen gegeben hat, oder aber die niedrigste Dosis, bei der man einen positiven Effekt gemessen hat, wenn es hier keine Nebenwirkungen gab. Per Faustregel wird dann die Konzentration auf den Menschen übertragen. Eine Faustregel könnte z. B. Milligramm des Wirkstoffs pro Kilogramm Körpergewicht sein. Wenn also bei einem 20 kg schweren Versuchstier mit 10 mg am Tag keine Nebenwirkungen beobachtet werden, dann können bei einem 80 kg schweren Menschen 40 mg am Tag genommen werden. Da Tier und Mensch aber durchaus unterschiedlich auf Arzneimittel reagieren und das oft in unvorhergesehener Weise, wird generell immer nochmal ein Sicherheitsfaktor eingebaut. Dieser Sicherheitsfaktor kann nach vorhandenem Wissen angepasst werden, ist ansonsten aber einfach pauschal 10, so dass die Startdosis des Beispiels bei 4 mg pro Tag liegen würde. Bei besonderer Gefahr, z. B. wenn man von einer möglichen allergischen Reaktion ausgehen muss, was bei allen biologischen Arzneimitteln der Fall ist (Kap. 8), sollte der Sicherheitspuffer wesentlich höher ausfallen. Im tragischen Fall der Firma TeGenero im Jahr 2006 hat auch das nicht gereicht. Die Startdosis ihres Wirkstoffs, TGN1412, zur Behandlung von Autoimmunerkrankungen lag im Menschen 500fach unter dem errechneten Wert für das Tiermodell. Dennoch kam es zu besonders schwerwiegenden Nebenwirkungen schon bei der ersten Spritze. Alle 6 Studienteilnehmer (gesunde junge Männer), die die für vollkommen unkritisch gehaltene Dosis erhalten hatten, erlitten innerhalb von 5 min nach Verabreichung eine derartig heftige Immunreaktion, dass die Organe versagten und alle tagelang in Lebensgefahr schwebten. Langzeitfolgen wie Autoimmunerkrankungen sind für alle sehr wahrscheinlich. TeGenero hatte sich an alle Vorschriften gehalten und das Arzneimittel wurde gewissenhaft unter Einhaltung aller Sicherheits- und Qualitätsstandards hergestellt. Der TeGenero-Fall ist so als drastisches Beispiel für Unterschiede zwischen Spezies, auch sehr nah verwandten Arten, in die Geschichte der Arzneimittelentwicklung eingegangen.

Toxikologie

Auch das toxikologische Programm ist eine Mischung aus In-vitro-Tests und Tierversuchen. Der Einfluss auf menschliche Zellen oder Rezeptoren, von denen man weiß, dass deren Blockade Vitalfunktionen beim Menschen stören würden, lassen sich bereits sehr gut in vitro testen. Für das zentrale Nervensystem, für Niere, Leber und Herz gibt es sehr gute etablierte Testsysteme. Insgesamt kommt man aber heutzutage weder beim Testen der Wirkung auf die Vitalfunktionen (zentrales Nervensystem, Atmung, Herzkreislauf) noch beim allgemeinen toxikologischen Programm ohne Tierversuche aus. Zum toxikologischen Standardprogramm gehören eine akute und eine chronische Toxizitätsprüfung. In der akuten wird getestet, was bei sehr hohen Konzentrationen passiert. Die chronische Studie muss hierbei den Zeitraum der klinischen Studie abdecken. Am Ende dieser Tests werden die Tiere tatsächlich auch seziert, um ein vollständiges Bild zu erhalten, welche schädlichen Wirkungen das Arzneimittel haben könnte. Während der Studien werden alle möglichen Gesundheitsparameter getestet wie Gewicht, Blutbild, Urintests, Elektrokardiogramme, Augentests und manches mehr. Das wird jeweils in verschiedenen Dosisstärken und auch gegen Placebo untersucht. Neben diesen sehr allgemeinen toxikologischen Prüfungen gibt es noch spezielle Untersuchungen, die ebenfalls vorgeschrieben sind. So wird das Arzneimittel auf sein Potential hin untersucht, Mutationen auszulösen oder anderweitig krebserregend zu sein. Der Einfluss auf Schwangerschaft, Fruchtbarkeit und Stillfähigkeit wird ebenso an Tieren getestet wie der Einfluss auf Heranwachsende. Weiterhin muss noch der Einfluss auf das Immunsystem untersucht werden und auf die sogenannte lokale Toxizität. Hierunter fällt z. B. die Testung auf Lichtempfindlichkeit, also ob das Arzneimittel unter Einwirkung von Licht sich verändert oder andere Reaktionen mit Körpermolekülen eingeht, als ohne Licht.

Proof of Principle

Neben einer Abschätzung der toxischen Wirkungen und einer Abschätzung der Startdosis für die ersten Versuche am Menschen, ist die Etablierung eines Wirkmechanismus ein drittes wichtiges Ergebnis der vorklinischen Studien. Es würde kein Unternehmer die sehr teuren und sehr zeitaufwändigen klinischen Studien angehen, wenn es nicht irgendeinen Hinweis darauf gäbe, dass sie erfolgreich verlaufen könnten. Für die Behörden ist das auch ein wichtiger Aspekt, um die klinischen Studien überhaupt zu genehmigen. Wenn die Hoffnung die einzige Aussicht auf Erfolg ist, kann es keine positive Nutzen-Risiko-Bewertung geben. Hinweise darauf, dass es einen Wirkmechanismus gibt, können über In-vitro-Studien gewonnen werden oder im Tiermodell. Hierbei muss ein Tiermodell nicht das komplette Krankheitsbild wiedergeben, es würde ausreichen, wie oben für Cholesterin beispielhaft beschrieben, dass Biomarker, die im Zusammenhang mit dem Krankheitsbild stehen, positiv beeinflusst werden.

In den frühen klinischen Studien (Phase 1 und 2) liegt der Schwerpunkt darauf, genau diese drei Punkte – Dosis, Verträglichkeit und Proof of Concept – im Menschen zu wiederholen und zu bestätigen, beziehungsweise zu korrigieren, um dann zu entscheiden, ob man hier die großen und teuren klinischen Prüfungen der Phase 3 angehen mag. Es ist zwar nicht verpflichtend, aber doch sinnvoll und gängige Praxis, sich spätestens nach der Phase 2 mit den Behörden zusammenzusetzen und gemeinsam die Erfolgsaussichten großer konfirmatorischer Studien zu diskutieren. Kleinere Unternehmen sind gar nicht in der Lage, große Studien zu managen und zu finanzieren. Auch für sie ist daher der Abschluss der Phase 2 entscheidend, um ihre Entwicklung an ein großes Unternehmen weiterzuverkaufen. Das Kap. 5 diskutiert gesondert die großen konfirmatorischen klinischen Studien.

Die Entscheidung – die Nutzen-Risiko-Abwägung

Es ist angerichtet. Das Dossier liegt mit allen Daten auf dem Tisch bei der Behörde. Es fasst viele Jahre Entwicklungsarbeit zusammen und Investitionssummen von bis zu 2 Mrd. Euro. Es kommt zur Zusammenschau aller Daten und eine Entscheidung muss getroffen werden, ob die Nutzen die Risiken überwiegen und das Arzneimittel zugelassen werden darf. Es gibt keine Methode, die einfach alle Daten zusammenfasst und dann ganz objektiv ein Ergebnis ausspuckt. Es ist auch nicht so, dass ein Verwaltungsbeamter eine Checkliste durchgeht und am Ende ist entweder alles abgehakt oder es sind noch ein paar Punkte offen. Der Prozess, hier zu einer Entscheidung zu kommen, ist komplex und es sind immer viele Experten von den Behörden mit eingebunden, bisweilen werden andere Fachleute z. B. Spezialisten von Universitäten noch zu Rate gezogen. Es gibt Fachleute für die klinischen Daten, für die vorklinischen Daten und für die Qualitätsdaten. Dann wiederum gibt es Fachleute für einzelne Indikationen.

Bei Krebs sind ganz andere klinische Kenntnisse gefragt als bei Depression. Um die Qualität eines Arzneimittels wiederum zu beurteilen, ist es unerheblich, für welche Indikation es verwendet wird. Aber auch hier gibt es verschiedene Spezialisierungen. Die Qualität eines Impfstoffes zu beurteilen, ist ganz anders als die eines kleinen chemischen Moleküls. Und so wird das Dossier an Experten verschiedener Spezialisierungen zur Beurteilung gegeben. Es werden dann offene Punkte und Bedenken gesammelt und Fragen an den Hersteller geschickt, der dann die Möglichkeit bekommt, diese noch zu beantworten. Am Ende kommen alle Begutachter zusammen und fällen auf Basis der Daten im Dossier und der erhaltenen Antworten eine Entscheidung.

Der Entscheidungsfindungsprozess hat durchaus auch eine intuitive Komponente. Seit einigen Jahren versucht die europäische Zentralbehörde, den Prozess stärker zu systematisieren, und verlangt, dass alle Behörden der Mitgliedsstaaten bei einer Beurteilung sämtliche Nutzen und Risiken tabellarisch erfassen. Nutzen wird hierbei definiert als alles, was gut für den Patienten ist, und Risiken als alles, was schädlich für den Patienten ist. Nutzen ist damit deutlich mehr, als nur die belegte Wirksamkeit in den klinischen Studien. Verringerte Nebenwirkungen gegenüber der Standardtherapie ist beispielsweise ebenfalls Nutzen. Für jeden Listeneintrag wird dann noch erfasst, welche Unsicherheiten mit dem jeweiligen Nutzen und den Risiken verbunden sind.

Wenn z. B. der Nutzen ein Absinken der Fettwerte im Blut ist, so wäre die Übertragbarkeit dieser belegten Wirksamkeit auf die tatsächliche Verringerung des Herzinfarktrisikos eine Unsicherheit. Ebenso könnte man sich fragen, inwieweit die Ergebnisse der Studiengruppe die Gesamtpopulation, für die das Arzneimittel in Frage kommt, widerspiegelt. Wenn z. B. ein Ausschlusskriterium, an der Studie teilzunehmen, war, dass man Nichtraucher ist, so stellt das eine Unsicherheit für die Übertragbarkeit der Ergebnisse auf die Gesamtpopulation dar. Eine weitere Unsicherheit wäre die Übertragbarkeit von der Dauer der Studienergebnisse auf die Dauer der Einnahme unter Echtbedingungen. Wenn die Studie beispielsweise die Einnahme des Arzneimittels über ein Jahr verfolgt hat, in der Praxis aber die Patienten das Mittel ein Leben lang nehmen müssen, so würde auch das eine Unsicherheit darstellen. Von einigen Arzneimitteln ist beispielsweise bekannt, dass eine Toleranz entwickelt wird und sie nach einiger Zeit einfach nicht mehr wirken.

Da die großen konfirmatorischen Studien viel zu groß sind, um von einem einzelnen Studienzentrum durchgeführt werden zu können, ist die Konsistenz der Daten zwischen den Studienzentren ein häufiges Problem.

Sollten diese in wesentlichen Punkten voneinander abweichen, stellt das wiederum eine neue Unsicherheit dar. Kritische Fragen zum Nutzen betreffen immer auch die Untergruppen in den jeweiligen Studien. Soweit die Daten es hergeben, schaut man bei Untergruppen, ob es hier Diskrepanzen gibt. Hier fragt man sich, ob es besondere Nutzen oder Risiken für bestimmte Gruppen gibt, etwa für alte Menschen, Menschen mit Leber- oder Nierenschäden, bestimmte Ethnien, oder ob verschiedenen Altersgruppen unterschiedlich auf das Arzneimittel reagiert haben und ob die Dosis für alle Untergruppen gut gewählt war.

Der Nutzen wird nicht nur qualitativ bewertet, sondern, soweit wie möglich, auch quantitativ. Man will wissen, wie groß der Effekt zwischen den verglichenen Gruppen ist. Mögliche Unsicherheiten sind hier die verwendeten statistischen Methoden, um den Effekt zu belegen. Wenn diese vom Standardverfahren abweichen, ohne dass das überzeugend begründet ist, wird das ebenfalls als Unsicherheit vermerkt. Damit hängt die Frage zusammen, ob der beobachtete Effekt auch klinisch relevant ist. In großen klinischen Studien lässt sich mit statistischer Gewissheit feststellen, dass ein Arzneimittel den systolischen Blutdruck im Durchschnitt um 5 mmHg senkt. Es ist bei weitem nicht klar, ob das auch einen klinischen Effekt hat, also tatsächlich zu weniger Krankheit und längerem Leben führt. Je kleiner der vermutete klinische Effekt umso weniger Risiken sind für das Arzneimittel tolerierbar.

Bei der Erfassung der Risiken spielen die Nebenwirkungen eine große Rolle. Eine wichtige Frage ist hier, ob tatsächlich alle möglichen Risiken erfasst wurden. Hinweise auf weitere Nebenwirkungen erhält man häufig durch den Vergleich mit Arzneimitteln, die chemisch ähnlich sind oder in die gleichen physiologischen Prozesse eingreifen. Besonders schwerwiegende Nebenwirkungen, z. B. Tod, werden eingehend diskutiert. So ist es durchaus wahrscheinlich, dass bei einer Studiendauer von einem Jahr mit 5000 Studienteilnehmern von diesen einzelne versterben, ohne dass das mit dem Arzneimittel zusammenhängt. Es kann schwierig sein, hier einen Kausalzusammenhang auszuschließen. Die Unsicherheit erhöhen würde es, wenn mehr Menschen in der Arzneimittelgruppe verstorben sind als in der Vergleichsgruppe. Die Unsicherheit wäre hingegen verringert, wenn mehr Menschen in der Placebogruppe spontan verstorben wären. Die Unsicherheiten erhöhen würde es, wenn in einer Gruppe mit hoher Dosis mehr Menschen an schweren Nebenwirkungen leiden, die Unsicherheit verringern würde der umgekehrte Fall. Weitere Risiken, die abgedeckt werden müssen, sind noch die Möglichkeit des Missbrauchs oder gar der Abhängigkeit sowie mögliche Wechselwirkungen mit anderen

Arzneimitteln. Auch diese Risiken werden bewertet, um abschätzen zu können, wie wahrscheinlich ihr Auftreten ist. Am Ende kommen alle Gutachter zusammen und diskutieren ausführlich die Ergebnisse und die damit verbundenen Unsicherheiten, um so zu einer Entscheidung zu kommen.

Praktisch wurde dieser Prozess von der EMA, der zentralen europäischen Arzneimittelbehörde, 48-mal im Jahr 2017 durchgeführt. In 37 Fällen gab es positive Nachrichten für die Hersteller, in 6 Fällen wurde der Antrag abgelehnt und in 5 Fällen wurde er vom Antragsteller zurückgezogen. Die 6 Ablehnungsfälle zeigen, wie bei der Bewertung vorgegangen wird. Die Frage nach dem Nutzen ist zentral, danach wird der Nutzen gegen die zahlreichen Risiken und Unsicherheiten abgewogen. In allen 6 Ablehnungsfällen war der Nutzen nicht sonderlich überzeugend, weshalb Risiken und Unsicherheiten schwer wogen. Es gab nur einen Fall, in dem überhaupt keine Wirksamkeit belegt werden konnte und daher kein Nutzen abzuwägen war. Der Fall ist aber durchaus interessant. Ein Nutzen konnte nur in einer Untergruppe der Studienteilnehmer gezeigt werden. Für die Gesamtgruppe war der Nutzen aber nicht belegt. Es ist dann nicht möglich, die statistischen Verfahren einfach auf die Untergruppe anzuwenden. Hier müsste der Hersteller dann eine neue Studie vorlegen, in der nur die Untergruppe betrachtet wird. Der Fall ist insofern interessant, als diese Untergruppenanalyse in die Entscheidung zur Preisgestaltung mit einfließt (Kap. 10). Ähnlich wie bei den Nebenwirkungen werden auch die Untergruppen streng bewertet, wenn es um den Nutzen geht, nicht aber wenn es um die Risiken (in diesem Fall erhöhte Preise für unwirksame Arzneimittel) geht.

In zwei weiteren Fällen wurde der Nutzen zwar belegt und die Nebenwirkungen schienen beherrschbar, aber die Inspektion der klinischen Stätten hatten erhebliche Mängel ergeben, so dass insgesamt dem Ergebnis nicht vertraut wurde. Auch die Art und Weise wie gewissenhaft sich an Vorgaben gehalten wird (Compliance), spielt demnach eine große Rolle, um die Risiken abzuschätzen. Eine schlampige Datenerfassung vergrößert automatisch die Unsicherheit über das berichtete Ergebnis (Kap. 7).

Ein weiterer Hersteller konnte ebenfalls nur einen geringen wirksamen Effekt nachweisen. Dieser Effekt wurde aber als nicht relevant angesehen im Vergleich zum Risiko, das sich aus den vorgelegten Daten zur Qualität ergab. Dem Hersteller wurde nicht zugetraut, das Arzneimittel reproduzierbar herzustellen.

In den letzten zwei Fällen ergab die Abwägung des Nutzens mit den zu erwartenden Nebenwirkungen ein negatives Urteil.

Es sind also durchaus verschiedene Gründe, die zu einer Ablehnung führen können. Wichtig ist immer die Zusammenschau der Daten, „the totality of data" wie es im Jargon heißt, die gegeneinander abgewogen werden müssen.

Die Lektüre dieses Kapitels mag dazu verleiten, anzunehmen, dass die Arzneimittelzulassung ein einziger gewaltiger Kraftakt ist, eine Einmalanstrengung, die in der Vorlage des Dossiers bei den Behörden gipfelt. Das ist aber mitnichten der Fall. Die hohen Anforderungen an die Pharmaindustrie werden durchgehend aufrechterhalten. Dies geschieht durch sogenannte Compliance-Regeln, die im nächsten Kapitel (Kap. 7) beschrieben werden.

7

Compliance – die große Risikominimierung

Zusammenfassung Unternehmen müssen über die gesamte Lebensdauer eines Arzneimittels nachweisen, dass sich das Nutzen-Risiko-Profil nicht ändert. Die Unternehmenstätigkeiten, die das gewährleisten sollen, nennt man Compliance. Die regulatorische Zulassungspflege, die Pharmakovigilanz und die gute Herstellungspraxis sind wichtige Elemente der Compliance.

Das Dossier (Kap. 6) ist die Grundlage für die Nutzen-Risiko-Bewertung der Behörden. Es ist eine Art Vertrag zwischen Hersteller und Patienten, obgleich die Patienten (und nicht einmal deren Ärzte) den Vertrag nie zu sehen bekommen. Der Staat tritt hier als Mittler auf. Der Vertrag beschreibt detailliert die Bedingungen, unter denen das Arzneimittel mehr Nutzen als Risiken mit sich bringt. Eine Änderung dieser Bedingungen führt zu einer Änderung der Nutzen-Risiko-Bewertung. Änderungen sind immer ein Risiko. Eine Änderung, die spontan zu besserem Nutzen führt, gibt es nicht, da der Nutzen immer in aufwändigen Vergleichsstudien belegt sein muss (Kap. 5). Auf der anderen Seite sind Änderungen unausweichlich. Um die Risiken, die mit den unausweichlichen Änderungen einhergehen, zu beherrschen, wurde ein dichtes Regelwerk über die Pharmaindustrie gespannt, dessen Befolgung gemeinhin mit dem englischen Begriff „Compliance" bezeichnet wird. Zu Deutsch am besten mit „Regelnbefolgen" übersetzt.

In Deutschland ist Compliance spätestens seit dem großen Siemens-Skandal in aller Munde. Am 15. November 2006 gab es Großrazzien in Siemens-Büros in München und Erlangen. 4300 illegale Zahlungen wurden aufgedeckt. Die Ikone der Deutschen Industrie wankte, fiel aber nicht und steuerte komplett um. Compliance sollte nicht mehr nur ein Lippenbekenntnis sein, sondern täglich gelebt werden. Das Siemens-System gilt heute als vorbildlich. Die Süddeutsche Zeitung vermutet gar, dass Korruptionsforscher dereinst „von der Zeit vor und von der Zeit nach dem Siemens-Fall sprechen" werden. Siemens hatte nicht nur bei der Aufklärung intensiv mitgearbeitet und alle Missetäter zur Rechenschaft gezogen, sondern auch danach die richtigen Maßnahmen eingeleitet, damit sich ein solcher Skandal nicht wiederholt. Zu den Änderungen, die Siemens einführte, zählt der Aufbau eines Compliance-Management-Systems. Das System umfasst niedergeschriebene Prozesse, deren Einhaltung regelmäßig, auch von externen Experten, überprüft wird. Wichtige Funktionen wie der Zahlungsverkehr wurden zentralisiert und Genehmigungsverfahren für Unternehmensentscheidungen eingeführt. Am wichtigsten war aber die Änderung der Kultur. Compliance sollte gelebt werden. Hierzu wurden regelmäßige Mitarbeiterschulungen eingeführt, geschützte Wege für Verstoßmeldungen eingeführt und das Management lässt sich am Anspruch „nur saubere Geschäfte sind Siemens-Geschäfte" messen. Siemens ist seither von Skandalen verschont geblieben. Deutsche Bank und VW sind am Zuge.

Die Zeit vor dem Siemens-Skandal lässt sich damit beschreiben, dass die Mitarbeiter zwar wussten, dass Schmiergelder unfein sind, wenn dubiose Geschäftspraktiken aber Realität wurden, war niemand darauf vorbereitet und die Mitarbeiter mussten darauf nach eigenem Ermessen reagieren. Es war, als wäre man von seinem eigenen Geburtstag überrascht, obwohl man theoretisch weiß, dass er kommt. In der Nach-Skandal-Zeit sind alle Siemens-Mitarbeiter auf das seltene Ereignis „dubioser Geschäftsvorschlag" vorbereitet. Um im Bild zu bleiben: Der Geburtstag, das seltene Ereignis, das mit Gewissheit kommt, ist geplant. Man weiß, wie man ihn feiern möchte und mit wem. Alle Mitarbeiter reagieren jetzt gleich auf die Vorschläge dubioser Geschäftspraktiken, Siemens überlässt das nicht mehr dem Ermessen der Mitarbeiter, sondern spricht mit einer Stimme als Siemens.

Genau das bedeutet auch Compliance in der Pharmaindustrie. Man weiß, was man zu tun hat und alle Mitarbeiter handeln gleich. Man befolgt die Regeln. Der große Unterschied: Mitarbeiter in der Pharmaindustrie haben jeden Tag Geburtstag. Sie bereiten sich nicht vor auf ein seltenes Ereignis, sondern leben jeden Tag das Ereignis. Jeden Tag sehen sie sich einem möglichen Vertragsbruch ausgesetzt. Nicht durch Böswilligkeit irgendwelcher Akteure, sondern einfach dadurch, dass sich die Welt ändert und sich damit die umfangreichen Bedingungen, die Grundlage des Vertrags sind, ändern. Je nach strategischer Ausrichtung des Pharmaunternehmens arbeiten bis zu

50 % der Mitarbeiter in Compliance. Es hat sich ein gigantisches Kontroll- und Sicherheitsnetzwerk über die Arzneimittelhersteller gespannt. Allein für die Bereiche Zulassung und Pharmakovigilanz umfasst das Regelwerk für einen europäischen Unternehmer ca. 2000 Leitlinien, die Standards beschreiben, die zu erfüllen sind. Und täglich werden es mehr. Die zentrale europäische Arzneimittelbehörde, die EMA (European Medicines Agency), hat im Jahr 2017 über 5000 Dokumente veröffentlicht. Je nach Unternehmen sind davon ein paar Dutzend bis ein paar hundert von Bedeutung und müssen beachtet werden. Zudem kommt, dass die EMA nicht die einzige Behörde ist, die Dokumente mit Gesetzeskraft veröffentlichen kann. Unternehmen müssen alle Behörden der Länder, in denen sie Produkte auf dem Markt haben, verfolgen. Der Aufwand, der damit einhergeht, ist bemerkenswert. Jedes einzelne Pharmaunternehmen muss all diese Dokumente bewerten, um zu entscheiden, ob sie Vorgaben enthalten, die zu beachten sind. Die Vorgaben müssen verstanden werden, es muss überprüft werden, ob die gegenwärtigen Produkte und Verfahren noch damit in Einklang stehen und es muss entschieden werden, welche neuen Verfahren etabliert werden müssen, um neuen Vorgaben gerecht zu werden. Neue Vorgehensweisen müssen dann unternehmensweit kommuniziert und umgesetzt werden. Es ist ein kontinuierliches Sichhinterfragen, ob alles noch korrekt läuft, ein ständiges Nachjustieren und Verbessern. In diesem Kapitel werden beispielhaft die Regeln für die Zulassungspflege, für die Herstellung und für die Pharmakovigilanz diskutiert.

Zulassungspflege

Der Politbarde Wolf Biermann fasst sein eigenes Leben in seinem Gedicht „Bilanzballade im 50. Jahr" poetisch knapp zusammen: „Glücklich, wer das bringt: Man selber bleiben und ein Anderer werden. Verharren und trotzdem weitergehen." Er wird dabei nicht die Pharmaindustrie im Sinn gehabt haben, aber besser lässt sich das Dilemma nicht beschreiben. Auf der einen Seite muss alles exakt so bleiben, wie im Dossier beschrieben (Kap. 6), damit sich die Nutzen-Risiko-Bewertung nicht ändert. Auf der anderen Seite zerrt die Dynamik des Alltags am Produkt, an der Herstellung, am Unternehmen. Der eine Lieferant geht in die Insolvenz und der Rohstoff muss woanders her bezogen werden, der neue Laborleiter findet die Prüfmethode veraltet und der Produktionsleiter hat herausgefunden, dass ein paar tausend Euro im Jahr gespart werden könnten, wenn man die Herstellungsschritte 3 und 4 in umgekehrter Reihenfolge durchführt. Das neue Arzneimittel verkauft sich unerwartet gut, so dass die Produktion hochskaliert werden muss. Der CEO meint, dass es Zeit sei, eine neue Produktionsanlage zu bauen, und Patienten berichten von Nebenwirkungen, die zuvor noch niemand beschrieben hat. Die Firma wird verkauft und gehört nun jemand ganz anderem. Von der Konkurrenz werden ein paar Arzneimittel gekauft, für die man dann selber verantwortlich ist, dafür werden andere verkauft, damit die strategische Ausrichtung wieder stimmt.

All das und vieles, vieles mehr sind normale tägliche Vorkommnisse. Und all das sind Risiken. Es sind Änderungen, die die Nutzen-Risiko-Bewertung beeinflussen können. Es sind alles Abweichungen von den Beschreibungen im Dossier.

Für jede Änderung an der Beschreibung im Dossier muss nachgewiesen werden, dass sie das Nutzen-Risiko-Verhältnis nicht ändert. Am besten wäre es, nach jeder Änderung einfach eine klinische Studie durchzuführen und anhand der Ergebnisse zu zeigen, dass Nutzen und Risiken sich nicht verändert haben. Für größere Änderungen kann eine klinische Studie tatsächlich die einzige Möglichkeit sein. Normalerweise ist das aber wissenschaftlich nicht nötig, ethisch nicht zu begründen, zeitlich inakzeptabel und finanziell nicht zu stemmen. Daher bleiben die klinischen Prüfungen, die den Nutzen belegt haben, bevor das Arzneimittel auf den Markt kam, über die gesamte Lebensdauer des Arzneimittels der Referenzpunkt. Das heißt, dass die Herstellung und die Kontrollmethoden, die das Arzneimittel zum Zeitpunkt der klinischen Prüfung hatte, der Referenzpunkt für alle Änderungen an der Qualität ist. Für alle Änderungen, die danach kommen, muss gezeigt werden, dass sich die Qualität durch die Änderung nicht ändert und die klinische Prüfung wieder die gleichen Ergebnisse bringen würde.

Die Frage, wie lange man noch man selber bleibt, wenn man ständig ein anderer wird, wie lange man verharren kann, wenn man beharrlich weitergeht, ist philosophisch und wissenschaftlich sehr interessant. Im eher praktisch geprägten Alltag wird jede Änderung dahingehend bewertet, ob sie das Nutzen-Risiko-Profil ändern könnte. Wenn der Laborleiter die Testmethode ändert, um beispielsweise die Reinheit zu bestimmen, bevor das Arzneimittel für den Markt freigegeben wird, so lässt sich vermuten, dass sich das Arzneimittel selber nicht ändert und daher sich auch das Nutzen-Risiko-Profil nicht ändert. Das stimmt aber nicht. Denn eine neue Methode kann zu anderen Ergebnissen führen, was die Anzahl und Menge von Verunreinigungen angeht. Wenn der Laborleiter mit der neuen Methode beispielsweise eine bestimmte Verunreinigung nicht mehr nachweisen kann, so hat er keine Kontrolle mehr über diese Verunreinigung und kann nicht sehen, ob nicht irgendwann eine Charge Arzneimittel freigegeben wird, die nichtgenehmigte Mengen dieser Verunreinigung enthält.

Der Hersteller muss deshalb nachweisen, dass mit der neuen Methode alle Verunreinigungen noch genauso gut nachzuweisen sind wie vorher. In der Regel wird das dadurch gezeigt, dass beide Methoden die gleichen Ergebnisse mit den gleichen Proben zeigen.

Nun ist der umgekehrte Fall durchaus wahrscheinlicher, dass nämlich eine neue Methode neue Verunreinigungen zeigt. In diesem Fall müssen die gesamten Studien, die bei der Erstzulassung des Arzneimittels für Verunreinigungen gemacht wurden, auch für diese Verunreinigung nachgeholt werden. Die Verunreinigung muss genau charakterisiert werden und eventuell auch überprüft werden, ob sie mutagen oder krebserregend ist. Bei kleineren Änderungen in der Herstellung reicht es häufig, die Einhaltung der Spezifikation (Kap. 6) vor und nach der Änderung zu vergleichen, bei größeren Änderungen müssen unter Umständen tatsächlich klinische Studien gemacht werden, wenn sich Unterschiede in der Spezifikation zeigen oder andere Erkenntnisse darauf hindeuten, dass eine Gefahr besteht, dass sich das Nutzen-Risiko-Verhältnis geändert hat. Alle diese Änderungen müssen selbstverständlich den Behörden, die das Arzneimittel ursprünglich aufgrund einer positiven Nutzen-Risiko-Bewertung zugelassen haben, gemeldet werden.

Da die meisten Unternehmen ihre Arzneimittel in vielen Ländern verkaufen, multipliziert sich der Aufwand pro Behörde, mit der zu arbeiten ist. Alle Behörden folgen zwar in etwa den gleichen Inhalten – Qualität, Sicherheit, Wirksamkeit (Kap. 6) – und verlangen als Grundlage dafür immer ein Dossier. Im Detail unterscheiden sich die Anforderungen aber stark, so dass Unternehmen pro einzelner nationaler Zulassung ein Dossier für die entsprechende Behörde bereithalten.

Neben all diesen Änderungen, die von den Unternehmen selber initiiert werden (Änderung in der Herstellung, Rohstoffbeschaffung, Kontrollmethode etc.), gibt es noch Änderungen, die von den Behörden initiiert werden. Viele standardisierte Testverfahren für Arzneimittel oder Nebenwirkungen von Wirkstoffen werden zentral veröffentlicht und müssen dann auch im Dossier angepasst werden. Die Hersteller müssen daher nicht nur ihre eigenen Änderungen im Blick behalten, sondern auch die Vorschriften in jedem Land, in dem sie Arzneimittel vermarkten.

So findet ein reger und kontinuierlicher Austausch zwischen den Behörden und den Unternehmen statt. Das Dossier (Kap. 6) wird kontinuierlich angepasst und neu bewertet. Früher wurden diese Seiten dann auch tatsächlich physisch ausgetauscht. Der Aufwand dafür war beträchtlich. Bei rund 100.000 Zulassungen in Deutschland mit geschätzten durchschnittlich 10.000 Seiten pro Dossier sind immerhin 1 Mrd. Seiten

Papier zu verwalten. Vor der größten deutschen Behörde, dem BfArM (Bundesinstitut für Arzneimittel und Medizinprodukte), fuhren täglich ganze Laster voll mit Aktenordnern vor. Seit Beginn der 2000er-Jahre wird jedoch versucht, das Ganze elektronisch zu verwalten, was mittlerweile auch erfolgreich umgesetzt wurde.

Leider gibt es keine Zahlen über die Anzahl der Einreichungen bei Behörden weltweit. Im Jahr 2007/2008 haben jedoch die Behörden des Europäischen Wirtschaftraums in einer großen Studie alle Einreichungen zusammengezählt. Sie kamen auf stolze 383.264 Einreichungen in einem 12-Monats-Zeitraum. Davon betrafen knapp 327.000 Einreichungen die hier beschriebenen Änderungen. Da nur abgeschlossene Einreichungen gezählt wurden, ist die tatsächliche Korrespondenz, bei der es immer noch Rückfragen und Nachlieferungen gibt, sicherlich doppelt so hoch. Seit 2008 wurde zwar eingeführt, dass Änderungen gruppiert werden dürfen und eine Änderung für verschiedene Produkte gleichzeitig eingereicht werden darf, es gibt aber keine Zahlen darüber, ob diese Maßnahmen den Aufwand wesentlich reduziert haben.

Die Behörden lassen sich diese Kontrollfunktion bezahlen. Die Gebühren, die verlangt werden, unterscheiden sich stark zwischen den Ländern und zwischen den einzelnen Verfahren und einzureichenden Änderungen. Im Durchschnitt werden aber pro Änderung ca. 500 Euro fällig, so dass sich die Gesamteinnahmen allein für die Bearbeitung der Änderung (Neueinreichungen sind wesentlich teurer) der staatlichen Behörden auf gut 160 Mio. Euro summieren dürften.

Neben den Änderungsanzeigen gibt es noch weitere Compliance-Verpflichtungen, die zum Ziel haben, die Nutzen-Risiko-Bewertung des Arzneimittels kontinuierlich zu beobachten. Hierzu gehören beispielsweise Verlängerungen von Zulassungen. Grundsätzlich sind neuzugelassene Arzneimittel nur befristet gültig und müssen daher verlängert werden. Wichtiger für die Überwachung der Nutzen und Risiken ist aber die Pharmakovigilanz, die die klinischen Aspekte des Arzneimittels in der echten Welt überwacht.

Pharmakovigilanz

Was dem Deutschen sein Feierabendbierchen ist, ist dem Südseebewohner ein guter Schluck Kava-Kava. Das ist ein Extrakt aus den Wurzeln einer Pflanze mit dem vielsagenden Namen „Rauschpfeffer". Dieser entspannt, lässt wohlig schlafen und löst Angstzustände. Kein Wunder, dass etliche Unternehmen daraus ein Geschäft machten und Kava-Kava in Tablettenform herstellten und in Deutschland auf den Markt brachten.

Freiverkäuflich in Apotheken konnten sich Patienten gegen Flugangst, für öffentliche Vorträge oder andere Stresssituationen damit eindecken. Als Pflanzenextrakt umwob das Mittelchen auch noch die Aura des Natürlichen und Unschädlichen. Bis das BfArM, die Deutsche Arzneimittelbehörde, dem scheinbar gefahrlosen Rausch im Jahr 2001 ein Ende bereitete. Bei ihr hatten sich mehr und mehr Meldungen eingefunden, die auf ernsthafte Leberschäden durch das Arzneimittel hinwiesen. Insgesamt gab es 39 Meldungen über Leberschäden, beunruhigender Weise waren 6 davon so schwerwiegend, dass eine Lebertransplantation notwendig wurde. Das BfArM sah durch die neue Datenlage das Nutzen-Risiko-Verhältnis gegenüber der Marktzulassung verändert und ordnete kurzerhand an, die Mittel vom Markt zu nehmen.

Die Hersteller waren zwar nicht überrascht, wurden Kava-Kava-Präparate doch auch bereits in anderen Ländern verboten, konnten die Einschätzung, dass die Leberschäden vom Präparat kausal verursacht wurden, jedoch nicht nachvollziehen und zogen vor Gericht. Nach langem Rechtsstreit bekamen die Kläger Recht. Das Oberverwaltungsgericht Nordrhein-Westfalen erkannte im Frühjahr 2015 zwar an, dass es zu Leberschäden kommen könne, befand aber, dass die Nutzen-Risiko-Bewertung sich dadurch nicht ändern müsse, wenn nur die Zulassung entsprechend angepasst werden würde. Das BfArM nahm sich den Richterspruch zu Herzen und entschied, dass die Produkte wieder auf den Markt dürfen, wenn die Behandlungsdauer auf maximal 2 Monate beschränkt wird (die Leberschäden traten erst nach Langzeiteinnahme auf), die maximale Tagesdosis 200 mg nicht überschreite, Kinder und Jugendliche von der Indikation ausgenommen würden, entsprechende Warnhinweise in die Packungsbeilage aufgenommen würden und Schulungsmaterial für Patienten erstellt würde.

Die Geschichte illustriert gelebte Pharmakovigilanz: Erfassung von Nebenwirkungen, Eingreifen bei Gefahren und die kontinuierliche Verbesserung der Arzneimittelanwendung. Alles im Dienste der Risikominimierung, um die positive Nutzen-Risiko-Abwägung zu bewahren.

Erfassen von Nebenwirkungen und Maßnahmen zur Risikominimierung

In klinischen Studien können seltene Nebenwirkungen nicht erfasst werden. Selbst in sehr großen Studien ist dafür die Anzahl der Patienten zu gering. Wenn Zehntausende oder gar Hunderttausende jedoch ein Arzneimittel über

einen langen Zeitraum nehmen, dann können noch Nebenwirkungen auftauchen, an die zuvor niemand hat denken können. Dafür wurde ein weit-
gespanntes Netzwerk aufgebaut, um Nebenwirkungen zu sammeln und
auszuwerten.

Ärzte müssen Nebenwirkungen sammeln, Apotheker müssen Nebenwirkungen
sammeln, pharmazeutische Unternehmer müssen Nebenwirkungen sammeln
und Behörden müssen Nebenwirkungen sammeln. Bei den Behörden flie-
ßen alle Nebenwirkungen zusammen und sie stehen in engem Kontakt mit
den Herstellern. „Sammeln" heißt, alles zu erfassen, was einem die Patienten an
Beobachtungen mitteilen. Unternehmen sind auch verpflichtet, systematisch die
wissenschaftliche Fachliteratur zu analysieren, ob hier über Nebenwirkungen mit
dem gleichen Wirkstoff berichtet wird. Neben regelmäßigen Meldungen an die
Behörden zu schwerwiegenden Ereignissen fassen Hersteller ihre Erkenntnisse
regelmäßig in sogenannten periodischen Berichten zusammen, in denen sie
auch die Verkaufszahlen vermelden, so dass es möglich wird, die Häufigkeit von
Nebenwirkungen ins Verhältnis zur Anwendungshäufigkeit zu setzen. Auch sind
Unternehmen verpflichtet, rund um die Uhr einen Bereitschaftsdienst zu haben,
um Nebenwirkungen entgegen zu nehmen.

Trotz all dieser Maßnahmen ist das Sammeln häufig nicht gut genug,
weil Daten nicht systematisch erfasst werden. Es sind vereinzelte spontane
Beobachtungen. Viele Patienten mit Nebenwirkungen kommen gar nicht
auf die Idee, dass diese Begleiterscheinungen vom Arzneimittel verursacht
sein können. Andere Patienten sind zu faul, zum Arzt zu gehen und die
Beobachtungen zu diskutieren. Deshalb können auch sogenannte Phase-
4-Studien (also Studien nach der Marktzulassung) angeordnet werden, um
Arzneimittel systematisch auf Nebenwirkungen zu beobachten. Neben dem
Problem der systematischen Erfassung gibt es zwei weitere grundsätzliche
Probleme beim Sammeln von Nebenwirkungen. Einerseits können leicht
doppelte Meldungen vorliegen. Ein Patient könnte sowohl beim Arzt über
Nebenwirkungen klagen, danach auch noch beim Unternehmen anrufen
und seinem Apotheker ebenfalls von den Beschwerden berichten. Als akti-
ver Patient könnte man dann noch eine E-Mail an die Behörde schreiben.
Da die Fälle anonym weitergegeben werden, ist es bisweilen schwierig festzustellen, wie viele doppelte Fälle gemeldet wurden.

Die größte Schwierigkeit ist jedoch zu entscheiden, ob die Nebenwirkung
ursächlich mit der Einnahme des Arzneimittels zusammenhängt. Um dieses
Problem anzugehen, hat sich in der Pharmakovigilanz eine Systematik beim
Sammeln etabliert. Die Pharmakovigilanz sammelt erstmal urteilsfrei alles
als „unerwünschtes Ereignis". Und unerwünscht ist alles Unangenehme, das
den Patienten im Verlaufe seiner Krankheit widerfährt und das er berichtet

oder das anderweitig bekannt wird. Diese unerwünschten Ereignisse werden weiter unterteilt in schwerwiegend und weniger schwerwiegend. Schwerwiegend ist alles, was unter anderem zu Tod, Krankenhausaufenthalt, Krebs oder Missbildungen führen kann. Schwerwiegend und nichtschwerwiegend wird wiederum unterteilt in erwartet und unerwartet. Erwartet ist alles, was in der Packungsbeilage steht (Kap. 12). Alles andere ist unerwartet. Ein unerwünschtes Ereignis wird sodann als unerwünschte Arzneimittelwirkung klassifiziert, wenn es ursächlich mit dem Arzneimittel in Verbindung steht. Und das unerwünschte Ereignis wird als Nebenwirkung klassifiziert, wenn es ursächlich mit dem Arzneimittel in Verbindung steht (also eine unerwünschte Arzneimittelwirkung ist) und so verwendet wurde, wie es in der Packungsbeilage beschrieben ist.

Ein ursächlicher Zusammenhang zwischen unerwünschtem Ereignis und Arzneimittel lässt sich natürlich genauso schwierig herstellen, wie ein Zusammenhang zwischen dem gewünschten Nutzen und dem Arzneimittel. Es ist aber nicht möglich, für jede Nebenwirkung eine klinische Studie (Kap. 5) durchzuführen. Man behilft sich daher damit, den Zusammenhang als „wahrscheinlich", „möglich", „vielleicht", „unwahrscheinlich" zu beurteilen. Um zu einer solchen Einstufung zu kommen, orientiert sich die Pharmakovigilanz daran, ob das Arzneimittel tatsächlich auch genommen wurde, das Ereignis zeitlich plausibel mit der Einnahme in Zusammenhang steht, es eine wissenschaftliche Plausibilität zwischen Einnahme und Ereignis gibt, das Ereignis auch als Symptom der Grunderkrankung gewertet werden kann, ob es bei erneuter Einnahme des Arzneimittels auch erneut vorkommt und ob es stärker wird, je höher die eingenommene Dosis des Arzneimittels ist.

Auch wenn der tatsächliche Ablauf bei Kava-Kava anders war, soll die Tablette hier als Illustration für dieses Vorgehen dienen. Ein Patient nimmt täglich eine Kava-Kava-Tablette mit 200 mg, die empfohlene Tageshöchstdosis liegt bei 120 mg. Nach 2 Monaten sagt er seinem Arzt, dass er verstärkt Blähungen habe, aber das Mittel großartig sei und er endlich wieder schlafen könne. Der Arzt hat gegen die 200 mg nichts einzuwenden, notiert sich aber das unerwünschte nichtschwerwiegende Ereignis der Blähungen und meldet dieses auch der Behörde, weil es nicht im Beipackzettel steht und daher unerwartet ist.

Da beim Unternehmen zunehmend Meldungen über Blähungen eingehen, die auch verstärkt auftreten, je länger Kava-Kava genommen wird, und offensichtlich auch abhängig sind von der Dosis, entscheidet das Unternehmen, Blähungen in die Liste der Nebenwirkungen mit aufzunehmen. Das Unternehmen hält es für wahrscheinlich, dass Blähungen auch bei geringerer Dosierung auftreten, also bei bestimmungsgemäßem Gebrauch. Als die Behörde dann noch Meldungen über Lebertransplantationen und Gelbsucht meldet, werden die Blähungen umgedeutet als frühe Symptome von Leberschädigungen und damit auch wissenschaftlich plausibel. Alle Kriterien, Blähungen in die Liste der Nebenwirkungen aufzunehmen, wären damit erfüllt, auch wenn noch kein Mechanismus, wie die Leberschäden zustande kommen, bekannt ist. Es ist nicht nötig, dass alle Kriterien erfüllt werden. Es kommt auf den Einzelfall an, ob die Indizien reichen, dass ein Kausalzusammenhang zwischen Nebenwirkung und Arzneimittel plausibel ist.

Die Aufnahme einer Arzneimittelwirkung in die Liste der Nebenwirkungen stellt eine erste Maßnahme dar, die Risiken weiter zu kontrollieren. Andere Maßnahmen sind beispielsweise die gezielte Unterrichtung von Ärzten. An Ärzte werden sogenannte Rote-Hand-Briefe verschickt, wenn beispielsweise schwerwiegende Interaktionen mit anderen Arzneimitteln bekannt werden. Diese werden dann auch als besondere Warnung in die Packungsbeilage aufgenommen. Ein freiverkäufliches Arzneimittel unter die Verschreibungspflicht zu stellen, ist eine weitere Maßnahme, um entdeckte Risiken einzudämmen. Bei sehr schwerwiegenden Nebenwirkungen wie beispielsweise der Leberschädigung bis hin zur Lebertransplantation bleibt nur die Rücknahme des Produkts vom Markt, wenn diesem schwerwiegenden Risiko nicht ein entsprechender Nutzen gegenübersteht. In der Pharmakovigilanz geht es fortwährend darum, die richtige Maßnahme in Bezug auf das neu identifizierte Risiko zu finden.

Selbstverständlich sind hierbei nicht nur Nebenwirkungen, sondern auch Arzneimittelwirkungen bereits ein Risiko, dem man begegnen muss. Patienten sind äußerst einfallsreich, wenn es darum geht, Arzneimittel anzuwenden. Die wirkliche Welt ist oftmals überraschend anders als die künstliche Welt der klinischen Studie. Patienten rufen an und beschweren sich, dass ihre Augen von dem Arzneimittel stark brennen. Das könnte eine neue Nebenwirkung sein, würde sich bei genauerem Nachfragen nicht herausstellen, dass es sich bei dem Produkt um Ohrentropfen handelte, die in die Augen getropft wurden. Ein anderer Anrufer beklagt sich, dass das gleiche Medikament gar nicht wirken würde und einen allzu bitteren Geschmack habe. Beides mag einmal als Kuriosum oder Unfall durchgehen, kommt dies aber häufiger vor, was sich in der Tat so abgespielt hat, so muss gehandelt werden. Das Unternehmen entschied sich, als angemessene Maßnahme, um diesen Risiken der falschen Anwendungen zu begegnen, ein großes Ohr auf die Packung zu malen, um den bestimmungsmäßigen Gebrauch zu verdeutlichen.

Der Widerruf der Zulassung ist das letzte Mittel, zu dem die Behörde greift, um vor zu großen Risiken zu schützen und wird nur bei schwerwiegenden

Nebenwirkungen in Betracht gezogen. Leberschädigung gehört definitiv dazu. Und sowohl die Behörde wie auch die Unternehmen müssen aufhorchen, wenn 39 Leberschädigungen in Zusammenhang mit der Einnahme von Kava-Kava berichtet werden. Das Arzneimittel wurde von allen Patienten genommen und die Beschwerden traten in zeitlich plausibler Folge zur Einnahme auf. Ein wissenschaftlich nachprüfbarer Mechanismus, wie das Arzneimittel die Leber schädigt, lag nicht vor. Eine Dosis-Wirkungs-Beziehung konnte jedoch plausibel vermutet werden. Die Leberschädigungen traten bei Langzeiteinnahme und bei höheren Dosierungen auf.

Interessant ist, dass das BfArM eine reine Einzelfallbewertung vorgenommen hat. Wie die physiologische Medizin im 19. und 20. Jahrhundert (Kap. 5) werden bei Nebenwirkungen nur einzelne Patienten betrachtet und keine numerischen Schlussfolgerungen aus Gruppenvergleichen gezogen. Das Vorgehen ist also gänzlich anders als bei der Nutzenbewertung, bei der der Einzelfall nicht zählt, sondern nur das Ergebnis des Gruppenvergleichs. Das BfArM beschreibt in seiner Begründung zum Widerruf der Kava-Kava-Zulassungen die einzelnen Fälle und bewertet sie anhand der oben genannten Kriterien (zeitliche Plausibilität, Grunderkrankungen, Dosisabhängigkeit etc.). Es kommt zu dem Schluss: „Zusammenfassend lässt sich feststellen, dass nach derzeitigem Erkenntnisstand der begründete Verdacht besteht, dass Kava-Kava (…) Arzneimittel bei bestimmungsmäßigem Gebrauch schädliche Wirkungen haben (…) denen eine adäquate Wirksamkeit (…) nicht gegenübersteht."

Der Einwand, dass Leberschädigungen in der Südsee nicht häufiger anzutreffen sind als andernorts, wurde nicht weiter diskutiert. Auch wurde vom BfArM nicht diskutiert, wie die Häufigkeit von Leberschäden bei Kava-Kava-Patienten im Verhältnis zur Gesamtbevölkerung aussieht. Beide Vergleichsgruppen sind nicht ideal, weil die Bedingungen nicht kontrolliert sind. Daher ist es auch legitim und ganz im Sinne einer Risikominimierung für die Bewertung der Nebenwirkung, nur Einzelfälle zu betrachten. Dennoch hat das BfArM den Kava-Kava-Prozess verloren. Für das Gericht war der Kausalzusammenhang zwischen Leberschädigung und Arzneimittel nicht hinreichend belegt, um die Zulassung zu widerrufen. Es sei zwar statthaft, so das Gericht in seiner Urteilsbegründung, von den Einzelfallbeschreibungen auf ein erhöhtes Risiko zu schließen, ganz so, wie die Pharmakovigilanz das tut und dann auch zu entsprechenden Risikomaßnahmen kommt. Aber wenn es um eine Neubewertung der Nutzen-Risiko-Bewertung geht, was bei einem Widerruf der Marktzulassung ja der Fall ist, müssen auch quantitative Aspekte berücksichtigt werden. Und hier sah das Gericht nicht, dass die Häufigkeit der Fälle über die allgemeine Häufigkeit von Leberschäden hinausgehen würde.

Hier wäre das BfArM in der Beweispflicht gewesen. Insgesamt scheint die Anzahl der Leberschädigungen bei 250 Mio. verkauften Tagesdosen eher gering, auch verglichen mit der allgemeinen Häufigkeit von Leberschäden. Das BfArM hat dann Maßnahmen zum Risikomanagement eingeleitet.

Insgesamt kommt ein Widerruf der Zulassung recht selten vor. In der Regel werden Maßnahmen eingeleitet, um die Risiken zu minimieren und damit das Nutzen-Risiko-Verhältnis zu bewahren. Manchmal helfen die Maßnahmen jedoch nicht. In einem sehr ähnlichen Fall mit dem Schmerzmittel Flupirtin, für das ebenfalls Leberschäden berichtet wurden, wurden sehr ähnliche Maßnahmen wie für Kava-Kava eingeleitet. Diese haben aber die Häufigkeit der Leberschäden nicht verringern können und so hat das BfArM die Zulassung im Jahr 2018 widerrufen.

Es ist auch in den seltensten Fällen so, dass es wie bei Kava-Kava zu Rechtstreitigkeiten kommt. Die effektive Zusammenarbeit zwischen Unternehmen und Behörden ist essentiell und im Allgemeinen funktioniert die Zusammenarbeit sehr gut. In der Regel ist es daher so, dass bei auftretenden Problemen Unternehmen von sich aus die Produkte vom Markt nehmen. Unternehmen profitieren auch sehr von der Erfahrung der Behörden. Hier werden nicht nur die Meldungen zu unerwünschten Ereignissen zentral gesammelt, sondern Wissen wird auch langfristig gespeichert. Wenn z. B. ein junges Unternehmen seine ersten Ohrentropfen anmeldet, kommt es gar nicht auf die Idee, dass diese Tropfen in alle möglichen und unmöglichen Körperöffnungen appliziert werden. Die Behörde wird das Unternehmen rechtzeitig darauf aufmerksam machen, dass Menschen so etwas tun und dass zumindest die Wirkung auf die Augen getestet werden muss.

Produktdefekte

In Deutschland ist die Pharmakovigilanzabteilung auch die erste, die erfährt, wenn mit der Qualität des Produkts etwas nicht stimmt. Es muss unterschieden werden zwischen der allgemeinen Wirkung des Wirkstoffs, die nie vollständig bekannt ist und daher ständiger Überwachung bedarf, und Produktdefekten. Bei einem Produktdefekt ist einfach nur eine Herstellungscharge zweifelhaft. Das Produkt wurde freigegeben und in den Vertrieb gebracht und später stellt sich heraus, dass bei der Herstellung trotz aller Kontrollen etwas schiefgegangen ist. Wenn die Firma es nicht selber merkt und das Produkt zurückruft, dann merken es die Patienten.

So beklagte eine Dame sich bei einem Unternehmen, dass immer nach dem ersten Öffnen des Behältnisses ein recht unangenehmer Ziegengeruch ihr entgegenströme. Sie würde die oberste Tablette dann nicht nehmen und alle weiteren seien okay. Da sie aber Langzeitkundin war, konnte sie auch versichern, dass das früher nicht so war. Ein interessanter Fall, bei dem sofort alle Alarmglocken in der Firma schrillen müssen. Das kann ein erster ernsthafter Hinweis auf einen ernsthaften Produktschaden sein. Auf Ziegengeruch wird bei der Freigabe nicht getestet, so kann der Fehler unbemerkt bleiben. Schnell konnte geklärt werden, dass es keine Häufung von ähnlichen Meldungen oder Nebenwirkungen gab, dennoch war der Fall hoch brisant. Für solche und zahlreiche andere Fälle sind Hersteller verpflichtet, sogenannte Rückstellmuster zu bewahren, also eine gewisse Menge einer Herstellungscharge für spätere Tests zurückzuhalten. So konnten mit Angabe der Chargennummer schnell nochmal Tests auf Qualität der betroffenen Charge gemacht werden. Die Qualität war einwandfrei, was auch mit der Auswertung der gesammelten Meldungen zum Arzneimittel übereinstimmte. Und so ging man wieder zur Tagesordnung über, bis nach der Produktion der nächsten Charge, sich die Dame wieder meldete und sich über den Ziegengeruch etwas verärgert äußerte. Die Firma wurde daraufhin erneut aktiv und hat sich auf Spurensuche begeben. Auch bei dieser Charge war die Qualität einwandfrei. Vermutet wurde, dass die Frau das Röhrchen in der Sonne zu warm aufbewahrte, so dass sich der innenseitig am Deckel vorhandene Stopfen durch Ausdehnung mit der obersten Kautablette verband und sich der gewollte Zitronengeruch in Ziegengeruch wandelte.

Die Pharmakovigilanz sollte selbstverständlich nicht missbraucht werden, um schlampig herzustellen. Produktdefekte dürfen gar nicht erst auftreten. Hierfür ist ein weiteres Compliance-System zentral: Die gute Herstellungspraxis.

Gute Herstellungspraxis

Der Wirkstoff Azelainsäure ist für viele Jugendliche die letzte Rettung. Ein gut verträgliches Aknemittel, das als Gel aufgetragen, keine Behandlungsspuren hinterlässt. Leicht verdientes Geld für die Pharmaindustrie, könnte man meinen. Der Wirkstoff ist nämlich ausgesprochen billig, da er als Ausgangsmaterial für Plastik, Weichmacher und Schmierstoffe massenhaft industriell hergestellt wird. Die Pharmaindustrie kann hier sehr preiswert einkaufen, den Wirkstoff in einem ganz gewöhnlichen Gel verarbeiten und als hochveredeltes Produkt über die Apotheken teuer verkaufen. Die Pharmaindustrie kauft Azelainsäure auch tatsächlich preiswert bei der chemischen Industrie ein. Nur verwenden darf sie den Wirkstoff, so wie sie ihn geliefert bekommt, nicht. Selbst dann nicht, wenn alles im Dossier (Kap. 6) ordentlich beschrieben ist, die reproduzierbare Herstellung dokumentiert wurde, eine Spezifikation für die Endfreigabe erstellt wurde, klinische Studien mit dem Gel gemacht wurden und die Behörden ein günstiges Nutzen-Risiko-Verhältnis bescheinigt haben. Der Grund dafür ist einfach. Ein Wirkstoff muss nach GMP-Regeln hergestellt werden und die chemische Industrie arbeitet nicht nach GMP. Der Wirkstoff ist demnach nicht „compliant" und darf im Produkt nicht verwendet werden.

GMP steht für Good Manufacturing Practice oder gute Herstellungspraxis. Die Regeln haben Gesetzeskraft. 1968 hat die WHO erstmals allgemeine Regeln vorgelegt, die 10 Jahre später in Deutschland in Kraft traten. Mittlerweile hat sich dieser Katalog für Europa stetig weiterentwickelt in den sogenannten EU-GMP-Leitfaden. Die Einhaltung dieses Regelwerks wird von den Behörden überprüft. Das geschieht nicht wie bei der Zulassung durch Einreichung von Unterlagen, sondern durch Inspektionen vor Ort. Jedes Unternehmen, das entweder ein Fertigprodukt oder einen Wirkstoff herstellt, ist verpflichtet, nach GMP zu arbeiten und wird regelmäßig inspiziert. Die Regeln haben sich nach Veröffentlichung durch die WHO regional weiterentwickelt, so dass es weltweit kleine Unterschiede gibt. Um aber in einem Land Arzneimittel verkaufen zu können, muss das Unternehmen nach den GMP-Regeln des Landes herstellen und dafür bedarf es eines GMP-Zertifikats der Behörde des Landes. So kommt es, dass die Inspektoren einer jeden Landesbehörde durch die ganze Welt reisen, um alle Unternehmen, die Arzneimittel exportieren wollen, zu inspizieren. In Europa, dankenswerterweise, erkennen sich die Inspektorate gegenseitig an. Die USA erkennen aber nicht alle EU-Inspektorate an, die deutschen z. B. nicht. Und so reist man fröhlich durch die Welt. Die US-Behörden kommen nach Deutschland, um Hersteller, die für den US-Markt produzieren wollen, unter die Lupe zu nehmen. Die Deutschen fliegen nach China, die Chinesen wiederum nach Schweden und so weiter und so fort. Die Inspektoren aus Saudi-Arabien finden es noch immer etwas befremdlich, dass hier Frauen ganze Herstellungsstätten leiten. Die Deutschen sind verwundert, wenn in China eine Produktionsanlage kurzerhand zugemauert wird, damit die Inspektion nur auf Basis einer Papierdokumentation stattfindet, und so manche Produktionsanlage in Indien hat sich bei genauerer Betrachtung als Hinterhofgarage herausgestellt. Es gibt keinen GMP-Inspektor, der nicht die tollsten Geschichten aus seinem Berufsleben erzählen kann.

Es ist Teil der Risikominimierung, dass die Ergebnisse der GMP-Inspektionen öffentlich sind. Auf diese Weise können sich Unternehmen über Schwachstellen in der Lieferkette informieren. Berüchtigt sind die „Warning-Letters" der FDA, der Arzneimittelbehörde der USA. Selbst Vorzeigekonzerne in Sachen guter Herstellung wie die Bayer AG bleiben davon nicht verschont. Im Jahr 2017 hat die FDA weltweit etwa 4000 Inspektionen bei Herstellern von Arzneimitteln durchgeführt. 2700, also gut Zweidrittel, blieben davon ohne Beanstandungen. In 1250 Fällen gab es Verbesserungsvorschläge, aber keine Bedenken und in 129 Fällen (3 %) gab es offizielle Beschwerden. Hier werden die Firmen ultimativ aufgefordert, die Mängel zu beheben. Wenn es der Herstellungsstätte nicht gelingt, die Mängel zu beheben, werden alle Produkte, die dort hergestellt werden, aus dem Verkehr gezogen.

Die GMP-Anforderungen haben sich als ein probates Mittel erwiesen, dass in (fast) allen Herstellungsstätten von Arzneimitteln qualitativ hochwertig gearbeitet wird. Bei den Anforderungen geht es nicht, wie bei der Zulassungspflege, um die Qualität eines bestimmten Produkts, sondern um die allgemeinen Aspekte der Herstellung und der Handhabung von Produkten.

GMP-Anforderungen

Schwerpunkt der GMP-Regeln ist das Vorbeugen vor Herstellungsfehlern, also die Vermeidung von Risiken durch schlampige Herstellung. Die Kunst des GMP-Regelwerks besteht nun darin, allgemeine Vorgaben zu machen, ohne dabei so konkret zu werden, dass dem einzelnen Unternehmen jede Handlungsfreiheit genommen wird, beziehungsweise es unmöglich wird, bestimmte Produkte herzustellen. Das gelingt, indem die Unternehmen die allgemeinen Vorgaben selber konkret ausgestalten und diese Ausgestaltung dann von den Behörden überprüft wird. Zum Beispiel besagen die GMP-Regeln, dass qualifiziertes Personal vorhanden sein muss, um die Produkte herzustellen. Das ist eine sinnvolle allgemeine Regel. Ein perfektes Dossier, ein professionelles Team für die Pharmakovigilanz, die behördliche Bestätigung eines hohen Nutzens des Arzneimittels, all das nutzt nichts, wenn die Leute, die es herstellen, nicht wissen, was sie tun. Wenn sie nicht wissen, welche Probleme auftauchen können und gar nicht wissen, was ein Problem sein könnte. Manche Länder haben diese Regeln nach qualifiziertem Personal weiter ausgestaltet, indem sie bestimmte Studiengänge und/oder praktische Erfahrungen für definierte Verantwortlichkeiten festlegen. Es bleibt aber Sache der Unternehmen, ein genaues Stellenprofil zu entwerfen. Für einen Hersteller, der biologische Arzneimittel herstellt

(Kap. 8), ist es sinnvoll, einen Herstellungsleiter mit Erfahrung in der Biochemie zu haben, während für andere Produkte Pharmazeuten oder Chemiker besser passen. Wie diese Anforderung, qualifiziertes Personal zu haben, dann umgesetzt wird, muss schriftlich fixiert werden. Der GMP-Inspektor hat nun zwei Aufgaben. Zum einen muss er feststellen, ob das Stellenprofil sinnvoll für den Betrieb ist und der allgemeinen Anforderung, qualifiziertes Personal zu haben, entspricht und zum anderen muss er überprüfen, ob die unternehmenseigene Anforderung auch umgesetzt wurde. Er lässt sich dann Lebensläufe zeigen oder spricht mit dem Personal direkt. Ebenso wird vorgeschrieben, dass das Personal regelmäßig geschult werden muss. Was Regelmäßigkeit bedeutet und welche Schulungsinhalte genau sinnvoll sind, legt dann wiederum jedes Unternehmen für sich fest und muss diese Festlegung den GMP-Inspektoren gegenüber rechtfertigen.

Andere Vorschriften beziehen sich auf die Gestaltung der Produktionsanlage. Hier ist eine zentrale Anforderung, Verwechslungen auszuschließen, so dass nicht versehentlich mit dem falschen Zwischenprodukt weitergearbeitet wird. Hersteller müssen sich genau überlegen, wie sie das bewerkstelligen und dokumentieren, wie sie ihre Entscheidungen gegenüber den Inspektoren begründen und Nachweise vorlegen, dass sie ihre eigenen Regeln eingehalten haben. Die Inspektoren kennen viele verschiedene Unternehmen und haben daher auch immer einen guten Überblick, wie andere Unternehmen mit ähnlichen Problemen umgehen. Wenn sie also Kritik an einem Verfahren äußern, steckt da immer auch Potential für Verbesserungen drin, was die Unternehmen dann wiederum aufgreifen. Auf diese Weise etablieren sich Standards und Best Practices in der Industrie. Dieses Prinzip, bestehend aus der allgemeinen Vorgabe – firmenspezifischen Ausgestaltung – Dokumentation und Nachweis der Umsetzung – Kontrolle der Umsetzung – Verbesserungsvorschläge und Überarbeitung der firmenspezifischen Ausgestaltung, betrifft neben Personal und Herstellungsstätte auch die Bereiche der Herstellung selber, der Dokumentation, der Qualitätskontrolle, der Lieferkette sowie den Umgang mit Beschwerden und Rückrufen. Daneben gibt es noch zahlreiche besondere einzelne Vorschriften für spezielle Produkte (z. B Radiopharmaka) oder spezielle Themenfelder (z. B. Einsatz von Computern in der Herstellungsumgebung).

Ein weiterer interessanter Aspekt des GMP-Regelwerks ist die Verpflichtung zu regelmäßigen Selbstinspektionen, sogenannten Audits. Das Unternehmen muss sich selber kontrollieren. Die Ergebnisse dieser firmeninternen Inspektionen müssen ebenso dokumentiert werden wie alles andere auch. Diese Audits werden sehr ernst genommen, weil die Ergebnisse wiederum vom GMP-Inspektor begutachtet werden. Wenn daraus hervorgeht, dass intern weniger streng geprüft wird, beispielsweise weil man sich die Nachweise der Umsetzung der internen Vorschriften nicht vorlegen lässt, kann das wiederum zu einer offiziellen Rüge führen und das Vertrauen in die Qualität des Unternehmens schwächen. Man kann sich vorstellen, dass die internen Auditoren nicht unbedingt die beliebtesten Kollegen sind, durchweg aber sehr respektiert werden. Insgesamt schafft das GMP-System einen sehr hohen Druck auf Hersteller, qualitativ hochwertiges Arbeiten kontinuierlich aufrecht zu halten, was ein entscheidender Beitrag dazu ist, Arzneimittelrisiken durch fehlerhafte Produkte zu vermeiden.

Zurück zur Aknebehandlung mit Azelainsäure. Das Unternehmen hat den Rohstoff gekauft, der Rohstoff ist aber gleichzeitig der Wirkstoff und darf nicht in einem Arzneimittel eingesetzt werden, weil sowohl die Produktion von Wirkstoffen wie auch die von Arzneimitteln nach GMP erfolgen muss. In diesem Fall muss der Hersteller die Azelainsäure noch weiter bearbeiten, bevor er sie zum Wirkstoff, also zum Ausgangsmaterial für das Arzneimittel, erklären darf. Diese Bearbeitungsschritte müssen nach GMP erfolgen. Das mag verwunderlich klingen, es ist aber ein sehr wichtiger Aspekt, dass der Wirkstoff immer in exakt der gleichen Qualität vorliegt, bevor er für die Arzneimittelherstellung eingesetzt wird, und das kann nur durch Arbeiten nach GMP sichergestellt werden. Es mag nach einem Sonderfall klingen, dass bei Azelainsäure der Rohstoff gleichzeitig der Wirkstoff ist. Das kommt aber durchaus häufiger vor (z. B. Harnstoff oder Lithium). Vor allem aber ist es lediglich ein Extremfall und kein Sonderfall. Für die Herstellung des Wirkstoffs werden immer Rohstoffe eingesetzt und es ist dann immer die Frage, ab welchen Punkt in der Wirkstoffherstellung nach GMP gearbeitet werden muss. Als Faustregel haben sich 3–4 Syntheseschritte herauskristallisiert. Die Behörden wollen grundsätzlich mehr sehen, die Unternehmen würden lieber weniger sehen, da die Einhaltung von GMP-Regeln sehr teuer ist.

Die kontinuierliche Zulassungspflege, die Pharmakovigilanz und die gute Herstellungspraxis sind zentrale Bestandteile des Compliance-Systems in der pharmazeutischen Industrie. Aber es sind bei weitem noch nicht alle Maßnahmen, die zur Qualitätssicherung beitragen.

Weitere Qualitätssicherungsmaßnahmen

Die GMP-Regeln selber sind eingebunden in ein größeres Qualitätssicherungskonzept, das jeder pharmazeutische Hersteller haben muss. Diese Qualitätssicherung ist jedoch nicht pharmaspezifisch, sondern folgt allgemeinen

Regeln nach ISO-Standards, die auch für andere Industriebereiche gelten. Das Prinzip ist das gleiche. Allgemeine Vorschriften werden individuell ausgestaltet und dann überprüft und auf diese Weise kontinuierlich verbessert.

Spezifisch für die pharmazeutische Industrie ist noch das GCP-Regelwerk („good clinical practice"), das sich mit der Ausführung von klinischen Studien beschäftigt, das GDP-Regelwerk („good distribution practice"), das sich mit der Ausgestaltung aller Aspekte der Vertriebswege beschäftigt, sowie das GLP-Regelwerk („good laboratory practice"), das die Qualitätsstandards für die nichtklinische Arzneimittelentwicklung, also Tierversuche und In-vitro-Studien, setzt. Weitere Vorschriften mit Gesetzeskraft hat die Industrie noch in der Werbung mit dem Heilmittelwerbegesetz zu beachten.

Kosten der Compliance

Es gibt keine Zahlen zu den Gesamtkosten der Compliance in der Pharmaindustrie. Schätzungsweise arbeiten 30 % des Personals durchschnittlich in Compliance. Allein in Deutschland wären das 30.000 Mitarbeiter. Wenn pro Mitarbeiter mit konservativen Jahreskosten von Euro 100.000 gerechnet wird, dann summierten sich die Kosten für die Compliance in Deutschland alleine auf 3 Mrd. Euro. Die Kosten für die Compliance steigen mit der Anzahl der Produkte, sind aber in der öffentlichen Diskussion im Gegensatz zu den steigenden Entwicklungskosten für Arzneimittel noch nicht im Blick. Mit zunehmender Indikationseinengung (Kap. 4 und Kap. 9) wird es tendenziell auch mehr Arzneimittel geben. Die Indikationseinengung wird die Entwicklungskosten pro Arzneimittel zwar verringern, da kleinere klinische Studien ausreichen, um die Wirksamkeit zu belegen, insgesamt müssen aber mehr Arzneimittel entwickelt werden. Die Compliance-Kosten steigen proportional zu der Anzahl der Produkte, die es zu betreuen gilt. Das liegt daran, dass der Aufwand sich meist unabhängig von der Patientenzahl bemisst. Die Zulassungspflege, die Recherche zur Pharmakovigilanz wie auch die Dokumentation in der Herstellung berechnen sich nur pro Produkt.

Diese Kosten gehen in die Kosten-Nutzen-Rechnung des pharmazeutischen Unternehmers ein und es kommt verstärkt dazu, dass Produkte vom Markt genommen werden, weil die Compliance-Kosten nicht mehr gedeckt werden. Obwohl das Gericht den klagenden Herstellern Recht gegeben hat, hat kein einziger Hersteller Kava-Kava-Produkte wieder auf den Markt gebracht. Es rechnet sich nicht mehr.

8

Biologische Arzneimittel – der Mensch als Apotheke

Zusammenfassung Biotechnologisch hergestellte Arzneimittel sind ein wichtiger Trend. Es sind Arzneimittel, die aus dem menschlichen Körper gewonnen werden. Dadurch haben sie eine erwiesene physiologische Wirkung. Die Wirkstoffe haben daher das Potential, gewünschte und tatsächliche Wirkung zu einer größeren Überlappung zu bringen. Die Erfolge sind beeindruckend, aber auch biotechnologische Produkte sind keine Allheilmittel.

Mit den Compliance-Anforderungen (Kap. 7) hat sich ein riesiges System zur Risikominimierung entwickelt. Das System ist nötig, um den belegten Nutzen (Kap. 5) samt der positiven Nutzen-Risiko-Bewertung (Kap. 6) fortwährend zu überwachen. Jedes neue Risiko kann die Nutzen-Risiko-Bewertung ändern. Compliance zielt darauf ab, die nichtüberlappenden Bereiche zwischen gewünschter und tatsächlicher Wirkung, also die Risiken, in Schach zu halten. In diesem und im nächsten Kapitel (Kap. 9) liegt der Schwerpunkt nicht bei den Risiken, sondern bei der Frage, wie der Nutzen vergrößert werden kann. Die Personalisierung der Medizin versucht, die Indikation soweit einzuengen, dass sie vollständig von der tatsächlichen Wirkung erfasst wird. In diesem Kapitel geht es um biologische Arzneimittel. Die technische Definition des Begriffs wird in Abschn. „Echte biologische Arzneimittel" erläutert. Hier werden sie erstmal als körpereigene Stoffe verstanden. Die Verwendung von körpereigenen Stoffen sollte zu hochwirksamen Arzneimitteln führen.

Wenn eines der Hauptprobleme, gute Arzneimittel zu finden, darin besteht, dass die Wirkstoffe aus Pflanzen oder aus Molekülbibliotheken nicht

R. Schultz-Heienbrok, *Arzneimittel verstehen*,
https://doi.org/10.1007/978-3-662-57676-2_8

perfekt in die menschliche Physiologie passen und sich deswegen eine große Diskrepanz zwischen tatsächlicher Wirkung und gewünschter Wirkung ergibt (Kap. 4), dann scheint die Schlussfolgerung, Moleküle aus der menschlichen Physiologie als Arzneimittel zu nehmen, sehr logisch. Die körpereigenen Moleküle haben sich im Laufe von Jahrmillionen perfekt in die physiologischen Prozesse eingefügt oder deutlicher formuliert: Sie sind die menschliche Physiologie. Wenn man Moleküle aus dem Körper nimmt, im Labor nachbaut und dann wieder verabreicht, sollte man das Problem der großen Diskrepanz zwischen gewünschter Wirkung und tatsächlicher Wirkung verringern. Das Beispiel der Pille verdeutlicht, wie gut Theorie und Praxis übereinstimmt, das Beispiel Kortison bestätigt ebenfalls die Theorie, zeigt aber, welche Schwierigkeiten in der Praxis auftreten können.

Der Körper als Apotheke: Progesteron und Kortison

Der Schweizer Tierarzt Erwin Zschokke kannte die ausgebufften Praktiken seiner Landsleute. Um die Wende zum 20. Jahrhundert veröffentlichte er seine Erkenntnisse „Zur Unfruchtbarkeit des Rindes". In einem Aufsatz erwähnte er nebenbei, wie die Schweizer Bauern ihre Kühe zu Höchstleistung in der Milchproduktion brachten. Durch einen beherzten Griff in den Mastdarm der Kühe zerquetschten sie „ein Etwas" in den Eierstöcken der Kühe. Die Kuh konnte dadurch schnell wieder schwanger werden und abkalben und so schneller wieder Milch produzieren als ohne den Eingriff. Zschokke identifizierte das zerquetschte Etwas als Drüse, die offenkundig die Reproduktion regulierte. Gute 30 Jahre später isolierte der deutsche Chemiker Butenandt die Substanz aus der Drüse und klärte die chemische Struktur auf. Sie wurde Progesteron getauft. Den ultimativen Beweis, dass Progesteron den Eisprung unterdrückte, gelang nur wenig später einer Forschergruppe aus Pennsylvania, die Kaninchen vor der Paarung isoliertes Progesteron gespritzt hatten. Forscher der Berliner Firma Schering gelang es 1938 eine Variante von Progesteron im Labor herzustellen, die nicht gespritzt, sondern als Tablette verabreicht werden konnte.

Die Zeit für orale Verhütungsmittel war aber noch nicht reif. Keine Firma wagte sich an eine Arzneimittelentwicklung, weil sie gesellschaftlichen Gegenwind fürchtete. Die amerikanische Frauenrechtlerin Margaret Sanger empörte sich darüber sehr, war doch jetzt ihr Traum einer kontrollierten Familienplanung greifbar nahe. Sie suchte sich einen unabhängigen

Wissenschaftler, Gregory Pincus, und eine verwitwete Mäzenin, Katherine McCormick, um das Projekt zur Vollendung zu bringen. Nach knapp 10 Jahren und 2 Mio. US-Dollar Investition war die Pille geschaffen. Die klinischen Studien, die im weniger puristischen Puerto Rico durchgeführt wurden, waren überzeugend und die FDA gab 1960 grünes Licht für die Pille. Die Berliner Schering AG verfolgte das alles aufmerksam, stand sie doch selber schon seit Jahren in den Startlöchern. 1961 führte sie ihre Pille ein. Zunächst im liberalen Schweden als Testfeld. Mit den gesellschaftlichen Umbrüchen der 1960er-Jahre wurde die Pille aber schnell weltweit zu einem Standard in der Schwangerschaftsverhütung.

Der Erfolg der Pille ist aber nicht nur durch ihre gesellschaftliche Relevanz zu erklären, sondern auch durch ihre gute Verträglichkeit. Die gewünschte Wirkung deckt sich nahezu ideal mit den tatsächlichen Wirkungen. Um das zu erreichen, wurde an zwei Stellschrauben gedreht. Zum einen wurden Varianten von Progesteron hergestellt, die nicht von der Leber abgebaut werden und daher in Tablettenform genommen werden können. Zum anderen wurde die Dosis optimiert. Moderne Pillen enthalten noch ungefähr ein Zehntel der Wirkstoffmenge seit der Erstzulassung im Jahr 1960.

Die Steuerung der Sexualität ist nun aber biologisch ein derart bedeutsamer Vorgang, dass sich der Körper den Luxus leistet, eigene Moleküle nur für diese Steuerung bereitzustellen. Hier liegen Indikation, also das zu lösende Problem, den Eisprung zu verhindern, als gewünschte Wirkung und die tatsächliche Wirkung von Progesteron sehr dicht beieinander. Die Biologie „denkt" hier sehr ähnlich wie der Mensch. Es gibt eine sehr klare physiologische Entsprechung zwischen der Indikation Schwangerschaftsverhütung und der biologischen Funktion der Schwangerschaftskontrolle. Im Normalfall funktioniert der Körper aber anders als unsere Vorstellung. Der Körper denkt nicht in Indikationen.

Eine Indikation wie z. B. rheumatoide Arthritis hat keine einfache, evolutionär gewollte molekularphysiologische Entsprechung. Es gibt kein biologisches Programm, das gezielt Arthritis hervorrufen wollen würde. Das ist ein großer Gegensatz zur Schwangerschaft. Frauen, die nicht schwanger werden, können ihre Gene nicht der nächsten Generation weitervererben. Die Gene werden so von der Evolution ausgemerzt. Einen entsprechenden Selektionsmechanismus gibt es bei Arthritis nicht. Die Entstehung von Arthritis ist vielmehr eine unglückliche Begleiterscheinung von anderen biologischen Ausprägungen, wie z. B. dem Immunsystem, auf die ein Selektionsdruck ausgeübt wird. Auf die Ausprägung „Arthritis" selber wird kein Selektionsdruck ausgeübt.

Arthritis kann unsägliche Schmerzen hervorrufen. Die Gelenke sind geschwollen und jede Bewegung wird zur Qual. 1948 war bereits bekannt, dass Frauen mit Arthritis während der Schwangerschaft weniger Schmerz empfinden. Nach der Geburt kehren der Schmerz und die Bewegungsbehinderung jedoch mit unverminderter Härte wieder zurück. Ebenfalls war bekannt, dass manche andere Krankheiten wie Gelbsucht sich schmerzlindernd bei Arthritis-Patienten auswirkten. Und die Vermutung lag nahe, dass der Körper in Stresssituationen einen schützenden Faktor ausschüttet. Kurz zuvor, Ende der 1930er-Jahre, hatte der US-Forscher Edward Kendall eine Reihe von Substanzen aus der Nebennierenrinde isoliert, von denen man sich eine schützende Wirkung bei Stress vorstellen konnte. Seither hatte die Firma Merck versucht, die notorisch geringen Ausbeuten von körpereigenen Hormonen im Labor zu synthetisieren. 1948 wurde die geglückte Synthese veröffentlicht und Merck präsentierte stolz 5 mg der Kendallschen „Substanz E" und schickte sie an Krankenhausärzte zur klinischen Erprobung. Und so kam es am 21. September 1948 zu einer wahren Wunderheilung. Nach 3-maliger Gabe von 100 mg der Substanz konnte eine junge Frau zum ersten Mal seit 5 Jahren sich wieder schmerzfrei bewegen und nach einer Woche konnte sie wieder laufen. Da das Krankenhaus insgesamt nur 1 g Substanz bekommen hatte, musste die Therapie nach einer Woche abgebrochen werden, mehr Material war nicht zu kriegen. Die Schmerzen kamen wieder und die junge Patientin war alsbald wieder an das Bett gefesselt. Substanz E, die wir heute Kortison nennen, linderte nur die Symptome, konnte die Krankheit aber nicht heilen. Als endlich mehr Substanz verfügbar wurde, so dass Kortison chronisch genommen werden konnte, stellten sich sehr bald auch die erheblichen Nebenwirkungen ein: brüchige Knochen, aufgeschwemmte Gesichter, unterdrücktes Immunsystem und vieles, vieles mehr. Kortison hielt zwar wirkstoffseitig, was es versprach, ein Stoff, der potent in die physiologischen Abläufe des Körpers eingreift und so die Unsicherheit beim Nutzen verringert. Die gewünschte Wirkung wird beinahe immer erzielt, aber die tatsächliche Wirkung geht weit über die gewünschte Wirkung hinaus. Kortison ist, wie die meisten Hormone im Körper, ein Master-Regulator. Es hat auf alle Organe eine Wirkung, es wirkt auf unzählige physiologische Prozesse und es wirkt unterschiedlich bei unterschiedlichen Konzentrationen.

Kortison wurde mit den bekannten Maßnahmen verbessert. Es wurden viele Varianten hergestellt, um die Überlappung von gewünschter und tatsächlicher Wirkung zu optimieren und die Dosis wurde pro Indikation optimiert. Vor allem wurden aber zahlreiche Arzneimittelformen geschaffen (zum Teil wieder mit kleinen chemischen Variationen der Wirkstoffe), die eine räumliche Wirkungsbeschränkung ermöglichten. So bleibt die Wirkungen von Kortison in Salben auf die Haut beschränkt und in Inhalationslösungen auf die Lunge. Das grundsätzliche Problem aber, dass die tatsächliche Wirkung immer weit über die gewünschte Wirkung hinausgeht, konnte nie gelöst werden.

Echte biologische Arzneimittel

Kortison und Progesteron sind nach heutiger Auffassung keine biologischen Substanzen mehr. Sie zählen im Jargon der Industrie zu den „kleinen Molekülen". Und werden von den Arzneimittelbehörden nicht anders reguliert als andere kleine Moleküle aus Pflanzen oder aus chemischen Bibliotheken. Sie illustrieren aber das Prinzip der physiologischen Wirksamkeit und damit des großen Nutzens von Stoffen, die aus dem eigenen Körper kommen. Ein echtes „biologisches Arzneimittel" ist definitionsgemäß aus einem Wirkstoff, „der biologischen Ursprungs ist oder aus biologischem Ursprungsmaterial erzeugt wird und zu dessen Charakterisierung (…) die Beurteilung des Produktionsprozesses (…) erforderlich (ist)." Da man behaupten könnte, dass Kortison und Progesteron sehr wohl biologischen Ursprungs seien, auch wenn sie heutzutage rein synthetisch hergestellt werden, ist der Zusatz, dass für die Charakterisierung der Stoffe der Produktionsprozess wichtig ist, von ausschlaggebender Bedeutung. Es handelt sich hierbei um „große Moleküle".

Die Idee ist hier, dass große Moleküle im Gegensatz zu kleinen Molekülen nicht vollständig charakterisiert werden können. Und „charakterisiert" meint, dass man mit ein paar Tests die genaue Identität des Wirkstoffs und alle Verunreinigungen erfassen kann. Die bedeutendsten Vertreter dieser „großen Moleküle" (auch Biopharmazeutika genannt) ist die Gruppe der Proteine. Um den Unterschied zwischen einem „kleinen Molekül" und einem großen Biomolekül zu illustrieren, vergleicht Matthias Klüglich in seinem Buch *Arzneimittelentwicklung* das kleine Molekül mit einem Fahrrad und das Biomolekül mit einem Jumbo-Jet. Diesen Vergleich weiterziehend kann man sich „vollständige Charakterisierung" so vorstellen, dass ein geschickter Mechaniker in der Lage sein sollte, von wenigen guten Fotos das Fahrrad exakt nachzubauen. Es wäre mit den Fotos vollständig charakterisiert. Macht man nun vom Flugzeug ein paar Fotos von außen, können selbst die geschicktesten Mechaniker nur die Hülle nachbauen. Das Flugzeug ist nicht vollständig charakterisiert. Beim Flugzeug könnte man selbstverständlich mit viel Aufwand eine vollständige Beschreibung bekommen, so dass man es nachbauen kann. Bei einem Biomolekül ist das nicht möglich, weil uns die Methoden fehlen, es vollständig zu beschreiben. Daher definiert die Art und Weise, wie das Molekül hergestellt wird, auch das Molekül selber. Das hat große praktische Bedeutung. So können von Biomolekülen nicht einfach generische Produkte hergestellt werden (Kap. 11) und Änderungen (Kap. 7) müssen sehr viel aufwändiger als für kleine Moleküle beschrieben werden.

Proteine gehören zu den kleineren der biologischen Arzneimittel und können noch mit am besten charakterisiert werden. Blutprodukte (z. B. Blut selber oder Plasma), Zelltherapeutika, Gentherapeutika und Impfstoffe gehören ebenfalls zur Gruppe der Biopharmazeutika und sind wesentlich größer als Proteine. Trotz dieser Schwierigkeit, biologische Arzneimittel vollständig zu charakterisieren, bieten sie große Hoffnungen, gerade weil sie physiologisch über Jahrmillionen erprobt sind und daher großes Potential haben, die gewünschte Wirkung zu erzielen. Wenn diese Theorie stimmt, dann sollte sich das auch auf die Erfolgsquoten in der Entwicklung auswirken.

Eines der großen Probleme in der Arzneimittelentwicklung ist die große Anzahl an Molekülen, die im Verlauf des Entwicklungsprozesses ausscheidet, weil sie entweder zu starke Nebenwirkungen oder zu wenig gewünschte Wirkung haben. Die biologischen Arzneimittel, die ganz sicher eine physiologische Wirkung im Körper hervorrufen, sollten daher die Erfolgsrate in der Arzneimittelentwicklung erhöhen. DiMasi hat genau diese Idee in einer Studie überprüft. Er hat die Erfolgsraten aller klinischen Studien der weltweit 50 größten Pharmaunternehmen zwischen 1993 und 2009 gemessen. Insgesamt wurden 19 % aller Wirkstoffe in den Studien zur Zulassung gebracht, was der bekannten Zahl, dass 4 von 5 Wirkstoffen es nicht durch die Klinik schaffen, entspricht. Interessant war nun die tiefere Analyse, welche Art von Wirkstoffen die größte Wahrscheinlichkeit auf Erfolg hat. Er fand, dass 32 % der biologischen Moleküle aus der Klinik den Weg zur Apotheke fanden, aber nur 13 % der kleinen chemischen Moleküle.

Es ist daher nicht verwunderlich, dass diese Arzneimittelgruppe derzeit stark zunimmt. Von den Top 10 (nach Marktanteil) Arzneimitteln im Jahr 2016 waren bereits 4 körpereigene Proteine. Die Tendenz ist stark steigend. In einer Studie von 2017 fand die Boston Consulting Gruppe, dass körpereigene Proteine den Löwenanteil des Wachstums in der Pharmaindustrie ausmachten. Während der Gesamtmarkt zwischen 2015 und 2016 um 4,2 % zulegte, wuchsen die Erlöse mit körpereigenen Proteinen um 12,4 % und machten damit im Jahr 2016 immerhin schon 25 % des gesamten Marktes aus. Dieser Trend wird sich in Zukunft verstärken, da auch in den klinischen Studien die Anzahl der Biopharmazeutika, und hier insbesondere die Gruppe der Proteine, zunimmt. Um die Arzneimittel des 21. Jahrhunderts zu verstehen, kommt man daher nicht umhin, Proteine etwas genauer zu verstehen.

Proteine

Proteine sind Moleküle, die der Körper nach Maßgabe der in der DNA gespeicherten Information herstellt. Sie regeln alles im Körper. Sie regeln die Herstellung von Kortison und Progesteron, sie fangen als Rezeptoren in den Augen Licht für uns ein, lassen uns Liebe empfinden, initiieren die Zellteilung, steuern das Wachstum, sorgen für die Verdauung, lassen das Herz kontrahieren und transportieren den Sauerstoff durch das Blut. Sie machen alles. Molekularbiologen können Leben nicht denken, ohne Protein zu denken. Es sind die Proteine, die die DNA so spannend machen. Mit der Sequenzierung des menschlichen Genoms, also der gesamten DNA des Menschen, war deshalb auch die große Hoffnung verbunden, einen vollständigen Katalog der menschlichen Proteine zu erhalten, so dass man dann versteht, wie diese miteinander interagieren, wie Krankheiten zustande kommen und wie Krankheiten geheilt werden können. Die Idee, wie in Kap. 6 erläutert, ist relativ simpel: Man baut ein Testsystem mit den in der Krankheit implizierten Proteinen und schaut dann, welche chemischen Moleküle aus der Bibliothek dieses Testsystem auf die gewünschte Art und Weise verändern. Diese Moleküle können dann als Wirkstoffe weiter optimiert werden. Diese Idee funktioniert manchmal hervorragend (Kap. 9), manchmal weniger überzeugend, hat in jedem Fall aber breite Anwendung in der Arzneimittelentwicklung gefunden.

Neben dieser Anwendung, Proteine im Labor nachzubauen, um sie als Testsysteme für die Entwicklung von Wirkstoffen zu verwenden, können Proteine aber auch im großen Maßstab hergestellt werden, um dann selber als Wirkstoffe in Arzneimitteln verwendet zu werden. Das erste Protein, das therapeutisch zum Einsatz kam, war das Insulin.

Insulin

Im 19. Jahrhundert haben Wissenschaftler die Funktion von Organen sehr direkt erforscht: Sie entfernten die Organe bei Tieren operativ und haben dann beobachtet, was passiert. Bei Hunden, denen die Bauchspeicheldrüse entfernt wurde, stellten sie fest, dass die Hunde ungeheure Mengen an Harn ließen. Da der Urin Zucker enthielt, schlossen sie auf Diabetes.

Versuche, aus Bauchspeichelextrakten einen Wirkstoff zu isolieren, schlugen über Jahrzehnte fehl, bis endlich 1921 ein kanadisches Forscherteam feststellte, dass der in der Bauchspeicheldrüse enthaltene Wirkstoff ein Protein sein müsse, da er extrem empfindlich auf proteinspaltende Enzyme, Hitze und Laugen reagiere. Diese Erkenntnis ließ die Forscher behutsamer mit dem Stoff umgehen und es gelang ihnen, die Substanz in einem Extrakt zu isolieren. Um die Verträglichkeit ihres Bauchspeichelextrakts zu testen, spritzte sich das Team den Extrakt selber und bemerkte lediglich eine Rötung an der Injektionsstelle. Und so kam es zur nächsten Wunderheilung der Medizingeschichte. Der 14-jährige Leonard Thompson war als Diabetespatient bereits todgesagt. Er glitt von einem Koma zum nächsten und wog nur gute 30 kg. Wenige Spritzen von dem Hundeinsulin stellten seine Gesundheit komplett wieder her. Die chemische Struktur des Wirkstoffs aus dem Bauchspeichelextrakt konnte jedoch nicht aufgeklärt werden. Proteine sind chemisch besondere Strukturen und Chemiker hatten damals noch nicht die Methoden, um diese Strukturen zu untersuchen. Dadurch konnte Insulin auch nicht synthetisch hergestellt werden und die Welt wurde mit Schweine- und Rinderinsulin versorgt, da Bauchspeicheldrüsen bei der Schlachtung von Tieren massenhaft als Abfallware anfielen.

Erst 1955 wurde vom britischen Biochemiker Frederick Sanger die Struktur des Insulins gelöst. Es bestand aus einer Kette von 51 Aminosäuren. Alle Proteine bestehen immer nur aus Aminosäuren. Die Natur verwendet 20 verschiedene Aminosäuren, die verschieden aneinandergereiht eine unendliche Vielfalt an Kombinationsmöglichkeiten ergeben. Sanger zeigte ein Jahr später, dass sich humanes Insulin vom Rinderinsulin in genau 3 Aminosäuren unterscheidet. Später wurde gezeigt, dass das Schweineinsulin in nur einer Aminosäure abweicht. Der Firma Hoechst in Frankfurt (heute Sanofi) gelang es, 1976 diese eine Aminosäure auszutauschen und so humanes Insulin aus Schweineinsulin herzustellen. Der Durchbruch in der Herstellung von Proteinen kam aber erst zu Beginn der 1980er-Jahre. Mit einer revolutionären Technologie gelang es, Bakterien für die Proteinproduktion einzusetzen. Im Reagenzglas kann man Bakterien so manipulieren, dass sie jedes beliebige Stück DNA aufnehmen, auch humane DNA. Ebenso wie die Proteine besteht DNA aus den immer gleichen Bausteinen. Alle Lebewesen, auch Bakterien, nutzen diese Bausteine und daher spielt es für Bakterien keine Rolle, ob sie humane oder eigene DNA in sich tragen. Die Bakterien werden dann auf gutes Nährmedium bei für sie angenehmen Temperaturen gesetzt, so dass sie sich stark vermehren und aus der DNA viel Protein machen. Die Proteine können dann in hoher Reinheit aus dem Nährmedium oder aus den Bakterien gewonnen werden. Insulin war das erste Arzneimittel, das auf diese Weise hergestellt wurde. Es war ein großer Durchbruch, weil theoretisch jedes beliebige humane Protein auf diese Weise hergestellt werden kann.

So konnte bei vielen Krankheiten, die dadurch entstehen, dass die körpereigenen Proteine defekt sind, diese einfach substituiert werden (z. B. Wachstumshormon). Andere körpereigene Proteine werden in der Behandlung von Schlaganfällen und Herzinfarkten angewandt oder auch um das Wachstum von Blutzellen anzuregen, beispielsweise nach einer Chemotherapie. Die Technologie, Proteine herzustellen, lässt sich auch auf eine besonders interessante Klasse von körpereigenen Proteinen anwenden, nämlich die Antikörper.

Antikörper

Antikörper sind sehr große Moleküle. Sie bestehen aus ca. 1500 Aminosäuren und sind damit 30-mal so groß wie das Insulin und 500-mal so groß wie die „kleinen Moleküle", beispielsweise Kortison. Antikörper werden von den Immunzellen gebildet. Die Besonderheit von Antikörpern besteht darin, dass sie ein paar Aminosäuren haben (ca. 6–8 von den 1500), die hypervariabel sind. Das heißt, es wird nicht wie bei anderen Proteinen stets genau die gleiche Kopie hergestellt, sondern es wird stets die gleiche Kopie mit einer Änderung in den 6–8 variablen Aminosäuren hergestellt. Dieser variable Teil bildet die sogenannte Antigenbindungsstelle. Hiermit erkennt der Antikörper eingedrungene Fremdstoffe, wie z. B. Viren oder Bakterien. Durch die Bindung wird das Immunsystem aktiviert und der Fremdstoff beseitigt. Die Bindung ist zunächst nicht perfekt, es ist mehr ein loses Erkennen. Sobald aber eine Bindung stattfindet, werden zahlreiche Antikörper gebildet mit jeweils kleinen Abweichungen in der hypervariablen Region. Solange, bis ein Antikörper sehr stark bindet. Wenn ein Antikörper gefunden ist, der sehr stark an das Antigen bindet, werden keine weiteren Varianten des Antikörpers mehr hergestellt, sondern die Immunzellen stellen um auf eine Massenproduktion dieses einen stark bindenden Antikörpers. Aus diesem Grund braucht es immer etwas Zeit, bis der Körper auf einen Infekt reagieren kann. Er muss erst die passenden Antikörper suchen und diese dann massenhaft produzieren. Impfen beschleunigt diesen Prozess, indem die Impfung das Antigen in den Körper bringt. So können geeignete Antikörper schon mal ausgewählt werden, die im Falle einer Infektion nur noch vermehrt werden müssen.

Antikörper üben mit diesen Eigenschaften verständlicherweise eine Faszination auf die Arzneimittelforscher aus. Antikörper sind Teil der menschlichen Physiologie und sollten daher stark wirksam sein und außerdem gut verträglich. Zudem bietet der variable Teil eine ungeheure Flexibilität, um passgenaue Antikörper für bestimmte Zielmoleküle zu entwickeln. Die Analogie zur Arzneimittelentwicklung von kleinen Molekülen ist nicht zu übersehen. Chemiker beginnen immer mit einer Leitstruktur, die in etwa passt und optimieren diese dann weiter, bis sie ein Molekül haben, das optimal passt (diese optimal passenden Varianten der Leitstruktur werden Analoga oder Derivate genannt). Die Antigenbindungsstelle macht genau diesen Prozess durch. Die ersten Antikörper binden so einigermaßen. Das wird weiter optimiert, bis eine Antigenbindungsstelle gefunden ist, die genau passt, und die wird dann massenhaft hergestellt. Diese Eigenschaft ist praktisch, weil das in unserem Körper viel schneller vonstatten geht, als Chemiker die Optimierung im Labor bewerkstelligen könnten.

Mittlerweile sind viele Antikörper als Arzneimittel auf dem Markt. Exemplarisch sei das Herceptin genannt, das in der Behandlung von Brustkrebs eingesetzt wird. Die 1980er- und 1990er-Jahre waren in der Krebstherapie gekennzeichnet von der Hoffnung, durch hochdosierte Chemotherapie zum Erfolg zu kommen. Bei der Krebserkrankung wachsen körpereigene Zellen unkontrolliert. Der Ansatz der Chemotherapie basiert darauf, das Zellwachstum zu hemmen, so dass das Geschwür abstirbt. Die extremen Nebenwirkungen der Chemotherapie, die alle anderen schnellwachsenden Zellen im Körper (Haarzellen, Zellen des Immunsystems, Zellen von Darm und Schleimhäuten) ebenfalls angreift, sind bekannt. Und der Erfolg war eher bescheiden, wenngleich einige Krebsformen mit einer Kombination von Chirurgie, Bestrahlung und Chemotherapie geheilt werden konnten. Mit dem neuen molekularbiologischen Wissen und den Technologien, um Gene und Proteine zu analysieren, wuchs das Verständnis der Entstehungsmechanismen von Krebs beinahe täglich. Ein entscheidender Durchbruch hierbei war die Erkenntnis, dass es bestimmte Proteine gibt, die Zellwachstum fördern und solche, die Zellwachstum hemmen. In gesunden Zellen ist das ein delikates Gleichgewicht. Zellen müssen irgendwann aufhören, sich zu teilen, und Proteine, die Zellwachstum hemmen, übernehmen das Kommando. Alle Krebsarten sind nun dadurch gekennzeichnet, dass das Gleichgewicht zwischen wachstumsfördernden Proteinen und wachstumshemmenden Proteinen gestört ist. Wachstumshemmende Proteine sind so mutiert, dass sie keine Wirkung mehr haben, und wachstumsfördernde Proteine sind so mutiert, dass sie zu viel Wirkung haben und nicht mehr kontrolliert werden. Zu einer gesunden Physiologie der Zelle gehört ebenso, dass sie irgendwann von selber abstirbt. Es gibt Prozesse, die diesen programmierten Zelltod einleiten, und Prozesse, die diesen Zelltod verhindern. Je nachdem, welche Prozesse die Oberhand haben, stirbt die Zelle ab oder sie lebt weiter. Je älter eine Zelle wird, umso mehr verschiebt sich das Gleichgewicht in Richtung Absterben.

Bei Brustkrebs kann man nun zeigen, dass ein Protein, Her2 genannt, verstärkt an der Zelloberfläche vorkommt. Es ist, wie die Biologen sagen, überexprimiert. Her2 ist ein Protein, das als Rezeptor an der Zelloberfläche mit der Außenwelt in Kontakt ist und, sobald es ein Signal einfängt (also ein Molekül aus der Umgebung bindet), in der Zelle Prozesse aktiviert, die zum einen den programmierten Zelltod verhindern, aber zum anderen die Zellteilung initiieren. Überexpression eines solchen Gens ist ein Rezept für Zellwucherung. Die Idee war nun, einen Antikörper zu entwickeln, der Her2 bindet, so dass es keine anderen Signalmoleküle mehr binden kann und der Signalweg in die Zelle, dass die Zellteilung initiiert werden muss, blockiert ist.

Die kalifornische Firma Genentech verwirklichte die Idee. Praktisch geht man dabei so vor, dass das Antigen, in diesem Fall die Oberfläche des Her2-Proteins, isoliert wird und einer Maus gespritzt wird. Die Maus bildet nun dagegen Antikörper. Die Immunzellen, die diese Antikörper bilden, werden dann aus der Milz der Maus wieder entnommen und – Ironie der Geschichte – mit einer unsterblichen, sich schnell vermehrenden Krebszelllinie verschmolzen, so dass die Antikörper massenweise produziert werden und leicht gereinigt werden können. Der Antikörper, Herceptin, wurde im Jahre 1998 in den USA zugelassen und im Jahr 2000 in Europa. Das Arzneimittel wirkte Wunder. Im Gegensatz zur Chirurgie oder zur Strahlentherapie kann Herceptin auch noch zu einer vollständigen Heilung führen, wenn der Krebs sehr aggressiv ist und bereits gestreut hat.

Herceptin bestätigt damit eine schöne Theorie. Die Theorie, dass eine zielgerichtete Antikörpertherapie möglich ist. Das Ziel ist das Oberflächenmolekül Her2 und der Antikörper Herceptin wurde passgenau für die Bindung an das Zielmolekül entwickelt. Es gibt nichts Befriedigenderes für Wissenschaftler, als eine Theorie bestätigt zu sehen. Die Dimension dieses Durchbruchs ist vergleichbar mit der ersten spezifischen Arzneimitteltherapie gegen Malaria (Kap. 4). Es wurde nicht nur etwas völlig Neues geschaffen, sondern auch dazu ein plausibler Mechanismus ausformuliert, wie die Wirkung zu Stande kommt. Damit keimte die Hoffnung auf, ein Wunderwerkzeug gegen alle Krankheiten gefunden zu haben, lässt sich dieser Mechanismus doch auf beliebig viele andere Krankheiten übertragen. Man ist nicht mehr darauf angewiesen, dass ein Wirkstoff

„zufällig" passt, sondern kann den Wirkstoff zielgerichtet entwickeln. Die Herausforderungen, diesen Therapieansatz zu generalisieren, sind jedoch ebenso gewaltig wie die Herausforderungen, die sich aus der Generalisierung der Malariatherapie ergeben haben.

Probleme mit biologischen Arzneimitteln

Biologische Arzneimittel sind keine Allheilmittel, weder die Gentherapie noch die hier beschriebenen Antikörper. Wie alle Arzneimittel bergen auch sie Risiken in sich, die sorgsam dem Nutzen gegenübergestellt werden müssen.

Das beste Nutzen-Risiko-Verhältnis haben einfache Substitutionstherapien. Wenn man ein defektes Gen hat und beispielsweise zu wenig Wachstumshormon produziert, dann ist die Behandlung mit Wachstumshormon naheliegend. Aber schon beim Insulin wird die Sachlage komplizierter. Wie bei jeder Substitutionstherapie ist die Insulingabe bei der Indikation „Insulinmangel" alternativlos. Wenn die Indikation aber „Diabetes", also „Überzuckerung" lautet, so müssen Nutzen und Risiken von Insulingabe gegeneinander abgewogen werden. Insulin ist zwar das entscheidende Hormon, das den Zuckerspiegel im Blut reguliert, hat aber noch weitere Funktionen. Die Natur denkt nicht in Indikationen. Sie denkt daran, dass die Zellen Energie benötigen und diese von Zuckermolekülen bereitgestellt wird und sorgt deshalb dafür, dass der Zucker in die Zellen aufgenommen wird. Das heißt aber nicht, dass Insulin nicht auch andere Prozesse anstoßen könnte. So spielt es z. B. auch im Fettstoffwechsel eine Rolle oder gibt für Zellen das Signal zum Wachstum. Gerade das Signal zur Zellteilung kann krebsfördernd sein. All diese Risiken gilt es zu bedenken, wenn zusätzlich zur körpereigenen Insulinproduktion noch Insulin als Arzneimittel gegeben werden soll, um den Blutzuckerspiegel zu kontrollieren.

Selbst Antikörper binden nicht nur spezifisch an ihr Zielmolekül. Bei ca. 4 % der Brustkrebspatientinnen, die mit Herceptin behandelt werden, kommt es zu Herzbeschwerden. Antikörper, so verheißungsvoll sie sind, haben ihre Tücken. Die Evolution hat sie so gemacht, dass sie auch unspezifisch an viele verschiedene Antigene binden. Das muss so sein, sonst kann das Immunsystem nicht lernen. Es gibt nur ganz wenige Proteine im Körper, die biologisch derart bedeutsam sind, dass sie nur eine einzige Funktion erfüllen und sich unser menschliches Denken mit dem „Denken" der Natur deckt. In der Regel werden biologische Prozesse durch Gleichgewichte gesteuert, die aus dem zufälligen Zusammenstoßen einer Vielzahl von Molekülen entstehen. Es gibt keinen Grund anzunehmen, dass biologische Arzneimittel nicht genauso unbeholfen durch die menschliche Physiologie stolpern, wie das körpereigene Moleküle tun, und damit die Gleichgewichte sehr vieler Prozesse leicht verschieben. Selbst die Schwangerschaftshormone stoßen noch andere physiologische Prozesse an oder hemmen welche und längst nicht alle Frauen sind frei von Nebenwirkungen.

Viele Wege führen zum Ziel

Es sind diese physiologischen Gleichgewichte, die den Wissenschaftlern Kopfzerbrechen bereiten. Es laufen Hunderte von verschiedenen Prozessen (Signalwegen) in der Zelle oder im gesamten Organismus parallel ab. Ein Ereignis wie „Zellteilung" findet zwar entweder statt oder es findet nicht statt, aber es ist dennoch nicht das biologische Äquivalent eines Lichtschalters, der entweder betätigt wird oder nicht. Das Ereignis kommt zu Stande, wenn sich das Gleichgewicht vieler verschiedener molekularer Prozesse in Richtung Zellteilung verschiebt. Jeder einzelne dieser Prozesse steht wiederum in einem Gleichgewicht, das zur einen oder zur anderen Seite des Prozesses sich verschieben kann. So kommt es auch, dass das Wunder der Brustkrebsheilung durch Herceptin nur bei einer Minderheit der Patientinnen stattfindet. Alle Patientinnen mögen zwar den Her2-Rezeptor an der Oberfläche tragen, aber nur bei denjenigen, die 3fach über dem Durchschnitt liegen, hat die Therapie durchschlagenden Erfolg. Das ist einfach zu verstehen. Die über Her2 initiierten Signalwege haben in diesem Fall einen stark überdurchschnittlichen Einfluss auf das Gesamtergebnis „Zellteilung". Bei allen anderen Patientinnen ist der Einfluss durchschnittlich und das Blockieren dieses Signalwegs ist zu wenig, um das Gesamtgleichgewicht in Richtung „keine Zellteilung" zu verschieben. Ein Arzneimittel greift immer nur in die Signalwege ein, in die das Protein, an das es bindet, einbezogen ist. Es verschiebt nur in diesen Signalwegen das Gleichgewicht. Häufig reicht das nicht aus, um das Gleichgewicht insgesamt zu verschieben. Ob wir Schmerz empfinden oder nicht, ob wir husten oder nicht, ob sich die Zelle teilt oder nicht, ob wir Aggressivität spüren oder nicht, ob die Gelenke anschwellen oder nicht, all das sind biologische Äußerungen, die von den Gleichgewichten sehr vieler verschiedener Signalwege abhängen.

Damit lassen sich auch Resistenzbildungen gegenüber Arzneimitteln verstehen. Herceptin bringt das Wachstum der Krebszellen zum Stillstand, wenn die über Her2 gesteuerten Signalwege entscheidend sind für das Ereignis „Zellteilung". Unter den Millionen von Krebszellen kann es aber einige geben, die etwas andere Mutationen aufweisen und bei denen die Her2-Signalwege nicht ausschlaggebend sind für das Gesamtgleichgewicht, das über die Zellteilung entscheidet. Wenn nun alle Her2-Zellen abgestorben sind, beginnen die Zellen zu wachsen, für die Her2 nicht so wichtig ist und der Krebs kommt zurück und ist dann resistent gegen das Wundermittel.

Das Problem der verschiedenen Signalwege zeigt, warum selbst Antikörper nicht zum Allheilmittel werden können. Das Problem gilt selbstverständlich nicht nur für biologische Arzneimittel, sondern erklärt grundsätzlich, warum die Indikation sich nicht direkt in physiologische Prozesse übersetzen lässt. Es gibt aber auch eine Reihe von speziellen Problemen für biologische Arzneimittel. Hierunter zählt die Notwendigkeit, Proteine spritzen zu müssen, das Problem der Charakterisierung, die Entwicklung von Immunreaktionen und die Tatsache, dass die in Mikroorganismen hergestellten menschlichen Proteine doch nicht haargenau den körpereigenen Proteinen gleichen.

Aufnahme von Proteinen in den Körper

Proteine müssen immer gespritzt werden. Das liegt paradoxerweise daran, dass wir sie so gut mit der Nahrung aufnehmen können. Der Körper benötigt Proteine zum Leben. Da die benötigten Proteine sich aber von Organismus zu Organismus unterscheiden, werden nur die Bausteine der Proteine, die Aminosäuren, über den Darm aufgenommen. Die Proteine aus Pflanzen und Tieren gelangen gar nicht in den Blutkreislauf. Bereits im Magen werden sie zerlegt. Das Gleiche passiert selbstverständlich mit Proteinen, die als Arzneimittel gegeben werden. Daher müssen Proteine immer gespritzt werden, um direkt ins Blut zu gelangen.

Unvollständige Charakterisierung

Was für die Forscher ein Hoffnungsschimmer in der Therapie vieler Krankheiten ist, ist für die Arzneimittelbehörden und Mitarbeiter in der Zulassung von Pharmaunternehmen ein Graus. Wie in Kap. 6 zur Qualität und in Kap. 7 zur Compliance ausgeführt, beruht das gesamte Kontrollsystem für Arzneimittel auf dem Nachweis, dass das Produkt unverändert bleibt gegenüber der Herstellungsweise der klinischen Studien, die den Nutzen belegt haben. Die Größe der Proteine ist dabei nur ein Problem, das eine vollständige Charakterisierung und damit eine Bestätigung, dass sich das Produkt nicht geändert hat, unmöglich macht. Das größere Problem ist die Instabilität von Proteinen. Es gibt nicht einfach ein Molekül, das millionenfach immer gleich in der Spritze ist, sondern es gibt ein Molekül mit vielen, vielen kleinen Varianten. Für einen gewöhnlichen Antikörper gibt es 14 verschiedene Stellen, an denen das Protein sich leicht verändern kann. Es gibt zwischen 2 und 5 Variationsmöglichkeiten pro Stelle. Insgesamt summiert sich das auf 100 Mio. Kombinationsmöglichkeiten. Es ist unmöglich, diese alle zu bestimmen. Kleine Änderungen im Herstellungsprozess können das Gleichgewicht, welche dieser Veränderungen eingegangen wird, empfindlich verschieben. Bei Proteinen reicht es daher nicht, das Produkt zu charakterisieren, um festzustellen, ob es noch gleichgeblieben ist, sondern auch der Herstellungsprozess selber muss eng kontrolliert werden. So ist es nicht möglich, ohne klinische Studie ein Generikum von einem Protein herzustellen (Kap. 11) und auch bei Änderungen in der Herstellung und Kontrolle (Abschn. „Zulassungspflege" in Kap. 7) müssen für Proteine grundsätzlich mehr Belege beigebracht werden, durch die gezeigt wird, dass sich das Produkt nicht klinisch relevant verändert hat.

Immunreaktion

Das körpereigene Immunsystem ist darauf trainiert, Fremdstoffe zu erkennen und auszuschalten. Hierbei reagiert es vornehmlich auf große biologische Moleküle. Selbstverständlich auch auf Proteine, die als Arzneimittel verabreicht werden. Die Immunreaktion auf Insulin aus Schwein oder Rind war noch wesentlich häufiger und heftiger als die auf humanes Insulin. Dennoch gibt es auch Reaktionen auf komplett körpereigene Proteine. Das liegt zum einen daran, dass auch das Immunsystem nach Gleichgewichten funktioniert. Selbst ein körpereigenes Protein kann als fremd erkannt werden, wenn es zu viel davon gibt. Zum anderen liegt es auch daran, dass die Herstellung körpereigener Proteine im Labor nicht exakt mit der Herstellung im Körper übereinstimmt. Die Zusammensetzung der einzelnen Aminosäuren kann zwar vollständig nachgebaut werden. Manche dieser Aminosäuren werden dann aber noch in der Zelle verändert. Zum Beispiel kann ein Zuckerrest angehängt werden. Diese Modifikationen lassen sich im Labor noch nicht vollständig nachbauen. Auch hierdurch kann sich die Immunantwort auf das Arzneimittel ändern. Die Immunreaktion kann zu Nebenwirkungen oder auch zur Inaktivierung des Arzneimittels führen. Das Testen der Immunantwort nimmt daher großen Raum in der Entwicklung von biologischen Arzneimitteln ein.

Kosten

Die Empfindlichkeit von biologischen Arzneimitteln und der große Aufwand in der Herstellung führen auch dazu, dass die Herstellung, Qualitätssicherung, Transport und Lagerung sehr viel teurer sind als bei kleinen chemischen Molekülen. Diese Kosten spiegeln sich auch im Preis der biologischen Arzneimittel wider. Aufgrund der engen Verknüpfung zwischen der Qualität eines biologischen Arzneimittels und dessen Herstellung ist es auch nicht möglich, Kosten durch generischen Wettbewerb einzusparen. Durch geschickte Regulierung ist es allerdings gelungen, das Problem teilweise zu umgehen, so dass zwar keine Biogenerika hergestellt werden können, aber immerhin sogenannte Biosimilars. Biosimilars sind identisch zu den auf dem Markt befindlichen biologischen Arzneimitteln, haben aber eine neue Herstellung. Im Unterschied zu Generika (Kap. 11) müssen Biosimilars einen klinischen Nachweis der Wirksamkeit erbringen, der aber weit weniger aufwändig ist, als ein eigenes vollständiges Entwicklungsprogramm. Auf diese Weise ist es gelungen, Einsparungen von immerhin 30 % zu erzielen. Bei echten Generika sind es jedoch bis zu 90 %.

Trotz dieser Probleme haben sich biologische Arzneimittel durchgesetzt. Der Grund dafür ist, dass sie aufgrund ihrer perfekten Anpassung an die menschliche Physiologie hochwirksam sind und damit die gewünschte Wirkung mit der tatsächlichen Wirkung gut zur Deckung bringen können. Das Beispiel Herceptin zeigt, dass diese Deckung nur in speziellen Fällen erreicht wird, nämlich bei Patientinnen, die ein Übermaß eines bestimmten Rezeptors haben.

Der Test auf die Menge des Her2-Rezeptors an den Oberflächen der Krebszellen stellt damit eine sehr interessante Indikationseinengung dar, die die Überlappung zwischen tatsächlicher und gewünschter Wirkung optimiert. Die Indikationseinengung auf Basis einer solchen molekularen Markierung wird auch gerne zielgerichtete Therapie genannt oder, wie im nächsten Kapitel, Personalisierung der Medizin.

9

Personalisierung – die Rückkehr des Individuums

Zusammenfassung Die personalisierte Medizin versucht nicht wirkstoff-seitig sondern indikationsseitig die Überlappung zwischen gewünschter und tatsächlicher Wirkung zu optimieren. Das gelingt ihr durch eine immer feinere Indikationseinengung bis hin zu einer einzelnen Person. Die Erfolge sind beeindruckend, aber auch die Personalisierung taugt nicht als Allheilversprechen.

Im April 2018 wurde das „Krebs-Genom-Atlas-Projekt" vollendet. Ein Kraftakt, der über 10.000 individuelle Krebsgeschwüre molekularbio-logisch untersuchte, bis hin zur kompletten Genomsequenzierung. Schon im Laufe des Projekts wurde klar: Kein Krebs gleicht dem anderen. Jedes Krebsgeschwür besteht aus einer Vielzahl von Mutationen, die die Zellen haben entarten und unkontrolliert wachsen lassen. Es gibt Muster, die gehäuft vorkommen. Auch molekularbiologisch könnte man einen Brustkrebs von einem Lungenkrebs unterscheiden. Aber die Erkenntnis, dass jeder einzelne Brustkrebs und jeder einzelne Lungenkrebs eine ganz indi-viduelle Entartungsgeschichte haben, ist bedeutsam. Damit schließt sich ein Kreis. Das Individuum kehrt zurück ins Zentrum der Untersuchung. Hippokrates hatte noch gelehrt, dass es wichtiger sei, zu verstehen, wel-che Person die Krankheit habe, als welche Krankheit die Person habe. Mit den Erkenntnissen des Krebsatlas sind wir zurück bei der sehr individuel-len Betrachtung von Krankheit. Scheinbar. Denn eigentlich könnten wir uns nicht weiter davon entfernt haben. Und so mutet es etwas befremd-lich an, dass die FDA (US Food and Drug Administration), die größte und mächtigste Gesundheitsbehörde der Welt, ihren Bericht zur personalisierten

© Springer-Verlag GmbH Deutschland, ein Teil von Springer Nature 2019
R. Schultz-Heienbrok, *Arzneimittel verstehen*,
https://doi.org/10.1007/978-3-662-57676-2_9

Medizin mit just diesem Hippokrates-Zitat überschreibt. Für Hippokrates und für die Ärzte bis zur späten Renaissance war die Krankheit lediglich ein Symptom eines persönlichen Ungleichgewichts der Körpersäfte (Kap. 4). Sie war kein Gegenstand einer personenunabhängigen Diagnostik. Obgleich also Krankheitsbilder wie Krebs oder Malaria bekannt waren, gab es keine Indikation, außer der eines Säfteungleichgewichts. Galen ging so weit, dass er einen melancholischen Charakter als wesentlichen Bestandteil der Krebsentstehung sah. Nicht nur von dieser Stigmatisierung haben wir uns zum Glück weit entfernt, sondern auch von der Idee einer einzigen Indikation. Die Krebsdaten belegen eindrucksvoll das Gegenteil. In den letzten 2000 Jahren wurde das Symptom Krebs zur Krankheit und damit zur Indikation Krebs. Die Indikation Krebs wurde eingeengt auf verschiedene Organe (Brustkrebs, Hautkrebs), dann auf verschiedene Stadien (früh, spät, metastasierend), dann auf verschiedene mikroskopische Befunde, dann auf einige molekularbiologische Befunde (wie z. B. Her2-Rezeptor; Kap. 8) und jetzt auf ein individuelles Mutationsmuster. Das heißt, dass die Krankheit immer weiter untersucht und heruntergebrochen wurde bis zur einzelnen Person. Das ist der entscheidende Unterschied zu Hippokrates und auch den alternativ-medizinischen Ansätzen (Kap. 14), die die einzelnen Personen zu verstehen trachten und nicht die Krankheit. Personalisierung ist keine Betrachtung des Individuums sondern eine individuelle Betrachtung der Krankheit. Die personalisierte Medizin ist also mehr eine Rückkehr zur „physiologischen Medizin" des 19. Jahrhunderts, die sich vehement gegen die Gruppenvergleiche für die Arzneimittelbewertung ausgesprochen hatte (Kap. 5). Die Indikationseinengung der letzten 2000 Jahre ist gewaltig und es ist abzusehen, dass bald jeder Krebspatient seine Krebsmutationen komplett sequenziert bekommt, bevor eine Therapie vorgeschlagen wird. Personalisierte Medizin ist genau das: Eine Kombination von Diagnostik (in diesem Fall Sequenzierung sämtlicher Krebsmutationen) und Arzneimittel. Das Arzneimittel wird dann entsprechend der Diagnose ausgesucht.

7,6 Milliarden Indikationen

Die Idee, dass Indikationen auf jeden einzelnen Menschen heruntergebrochen werden können, ist nicht auf Krebs beschränkt. Alle Krankheiten manifestieren sich in jedem einzelnen Menschen unterschiedlich. Das ist nicht weiter verwunderlich, denn Menschen unterscheiden sich selbstverständlich molekularphysiologisch genauso wie auch sonst im Alltag. Manche Menschen sind größer, andere laufen schneller, manche haben helle Haare und andere dunkle. Wir müssen biologisch auch unterschiedlich sein, sonst wäre Evolution nicht möglich. Gene unterscheiden sich ein klein wenig, manche Proteine werden beim einen etwas zahlreicher hergestellt als beim anderen. Allein die unterschiedlichen Variationen der Antikörper (Kap. 8) und vielen Rekombinationen des humanen Leukozyten-Antigen-Systems (HLA-Systems), das für die Erkennung der Fremdstoffe entscheidend ist, lässt unser Immunsystem unterschiedlich auf körperfremde Stoffe reagieren. Diese Variabilität ist für Menschen genauso wichtig wie für Bakterien, die Resistenzen gegen Antibiotika entwickeln. Es gibt Menschen, die natürlicherweise gegen HIV (humanes Immundefizienzvirus) immun sind. Sie benötigen keine Kondome und keine Arzneimittel. Es steht außer Frage, dass diese Menschen einen starken evolutionären Vorteil gehabt hätten, wenn weder Übertragungswege von HIV noch Arzneimittel gegen AIDS entdeckt worden wären. Es sind aber nicht nur diese kleinen Unterschiede in der DNA, die uns unterschiedlich machen. Es kommt nicht nur darauf an, welche Proteine wir im Körper haben, sondern auch wie viele und wo. Das Wieviel und das Wo wird nicht allein von der DNA bestimmt, sondern auch von Umweltfaktoren, Ernährung, sozialen Prägungen und vielem mehr.

Ein gutes Beispiel für die biologisch gewollte Variabilität im Umgang mit Fremdstoffen ist das Zytochrom-P450-System. Das Beispiel zeigt zwar nicht, wie sich Krankheiten individuell manifestieren, aber es zeigt, wie unterschiedlich Menschen auf Arzneimittel reagieren. P450 ist ein Protein, das dabei hilft, fettlösliche Stoffe (z. B. Cholesterin oder Östrogene, aber auch Fremdstoffe wie Arzneimittel) aus dem Körper wieder auszuscheiden, indem es die Stoffe chemisch so verändert, dass diese gut wasserlöslich sind. Durch diese chemischen Veränderungen verlieren Arzneimittel mit der Zeit ihre Wirkung und werden über die Niere ausgeschieden. P450 kommt in allen Lebewesen vor. Im Menschen gibt es 57 unterschiedliche P450-Proteine, 12 davon bauen Arzneimittel ab. Wenn einem Patienten gleichzeitig zwei Arzneimittel verabreicht werden, so muss der Arzt aufpassen, dass nicht beide über die gleiche P450-Variante abgebaut werden. Denn diese Variante könnte dann damit überfordert sein und eines der beiden Arzneimittel würde in viel zu hoher Konzentration den Körper überschwemmen. Auf der anderen Seite können die P450-Proteine auch durch Umwelteinflüsse vermehrt hergestellt werden. Tabakrauch oder Arzneimittel selber können dazu führen, dass sehr viel Protein einer Variante hergestellt wird und so ein Arzneimittel, das über diese Variante abgebaut wird, in zu schwacher Konzentration vorhanden ist. Aufgrund ihrer langen evolutionären Geschichte gibt es für jede dieser 12 Varianten auch noch relativ häufige kleinere genetische Unterschiede, sogenannte Polymorphismen. Diese

Polymorphismen können dazu beitragen, dass die Proteine unterschiedlich schnell ihre Substrate umsetzen. Von der Proteinvariante P450 1A2 sind beispielsweise 5 verschiedene Polymorphe bekannt. Da Menschen von jedem Gen immer eines von der Mutter und eins vom Vater haben, können alle Polymorphe mit sich oder mit dem normalen Gen in Kombination auftreten. Es ist daher leicht vorstellbar, dass die Substrate von P450 1A2 von Mensch zu Mensch unterschiedlich schnell abgebaut werden, je nachdem welche Genvariante (Polymorph) sie haben und je nachdem wie stark das Protein gerade in der Zelle hergestellt wird. Zu den Substraten gehören beispielsweise Koffein oder Paracetamol, was die unterschiedlichen Wirkungen dieser Stoffe auf verschiedene Menschen erklärt.

Neben dem P450-System gibt es noch weitere Genvarianten, die unterschiedliche Wirkungen des gleichen Arzneimittels auf verschiedene Menschen erklären. So gibt es Genvarianten von Proteinen, die die Aufnahme der Wirkstoffe ins Blut ermöglichen. Unterschiede in diesen Proteinen führen schnell zu unterschiedlichen Wirkstoffmengen im Blut und können so zu unterschiedlichen Arzneimittelwirkungen führen. Polymorphismen an Zielmolekülen, also an den Proteinen, an denen der Wirkstoff binden soll, können die Wirkung eines Arzneimittels ganz zu Nichte machen. Es gibt Tausende von Polymorphismen. Und die meisten davon verschieben das Gleichgewicht eines physiologischen Prozesses in die eine oder andere Richtung. Die Wirkung eines Arzneimittels auf diesen physiologischen Prozess unterscheidet sich dann entsprechend von Mensch zu Mensch. Neben den individuellen Polymorphen und dem individuellen Immunsystem sind alle Menschen auch noch unterschiedlich durch die Umwelt geprägt, was wiederum Einfluss hat auf die Häufigkeit, mit der manche Gene in Proteine übersetzt werden und andere nicht.

Das sind leider alles keine theoretischen Probleme. Diese individuellen Unterschiede führen dazu, dass sehr viele Arzneimittel für die Mehrheit der Menschen trotz erwiesenem positiven Nutzen-Risiko-Verhältnis nicht den gewünschten Nutzen liefern.

Nutzen für manchen, Risiken für viele

Der Siegeszug der numerischen Methode in der Medizin hat zweifelsfrei zu besseren und sicheren Arzneimitteln geführt. Die Unabhängigkeit des Gruppenvergleichs von ideologisch geprägten Krankheitsvorstellungen und die Reproduzierbarkeit der Ergebnisse machen die Methode zu einem geeigneten Steuerungsinstrument in der Entwicklung und Regulierung von

Arzneimitteln. Wir können sicher sein, dass nur Arzneimittel auf den Markt kommen, deren Nutzen die Risiken übertreffen. Die Methode basiert jedoch zwingend auf einem Gruppenvergleich, um Anspruch auf Kausalität zwischen Nutzen und Wirkstoff erheben zu können (Kap. 5). Das heißt auch, dass das Ergebnis immer nur für die Gruppe und niemals automatisch für den Einzelnen in der Gruppe gilt. Politisch, aus Sicht der Krankenkassen und des Gesundheitsministeriums, mag das in Ordnung sein, da die Methode sicherstellt, dass sich die Gemeinschaft insgesamt verbessert und mehr Nutzen erfährt, als Risiken eingeht. Leider empfinden Menschen Krankheit nicht als ein Gruppenphänomen, sondern als ein sehr persönliches Schicksal. Die Solidargemeinschaft besteht nur beim Einsammeln der Kassenbeiträge, nicht aber beim Verteilen des Leidens. Es gibt niemanden, der sich nach einer fehlgeschlagenen Therapie damit tröstet, dass, statistisch gesehen, die Therapie bei jemand anderem doppelt gut anschlagen müsse.

Patienten, bei denen eine Therapie nicht anschlägt, obwohl sie zur Gruppe derjenigen gehören, für die der Nutzen festgestellt wurde, sind erstaunlich häufig und werden Nonresponder genannt. Und Patienten, die den vollen Nutzen erfahren, sind erstaunlich selten. Die Zahlen variieren stark zwischen den einzelnen Indikationen und Wirkstoffen und den Bewertungsmethoden. Das Deutsche Institut für Nutzenbewertung (IQWIG) berechnet für durchschnittlich 24 % der Patienten einen Zusatznutzen gegenüber einer Vergleichstherapie, die FDA gibt zwischen 25 % und 60 % an. Fischer und Breitenbach beziffern in ihrem Buch *Die Pharmaindustrie* den optimalen Nutzen für 20–40 % der Patienten und Schork sieht nur bei 5–30 % der Patienten einen optimalen Nutzen bei den 10 umsatzstärksten Arzneimitteln in den USA.

Bei allen methodischen Schwächen, die man den einzelnen Studien, die auf diesen geringen Nutzen von Arzneimitteln kommen, vorwerfen kann, ergibt sich doch ein ernüchterndes Gesamtbild. Nutzen und Risiken sind ganz offensichtlich bei vielen Arzneimitteln ungleich innerhalb der Gruppe verteilt. Und die Risiken sind erheblich. Hier kommen schätzungsweise 25.000 Tode durch Arzneimittelnebenwirkungen jährlich in der Bundesrepublik hinzu. Kritik am Arzneimittelsystem und der Pharmaindustrie bei gleichzeitig wachsender Popularität alternativer Heilverfahren (Kap. 14) ist bei diesen Zahlen durchaus nachvollziehbar und wird auch von vielen Seiten geäußert. Gleichzeitig ist die Kritik intellektuell unredlich, wenn mit ihr keine Idee einhergeht, wie es besser geht. Die Erfolgsquoten sind so, wie sie sind, weil unser Wissen begrenzt ist, nicht weil irgendjemand böse Absichten hegt. Der Gruppenvergleich mit statistischer Auswertung stellt zumindest sicher, dass die Gruppe insgesamt und damit die Bevölkerung mehr Nutzen als Schaden durch Arzneimittel widerfährt. Alle würden es gerne besser machen. Der Industrie wird hier häufig vorgeworfen, dass sie kein Interesse daran habe, die Situation zu verbessern, weil sie am Konsum nichtwirksamer Arzneimittel blendend verdiene. Das stimmt insofern, als viele Blockbuster von vielen Menschen gekauft werden, die dadurch keinen wesentlichen Zusatznutzen haben. Für die Unternehmer stehen dem aber sehr hohe Kosten in der Arzneimittelentwicklung aufgrund der vielen abgebrochenen Studien entgegen. Aus diesem Grund haben die Arzneimittelhersteller auch den Trend zu biologischen Arzneimitteln aufgegriffen, obwohl diese spezifischer wirken als viele kleine Moleküle (Kap. 8). Aus wirtschaftlicher Sicht ist es unerheblich, ob eine große Menge zu einem niedrigen Preis vertrieben wird oder eine kleine Menge zu einem hohen Preis. Viele Länder sind zudem dazu übergegangen, Arzneimittel nach Kriterien der Nutzenbewertung zu erstatten. Auf diese Weise wird ein weiterer Anreiz gegeben, um hochwirksame Arzneimittel zu entwickeln (Kap. 10). Die Frage ist also, ob die personalisierte Medizin zur Nutzenoptimierung beitragen kann, indem sie die Indikation weiter einengt und damit die Überlappung der gewünschten und tatsächlichen Wirkung verstärkt.

Nutzenoptimierung mit personalisierter Medizin

Die Pille und Viagra sind so offensichtliche Beispiele personalisierter Medizin, dass sie schon gar nicht mehr darunter gezählt werden. Wir benötigen keine spezielle Diagnostik, um Männer von Frauen zu unterscheiden. Aber bei der Personalisierung geht es genau darum. Die Gruppe der in Frage kommenden Personen soll für das Arzneimittel so eingegrenzt werden, dass die Wirksamkeit höher ist. Die Wirksamkeit der Pille kann bei Männern nicht nachgewiesen werden. Daher würden Männer das Ergebnis verwässern und die Pille unwirksamer scheinen lassen, als sie eigentlich ist. Wenn Personen, bei denen die gewünschte Wirkung nicht erzielt werden kann, ausgeschlossen werden, wird automatisch die Überlappung zwischen gewünschter und tatsächlicher Wirkung größer. Die Eingrenzung kann nicht nur wirkstoffabhängig erfolgen, sondern auch dosisabhängig. So hat die Firma Roche einen Schnelltest entwickelt, mit dessen Hilfe Patienten schauen können, welche P450-Varianten sie haben und wie schnell sie welche Stoffe metabolisieren. Für manche Arzneimittel, wie z. B. Eliglustat zur Behandlung einer vererbten Fettstoffwechselstörung, ist der Test verpflichtend vorgeschrieben und die Dosis erfolgt in Abhängigkeit der P450-Aktivität.

Das größte Einsatzgebiet personalisierten Vorgehens ist aber die Krebstherapie. Die Behandlung von Brustkrebs mit Herceptin (Kap. 8) etwa ist ein Beispiel für personalisierte Medizin, weil hier vor der Behandlung auf Her2-Überexpression getestet wird. Nur wenn das Rezeptormolekül Her2 weit überdurchschnittlich häufig auf der Oberfläche der Krebszellen anzutreffen ist, kommt die Behandlung mit Herceptin in Frage. Das schränkt die Gruppe empfindlich ein (maximal 30 %) und erhöht damit den Nutzen in der Untergruppe. Es war ein Meilenstein in der Krebstherapie, die bis dahin sehr unspezifisch mit Röntgenbestrahlung und Chemotherapie chirurgische Eingriffe unterstützt hat. Ebenso wie Röntgenbestrahlung zielt die Chemotherapie darauf ab, ganz generell schnell wachsende Zellen abzutöten. Die Indikation „schnell wachsende Zellen" ist sehr breit und lässt sich auf alle Krebsarten anwenden. Nur bei wenigen Krebsarten hat sie zur Heilung geführt. Die Nebenwirkungen sind brutal, da alle Zellen im Körper, die sich schnell teilen, in Mitleidenschaft gezogen werden. Und wenn die Therapie anschlägt, ist die Hoffnung häufig nur von kurzer Dauer, da der Krebs resistent gegen das Arzneimittel wird und aggressiv zurückkommt.

Die molekulare Charakterisierung von Krebsgeschwüren über die letzten 50 Jahre hat nicht nur ergeben, dass jeder Krebs letzten Endes ein ganz individuelles Mutationsmuster aufweist, sondern auch, dass es einige Mutationen gibt, die sehr häufig bei Krebs vorkommen. Es sind diese Mutationen, so die Schlussfolgerung, die den Krebs treiben. Es sind nur gut 100 solcher Mutationen, die immer wieder vorkommen und die sich als Ziel für einen therapeutischen Eingriff eignen. Besonders auffällig war eines dieser Treibermutationen in der chronisch myeloischen Leukämie (CML), einem Blutkrebs, der ein sicheres Todesurteil bedeutete. Die CML tritt verstärkt im Alter auf, kann aber auch schon bei Kindern vorkommen. Der Blutkrebs kommt mit ungefähr gleicher Häufigkeit vor, unabhängig von Regionen, Zeiten und Ethnien. In beinahe allen Fällen liegt eine sogenannte Chromosomentranslokation vor. Das heißt, es gibt in zwei Chromosomen einen Bruch und die neuen Enden fügen sich zusammen. Dabei entsteht ein neues Gen, das aus der Fusion der Chromosomen entsteht und wissenschaftlich nüchtern ABL-BCR genannt wird. Das ABL-Gen kodiert für ein Protein, das eine wichtige Rolle beim Zellwachstum spielt. Das Gen wird normalerweise streng kontrolliert, so dass nur selten daraus das entsprechende Protein hergestellt wird. Durch die Translokation kommt es aber an eine neue Position im Genom und die Kontrollmechanismen versagen. Das Gen ist dauerhaft aktiv, es wird ständig in Protein übersetzt und das Protein fördert ständig das Zellwachstum. Diese Translokation, die einfach mit statistischer Wahrscheinlichkeit im Laufe der Zeit bei uns allen passiert, scheint nur in den weißen Blutzellen vorzukommen. Sie kommt bei 90 % aller Patienten vor, die mit CML diagnostiziert wurden. Wenn man also dieses Protein blockieren könnte, würden relativ spezifisch nur diese Krebszellen gehemmt werden und andere Körperzellen verschont bleiben.

Das Protein wurde isoliert und verschiedene Stoffe wurden daraufhin getestet, ob sie das Protein blockieren. Die ersten vielversprechenden Moleküle wurden weiter chemisch optimiert und eines wurde schließlich zum Arzneimittel weiterentwickelt und im Jahre 2001 von dem Schweizer Pharmakonzern Novartis unter dem Handelsnamen Glivec in Europa zugelassen. Es hat die Therapie von CML revolutioniert. Aus einer tödlichen Krankheit wurde, zumindest für die 90 % der Patienten, die das mutierte Protein in sich hatten, eine behandelbare Krankheit. Ärzte rieben sich verwundert die Augen und sprachen sogar von Heilung. Glivec muss allerdings kontinuierlich genommen werden, weil die Rückfallwahrscheinlichkeit sonst sehr hoch ist. Die Chromosomentranslokation scheint derart bedeutsam für die Entstehung von CML zu sein, dass bisher auch nur selten eine Resistenzbildung beobachtet wurde.

Glivec macht Hoffnung, dass es mehr davon geben kann. Die Frage ist, ob es möglich ist, alle treibenden Mutationen in Krebsgeschwüren ausfindig zu machen, dagegen wirksame Arzneimittel zu entwickeln und dann jeden einzelnen Krebspatienten vor der Behandlung zu testen, um dann mit genau der richtigen Kombination an Arzneimitteln in genau der richtigen Dosierung zu behandeln. Das ist das große Versprechen der personalisierten Medizin. Sie ist nicht wirklich „personalisiert" im Sinne von Hippokrates oder Hahnemann, als dass der Mensch behandelt wird und nicht die Krankheit, sondern lediglich in dem Sinne, in dem individuell getestet wird, ob es wahrscheinlich ist, dass ein Arzneimittel mehr nützt als schadet. Die Gruppe derjenigen, für die ein Arzneimittel in Frage kommt, wird eingeschränkt. Die personalisierte Medizin ist eine vielversprechende Entwicklung, die aber noch erhebliche Probleme zu überwinden hat.

Probleme der personalisierten Medizin

Klinische Studien

In der Nutzen-Risiko-Bewertung ist die Etablierung des Nutzens zentral. Risiken werden immer nur in Bezug auf den Nutzen bewertet. Der

Nutzen wiederum wird immer nur relativ zur Indikation bewertet. Wenn die Indikation die individuelle Krankheitsdiagnostik ist, wird es unmöglich, Vergleichsgruppen zu bilden, um den Nutzen zu belegen. Das ist nicht nur ein Problem, wenn Gruppen tatsächlich auf individuellem Niveau gebildet werden, sondern auch bereits, wenn die Indikationen soweit eingeengt sind, dass nur wenige Studienteilnehmer in Frage kommen und große klinische Studien nicht mehr durchgeführt werden können. Auf der anderen Seite ist mit der Personalisierung auch die Hoffnung verbunden, dass der beobachtete Effekt zwischen Behandlung und Nichtbehandlung größer wird, so dass auch kleinere Studien Aussagekraft haben. Seltene Nebenwirkungen werden dann aber so gut wie nie erfasst.

Es ist möglich, Nutzen ohne die üblichen Gruppenvergleiche zu belegen. Bei sogenannten N-1-Studien wird, wie in der physiologischen Medizin des 19. Jahrhunderts, tatsächlich nur an einer Person getestet. Beispielsweise könnte doppelblind erst Therapie A durchgeführt werden und dann Therapie B und dann wieder Therapie A, um die Effekte einer Therapie an einer einzigen Person zu messen. Solche Tests haben den großen Vorteil, dass auch die Studienendpunkte, also was eigentlich genau gemessen und zwischen den beiden Therapieformen verglichen wird, vom Patienten selber mitentschieden werden können. So mag es für den einen Patienten wichtiger sein, schmerzfrei zu bleiben, als länger zu leben, der andere mag hingegen lieber länger leben und nimmt dafür Schmerz in Kauf.

Auch ist es möglich, einen Therapieprozess zwischen zwei Gruppen zu vergleichen anstatt eines Arzneimittels. So ist vorstellbar, dass für jeden Krebspatienten die Krebszellen in vitro (Kap. 6) gezüchtet werden und verschiedene Arzneimittel auf Wirksamkeit getestet werden. Die passende Kombination wird dann dem Patienten verschrieben. Hier werden dann nicht mehr die einzelnen Arzneimittel in ihrer Wirksamkeit verglichen, sondern lediglich die Methode, wie die Arzneimittel ausgewählt werden. Es stellt sich dann natürlich die Frage, wie wir zu neuen Arzneimitteln kommen, die dann zur Auswahl stehen können. Über vorklinische Studien könnte die physiologische Relevanz einer Substanz etabliert werden. Die könnte dann auf Verträglichkeit im Menschen getestet werden und stünde somit für weitere Studien bereit. Entsprechende regulatorische Verfahren müssten noch konzipiert werden, ebenso wie wirtschaftliche Anreize, Arzneimittel „auf Vorrat" zu entwickeln.

Keine Allheilmethode

Auch die personalisierte Medizin wird den Menschheitstraum einer Allheilmethode nicht realisieren können. Es bleibt das Problem, dass die Indikation in den meisten Fällen keine eindeutige molekularbiologische Übersetzung hat. Die geschilderten spektakulären Beispiele von Brustkrebs (Kap. 8) und von CML (Abschn. „Nutzenoptimierung mit personalisierter Medizin") sind zwar keine Einzelfälle, aber auch keine Regelfälle. Sie zeigen, dass das Prinzip funktionieren kann, aber natürlich nicht, dass es immer funktionieren muss. In beiden Fällen greift das Arzneimittel in einen physiologischen Prozess ein, der entscheidend ist, um insgesamt das Gleichgewicht des Ereignisses „Zellteilung" zu beeinflussen. Längst nicht alle physiologischen Ereignisse sind derart abhängig von einem einzigen physiologischen Prozess. Eine weniger starke Abhängigkeit kann zu Resistenzbildungen führen oder dazu, dass ein Arzneimittel überhaupt keine entscheidende Wirkung hat. Selbst wenn man dieses Problem lösen könnte, in dem wirklich alle molekularphysiologischen Reaktionen entschlüsselt werden, die zu bestimmten physiologischen Ereignissen führen, die eindeutig in Indikationen übersetzt werden können, ist nicht gesichert, dass wir mit der Methode immer erfolgreich sein könnten. Das liegt daran, dass neben dem Indikationsproblem auch das Wirkstoffproblem weiter bestehen bleibt. Es gibt keine Garantie, dass wirklich für jedes molekulare Ziel auch ein entsprechender Wirkstoff entwickelt werden kann. Die Ansprüche an einen Wirkstoff sind hoch. Sie müssen nicht nur mit dem Zielmolekül eine Bindung eingehen können, sondern auch sonst mit möglichst wenig anderen Molekülen im Körper interagieren, um die Nebenwirkungen gering zu halten. Des Weiteren müssen die Wirkstoffe gut vom Körper aufgenommen werden, sie müssen das Zielorgan erreichen können und sie dürfen nicht zu schnell und nicht zu langsam wieder ausgeschieden werden. All das zusammen sind strenge Bedingungen, von denen nicht klar ist, ob sie für alle biologischen Zielmoleküle eingehalten werden können. Nicht einmal Antikörper (Kap. 8), die sich sehr gut auf die Bindung an Zielmoleküle optimieren lassen, können für alle Zielmoleküle eingesetzt werden, da sie z. B. nicht innerhalb einer Zelle wirken können. Außerdem gehen sie auch immer schwächere andere Bindungen ein und beeinflussen so andere physiologische Prozesse im Körper. Die Herausforderungen sind also nicht nur regulatorisch (wie der klinische Nutzennachweis gelingen kann), sondern auch wissenschaftlich höchst spannend. Auf politischer Ebene sind vor allem die mit der Personalisierung einhergehenden höheren Kosten interessant.

Kosten

Eine personalisierte Medizin wird logischerweise auch zu mehr
Arzneimitteln führen. Das treibt die Kosten für die Unternehmer in die
Höhe, da die allermeisten Maßnahmen zur Risikominimierung (Kap. 7) pro
Produkt anfallen und nicht pro Patient. Auch der Aufwand der Entwicklung
eines Arzneimittels bleibt verhältnismäßig hoch. Zwar werden die klinischen
Studien günstiger, wenn sie aufgrund einer geringeren Studienpopulation
kleiner werden. Die Fixkosten eines Entwicklungsprogramms (pharma-
zeutische Entwicklung, vorklinische Entwicklung) bleiben aber hoch,
so dass zwangsläufig die Entwicklung vieler Arzneimittel für kleine
Patientengruppen teurer ist, als die Entwicklung weniger Arzneimittel für
große Patientenpopulationen. Die Unternehmen schlagen diese Kosten
auf die Arzneimittelpreise auf. Die Ökonomie ist dabei nicht ganz einfach.
Sowohl Unternehmen wie auch Gesellschaft neigen zu irrigen Annahmen.
So hat Novartis der klinischen Entwicklung ihres eigenen Wirkstoffs zum
Arzneimittel Glivec (siehe oben) zunächst skeptisch gegenübergestanden,
wie Brian Drucker, einer der Erfinder des Arzneimittels, in einem Interview
mit der New York Times 2009 erzählte. Insgesamt gab es damals nur etwa
30.000 Patienten in den USA. Damit lässt sich auch bei sehr hohen Preisen
nur wenig Geld verdienen. Novartis verkalkulierte sich aber gewaltig, weil
das Arzneimittel tatsächlich heilte. Die durchschnittliche Überlebenszeit
von CML-Patienten lag vor der Einführung von Glivec bei 6 Jahren. Seit
Einführung von Glivec haben Patienten die gleiche Lebenserwartung wie
der Durchschnitt der Bevölkerung. Die Anzahl an CML-Patienten nimmt
daher jedes Jahr zu und es wird erwartet, dass sie sich bis zum Jahr 2050 ver-
sechsfacht, ohne das allgemeine Bevölkerungswachstum zu berücksichtige.
Und jeder dieser Patienten ist lebenslang auf eine Therapie angewiesen.
Novartis hat zweifelsohne richtig entschieden, in die Entwicklung von
Glivec zu investieren. Bei jährlichen Therapiekosten von Euro 40.000
summieren sich allein für Deutschland die Therapiekosten bis 2050 damit
auf 2 Mrd. Euro, wie Gesundheitspolitiker schnell ausrechneten. Das
seien inakzeptable Kosten und Novartis wurde der Wucherei beschuldigt.
Dass sich die Prognosen der hohen Behandlungskosten der CML niemals
bewahrheiten werden, wird in Kap. 11 diskutiert. Längst sind generische
Versionen von Glivec auf dem Markt, die genauso gut heilen, aber ein
Zehntel kosten. Die Regulierung von Arzneimittelpreisen und wieviel eine
Therapie kosten darf, wird im nächsten Kapitel (Kap. 10) diskutiert.

10

Arzneimittelpreise – was Nutzen kosten darf

Zusammenfassung Gesundheitsökonomen versuchen, über die Methode der sogenannten qualitätskorrigierten Lebensjahre den Nutzen von Arzneimitteln objektiv in Geld auszudrücken. In Deutschland wird der Nutzen von neuen Arzneimitteln gegenüber einer Vergleichstherapie bewertet. Der Erstattungspreis wird dann am Verhandlungstisch ermittelt. Zahlreiche weitere Preisregulierungen machen das System in Deutschland sehr komplex.

Das System der Arzneimittelzulassung stellt sicher, dass jedes Arzneimittel mehr Nutzen als Risiken für die Gesellschaft hat. Nutzen und Risiken werden hierbei ausschließlich in Bezug auf die Gesundheit der Patienten bewertet. Im Alltag müssen sich Nutzen und Risiken jedoch auch wirtschaftlich rechnen. Der größte Nutzen nutzt nichts, wenn er nicht bezahlbar ist. Auf der anderen Seite müssen Anreize vorhanden sein, überhaupt Nutzen zu schaffen. Dieses Kapitel beschreibt, wie dieser Zielkonflikt für Arzneimittel gelöst wird. Zunächst werden die grundsätzlichen Schwierigkeiten diskutiert, einen Preis für Arzneimittel zu bestimmen. Dann wird das gesundheitsökonomische Modell der qualitätskorrigierten Lebensjahre vorgestellt, das versucht, gesundheitlichen Nutzen über alle Indikationen hinweg in Geld auszudrücken. Zum Schluss werden die Preisregulierungen und Nutzenbewertung, wie sie tatsächlich in Deutschland praktiziert werden, beschrieben.

© Springer-Verlag GmbH Deutschland, ein Teil von Springer Nature 2019
R. Schultz-Heienbrok, *Arzneimittel verstehen*,
https://doi.org/10.1007/978-3-662-57676-2_10

Preisfindung: Nachfrage, Kosten, Wettbewerb und Solidarität

Das Volk neigt bekanntermaßen nicht dazu, stolz auf die eigene Regierung zu sein. Aber im Hochsommer 2000 erfasste die Republik ein ehrfürchtiges Staunen als es der Politik gelang, das unscheinbare und ungreifbare Gut „Mobilfunkfrequenzen" für sagenhafte 50,8 Mrd. Euro zu verkaufen. Sieben Jahre bevor das erste iPhone die Welt erblickte, war zwar irgendwie klar, dass die mobile Datenübertragung großes Potential hat, aber wie genau die Zukunft sich gestaltet, geschweige denn, wieviel Geld sich mit der Signalübertragung zwischen 1920 (3 MHz) und 1979 (7 MHz) verdienen ließe, war vollkommen offen. Da niemand wusste, wieviel die Frequenzen wert waren, veranstaltete die Bundesnetzagentur eine Auktion für die Preisfindung. Zuschlag bekam, wer am meisten für ein Frequenzband zu zahlen bereit war. Auktionen sind ein probates Mittel, um den Preis eines knappen Guts, das viele haben wollen, zu ermitteln. Insgesamt wird ein solches Verfahren als sehr fair empfunden.

Allein die Vorstellung, Novartis würde die Herstellung seines Wundermittels Glivec (Kap. 9), das bei Leukämiepatienten den Unterschied zwischen Leben und Tod ausmacht, derart verknappen, dass es nur für wenige Patienten weltweit reicht, um es dann zu versteigern, ist absurd. Das Vorgehen würde nicht nur einen öffentlichen Aufschrei hervorrufen, sondern auch die Staatsanwaltschaft auf den Plan rufen. Selbst wenn Novartis die Menge nicht künstlich verknappen würde und die Preisfindung über Angebot und Nachfrage stattfinden würde, wäre das unethisch. Die Nachfrage nach einem Arzneimittel wird nicht als freie Willensentscheidung angesehen, sondern als medizinische Notwendigkeit. Auch andere erprobte Preisfindungsmechanismen der Marktwirtschaft scheitern bei Arzneimitteln. Eine wettbewerbsorientierte Preisfindung kann es aufgrund des Patentschutzes für innovative Arzneimittel nicht geben (im Gegensatz zu Generika, bei denen das sehr gut funktioniert; Kap. 11). Und eine Preisfindung über eine Kostenkalkulation, also die Ermittlung des Aufwands und Hinzurechnung einer angemessenen Gewinnmarge, schlägt fehl, weil sie die Unwägbarkeiten der Arzneimittelentwicklung nicht berücksichtigen kann. Aufgrund all dieser Schwierigkeiten hat die Politik bis weit in die 1980er-Jahre hinein die Industrie unbehelligt belassen, und Hersteller konnten ihre Preise selber festlegen.

Um jedoch dem ethischen Problem Rechnung zu tragen und damit der besonderen Stellung der Gesundheit für den Menschen gerecht zu werden, ist in Deutschland die Mitgliedschaft in einer Krankenversicherung Pflicht. Damit werden zum einen die Kosten solidarisch geteilt, so dass für alle eine Behandlung erschwinglich wird, zum anderen wird auch die schicksalshafte Zufälligkeit von Krankheiten anerkannt und nicht der Eigenverantwortung der Patienten zugewiesen.

Die Mischung aus solidarischer Bezahlung und freier Preisfestlegung war ein Eldorado für Unternehmen und für Patienten. Der Solidareffekt führt zu einem fehlenden Preisbewusstsein bei Patienten und Ärzten. Nicht aber bei der Solidargemeinschaft, die die Versorgungssicherheit bereitstellt. Wir alle kennen das. Als Patient würden wir für die eigene Gesundheit unser letztes Hemd hergeben, bei einem Anstieg der Beitragssätze zur Krankenversicherung gehen wir aber auf die Barrikade. Gesundheit hat deshalb sehr wohl ihren Preis, zwar nicht für den Einzelnen, aber für die Gemeinschaft. Wir wissen bloß nicht welchen. Wir wollen die Quadratur des Kreises. Gute Anreize, innovative Arzneimittel zu entwickeln, unterschieds-losen Zugang für alle zu wirksamen Arzneimitteln und niedrige Beiträge. Und das alles ohne marktwirtschaftliche Preisfindungsmechanismen.

Eine AIDS-Therapie heute kostet ca. 17.000 Euro im Jahr. Die Therapie ist hochwirksam, AIDS kann damit ein Leben lang beherrscht werden. Es gibt niemanden, der sagen würde, dass 17.000 Euro für ein Jahr Leben zu viel wären. Novartis hatte die Grenzen mit Glivec etwas weiter aus-getestet. Die Therapie kostete rund 40.000 Euro im Jahr. Für sehr seltene Erkrankungen, die mit Arzneimitteln therapiert werden können, liegen die Jahrestherapiekosten beim 10fachen davon, so etwa bei Lumizyme von Sanofi zur Behandlung des defekten Gens für lysosomale α-Glucosidase. Es gibt hier einen Zusammenhang zwischen der Anzahl der Patienten, für die das Arzneimittel bestimmt ist und dem Preis. In Deutschland gibt es Zehntausende medikamentös behandelte AIDS-Patienten, ein paar Tausend Leukämiekranke und wenige Hundert mit dem Gendefekt. Diese empi-rische Korrelation zwischen Masse und Preis ist sowohl betriebswirtschaft-lich sinnvoll, weil dadurch ein Anreiz gegeben wird, auch für sehr seltene Erkrankungen Therapien zu entwickeln, und gleichzeitig bleibt es für die Solidargemeinschaft bezahlbar. Die Preise spiegeln damit durchaus die Entwicklungskosten und die Nachfrage wider. Auch Qualität, also großer Nutzen, ist im Preis reflektiert. Alle Therapien machen den Unterschied zwischen Leben und Tod aus, für Nasentropfen könnten derart hohe Preise nicht verlangt werden. Verstörend ist jedoch die mangelnde Transparenz der Preisbildung. In den USA kostet die Monatsbehandlung von Hepatitis C umgerechnet 32.000 Euro, in Deutschland 20.000 Euro. Als die irische Firma Horizon den Konkurrenten Hyperion kaufte, hob sie danach den

Preis des mitgekauften Arzneimittels Ravicti, welches zur Behandlung der vererbten Störungen des Harnstoffzyklus eingesetzt wird, um 250 % an. Die Budgetplanung der Solidargemeinschaft muss auf einer verlässlichen Grundlage stehen.

Ökonomen suchen daher nach Mitteln einer objektiven Preisermittlung für Arzneimittel, die den besonderen wirtschaftlichen und ethischen Bedingungen des Arzneimittelmarkts gerecht wird. Das Ideal ist hier, dass man verlässlich den Wert des Nutzens von Arzneimitteln in Geld ausdrücken kann. Ein Arzneimittel wird entwickelt, Nutzen und Risiken werden quantifiziert und daraus ergibt sich dann automatisch ein Preis. In etwa so wie sich die Rente automatisch errechnet, nachdem bestimmte Parameter wie Alter, Einzahlungsdauer, Einzahlungshöhe und so weiter eingegeben wurden. Ein derartiger Ansatz wirkt immer etwas unappetitlich, weil wir uns damit letztendlich festlegen müssen, wieviel ein Jahr Leben wert ist. Und Leben kann man nicht in Geld ausdrücken. Um den Ansatz zu verstehen, ist es daher sinnvoll, die Perspektive zu wechseln und sich nicht in das Leiden des Einzelnen hineinzuversetzen, sondern in die Budgetplanung der Gemeinschaft. Ebenso wie bei der Rentenberechnung, in die letztendlich auch die erwartete Restlebenszeit einfließt, wird der Preis des Lebens nicht zu einem Werturteil sondern einfach zu einer technischen Budgetgröße, die sich nach Bedarf anpassen lässt. Das populärste Werkzeug der Ökonomen für eine derartige Nutzenberechnung sind die sogenannten QALYS – „quality adjusted life years" zu Deutsch etwa qualitätskorrigierte Lebensjahre, die in England und Australien seit über 20 Jahren auch praktisch für die Preisfindung verwendet werden.

Qualitätskorrigierte Lebensjahre

Es ist das große Ziel, Nutzen nicht mehr einzeln pro Indikation in Preise umzurechnen, sondern das subjektive Empfinden, was Nutzen darstellt, über die verschiedensten Indikationen hinweg berechnen zu können. Es sollte damit also theoretisch möglich sein, den objektiven Wert sowohl einer Schnupfentherapie wie auch einer Krebsbehandlung oder einer AIDS-Therapie zu berechnen.

Die Logik hinter der QALY-Berechnung ist relativ simpel. Ein QALY ist die Multiplikation von Zeit und Lebensqualität, wobei Zeit in Jahren gerechnet wird. Lebensqualität kann jeden Wert zwischen 0 (Tod) und 1 (volle Gesundheit) annehmen. Ein Lebensjahr bei voller Gesundheit entspricht damit einem QALY von 1 (1 Jahr × 1 für Lebensqualität).

Für Nasentropfen könnte man dann auf folgenden Wert kommen: Mit den Nasentropfen fühlt man sich beinahe vollständig gesund, sagen wir 0,9, mit ständig laufender Nase ist die Freude am Leben aber erheblich eingeschränkt, sagen wir 0,7. Der Schnupfen dauert 3 Tage. Die gewonnene Lebensqualität entspricht damit 0,2 (0,9 − 0,7). 3 Tage entsprechen 0,008 Jahren, für die Nasentropfen errechnet sich also ein QALY von $0,008 \times 0,2 = 0,0016$.

Man kann das nun für ganz verschiedene Indikationen und Wirkstoffe durchführen und kann dann alle QALYS miteinander vergleichen. Irgendwann muss man sich aber festlegen, welchen Preis ein QALY haben soll. Der Standardwert in England liegt hier bei 22.000 Euro für 1 QALY. 1 QALY entspricht dem Unterschied zwischen Leben und Tod. Die Engländer glauben dennoch nicht, dass 1 Jahr Leben genau 22.000 Euro wert wäre. Es ist eine rechnerische Größe, die sich zum einen an faktischen internationalen Arzneimittelpreisen orientiert und zum anderen die Budgetrealität der englischen Gesundheitsversorgung widerspiegelt. Bei 22.000 Euro für 1 QALY entsprechen 0,0016 QALY rund 35 Euro. Damit müssten wir also für Nasentropfen 35 Euro bereit sein zu zahlen. Da sich der gemittelte Wert auf innovative also patentgeschützte Arzneimittel bezieht, können wir von den 35 Euro nochmal 90 % abziehen, die sich aus dem Wettbewerb mit Generika ergeben (Kap. 11). Damit errechnet sich ein Preis von 3,50 Euro für die Nasentropfen, was in etwa dem Marktpreis von freiverkäuflichen und hochwirksamen Nasentropfen entspricht.

Neben dem großen Vorteil, unabhängig von Indikationen zu funktionieren und wirklich alle Therapien vergleichbar zu machen, liegt der Charme der QALY-Methode auch darin, dass er Nebenwirkungen, die die Lebensqualität beeinträchtigen, berücksichtigt. In England gibt es nun ein Institut mit dem schönen Namen NICE (National Institute for Health and Care Excellence), das für das staatliche Gesundheitssystem NHS genau diese Berechnungen anstellt. Liegen die Kosten des Arzneimittels unterhalb der berechneten Schwelle, so wird die Therapie empfohlen, wenn sie darüber liegt, nicht. Die meisten Hersteller passen ihre Preise selbstverständlich so an, dass sie innerhalb des empfohlenen Preises liegen.

Alles in allem funktioniert das System in England recht gut, auch weil das NICE ständig dazulernt und mit eigenen Forschungsabteilungen auf dem Stand der Dinge bleibt. Kopfschütteln und Erstaunen gab es dennoch reichlich. Die Berechnungen führten dazu, dass Glivec, das Arzneimittel, das chronische myeloische Leukämie (CML) heilt, in England erst im Jahr 2010 für alle Stadien der CML empfohlen wurde. Kritiker erfreuten sich in den Anfangsjahren an skurrilen Ergebnissen der Berechnungen, die beispielsweise dazu führen konnten, dass bei einer Augenerkrankung, die zur Erblindung führt, die Therapie sich erst nach Erblindung des ersten Auges und vor Erblindung des zweiten Auges rechnete.

Eine der großen Schwächen der QALY-Methode bleibt die prophylaktische Therapie. Hepatitis C ist eine Leberkrankheit, die viral verursacht wird und heutzutage komplett geheilt werden kann. So gut, dass die WHO schon zur Ausrottung des Hepatitis-C-Virus aufgerufen hat. Die Erhöhung der Lebensqualität, die die Menschheit durch die Ausrottung erfahren würde, ist groß. Es leiden zwar nicht viele Menschen an Hepatitis C, aber die Auswirkungen auf die Leber bis hin zu Leberkrebs sind beträchtlich und können jeden Menschen betreffen. Theoretisch müsste die Bewertung aller zukünftigen Generationen, die dann nicht mehr mit Hepatitis C angesteckt werden könnten, mit eingerechnet werden. Praktisch kann das selbstverständlich nicht geleistet werden. Eine weitere Gefahr ist, dass falsche Anreize gesetzt werden. Wenn Arzneimittel nur nach absolutem Nutzen berechnet werden, haben Unternehmen keinen Anreiz, für seltene Erkrankungen Arzneimittel zu entwickeln. Empirisch gibt es aber einen starken Zusammenhang zwischen den angelaufenen Kosten für die Entwicklung des Arzneimittels auf der einen Seite und der Anzahl der zu behandelnden Patienten. Bei geringer Nachfrage muss der Preis steigen, damit die Entwicklung rentabel bleibt. Die QALY-Bewertung kann diesen Anreiz nicht setzen. Das NICE hat zwar die Möglichkeit, den Preis für 1 QALY auf bis zu 340.000 Euro anzupassen, damit es sich für Hersteller auch lohnt, besonders innovative, aber nur für wenige Patienten in Frage kommende Arzneimittel auf den Markt zu bringen. Da dieser Preis aber nicht garantiert ist, kann er schwerlich als Anreiz für eine Arzneimittelentwicklung dienen.

Methodisch von noch größerer Schwierigkeit ist die individuelle Einschätzung, was Lebensqualität ist und wie sie bewertet wird. Das NICE befragt hier sämtliche Stakeholders wie Patienten, Ärzte und Pflegekräfte, um zu einer Einschätzung zu kommen. Das eine Problem hierbei ist, dass ganz objektiv Lebensqualität von einzelnen Patienten anders bewertet wird. Die häufige Nebenwirkung Durchfall mag für jemanden, der zu Hause arbeitet, ertragbar sein, ist jedoch qualvoll für Patienten, die viel unterwegs sind. Das andere Problem ist aber die mathematische Annahme der Linearität der Lebensqualität. Das ist höchst unwahrscheinlich. Menschen sind dafür geschaffen, Verbesserungen oder Verschlechterungen nicht absolut wahrzunehmen, sondern immer nur relativ vom Ist-Zustand. So kann Schnupfen sehr unterschiedlich bewertet werden. Es ist wahrscheinlich, dass jemand, der sowieso fiebrig im Bett liegt, durch Schnupfen eine nicht so starke Beeinträchtigung erfährt wie jemand, der ansonsten symptomfrei ist.

Aus all diesen Gründen hat sich die QALY-Bewertung in Deutschland nicht durchgesetzt. Dennoch konnte auch in Deutschland die freie Festlegung von Preisen kombiniert mit der solidarischen Bezahlung nicht lange gut gehen. Und seit Ende der 1980er-Jahre werden Preise in Deutschland reguliert.

Preisregulierung

Arzneimittelregulierung ist ein europäisches Projekt. Alle in diesem Buch besprochenen Regeln sind europäische Regeln, ob es die Definition von Arzneimitteln ist (Kap. 3), die Anforderungen an klinische Studien (Kap. 5), die Beschreibungen des Arzneimittels im Zulassungsdossier (Kap. 6), die Compliance-Anforderungen (Kap. 7) oder die besonderen Anforderungen an biologische Arzneimittel (Kap. 8). Alle Arzneimittelentwicklungen zu seltenen Krankheiten dürfen sogar nur über die europäische Zentralagentur für Arzneimittel (EMA) angemeldet werden.

Arzneimittelpreise jedoch, oder genauer, die Erstattung von Arzneimitteln ist ausschließlich national reguliert. Der EU wird gerne Überbürokratisierung nachgesagt, was aber für ein Unternehmen, das europaweit ein Arzneimittel vermarkten will, viel aufwendiger ist, sind 27 einzelne Regelungen, jede für sich so komplex, dass es Expertenwissen benötigt, um sich zurechtzufinden. In Deutschland hat sich ein Dickicht von Regelungen ergeben, dessen Komplexität dem Willen geschuldet ist, auf der einen Seite Geld zu sparen und auf der anderen Seite Anreize für Innovationen zu setzen, also für die Schaffung von Nutzen. Nicht nur Unternehmen sollten zur Kasse gebeten werden, sondern auch Patienten, aber bei den Patienten sollte es wiederum keine Härtefälle geben.

Zuzahlung

Bereits das Gesetz zur Zuzahlung ist so kompliziert, dass es sich bestens für einen Comedy-Abend eignen würde. Die Idee ist einfach: Wie bei der Autoversicherung gibt es auch in der Krankenversicherung einen Selbstbehalt für die Kunden. Das entlastet die Krankenkassen, geht aber nicht zu Lasten der Arzneimittelhersteller, so dass diese das Geld wieder in Innovationen investieren. Der Selbstbehalt beträgt 10 %, aber nicht mehr als 10 Euro, aber mindestens 5 Euro. Kostet ein Arzneimittel weniger als 5 Euro, ist der Selbstbehalt bei 100 %. Die Regelung gilt aber nur für rosa Rezepte, bei grünen Rezepten (Kap. 13) ist der Selbstbehalt immer 100 %, die Kosten können aber steuerlich geltend gemacht werden. Für Minderjährige gilt kein Selbstbehalt. Es sei denn, sie kommen mit einem grünen Rezept, dann gelten wiederum die 100 %, es sei denn, sie sind unter 12 Jahre alt oder haben Entwicklungsstörungen, dann ist der Selbstbehalt sowohl bei grünen wie rosa Rezepten bei 0 %. Aber auch darauf kann man sich nicht verlassen, weil es sein kann, dass mir der Arzt für mein 8-jähriges Kind ein Arzneimittel verschreibt, dass oberhalb der Festbetragsgrenzen (Abschn. „Festbeträge") liegt und ich die Differenz selber zahlen muss. Dass ist dann zwar formal-juristisch keine Zuzahlung, kostet aber trotzdem Geld. Das kann aber auch umgekehrt funktionieren: Der Selbstbehalt fällt unverhofft weg, weil der Arzt kein Aut-idem-Kreuz (Kap. 11) gesetzt hat und ein Arzneimittel mit bestehendem Rabattvertrag (Abschn. „Rabattverträge") rausgesucht wird, für das keine Zuzahlung anfällt. Zu alldem gibt es dann noch die Möglichkeit, sich von der Zuzahlung befreien zu lassen, wenn die Zuzahlungen in einem Kalenderjahr 2 % des Bruttoeinkommens übersteigen, es sei denn, man ist chronisch krank, dann sind es 1 %. Dadurch, dass die Zuzahlungen an Festpreise und Rabattverträge gekoppelt sind, kann es auch durchaus sein, dass man für ein Arzneimittel innerhalb des gleichen Jahres mal zuzahlen und mal nicht zuzahlen muss, je nachdem ob der Hersteller die Preise erhöht und sie dann über dem Festbetrag liegen oder ob sich die Rabattverträge zwischen Herstellern und Krankenkassen ändern (immer 2 Jahre lang gültig).

Den meisten Menschen wird es wohl so gehen, dass sie selbst nach gründlichem Studium dieser Regelungen auf dem Weg zur Apotheke auf andere Gedanken kommen und dann einfach bezahlen, was in der Apotheke verlangt wird. Die Regelungen sind auch deshalb so kompliziert, weil viele andere Regelungen mit reinspielen (Festbeträge, Rabattverträge, Aut idem), die die Unternehmen betreffen, von denen die Patienten im Alltag aber wenig merken.

Festbeträge

Das Festbetragssystem ist in Deutschland das älteste Steuerungselement. 1989 trat es in Kraft. Der Gemeinsame Bundesausschuss (G-BA), der, wie der Name andeutet, sich bundesweit aus Vertretern der Krankenkassen, Ärzte und Krankenhäuser zusammensetzt, hat die Aufgabe, den Leistungskatalog der gesetzlichen Krankenkassen festzulegen, also zu bestimmen, was alles erstattungsfähig ist und was nicht. Die Festbeträge sind insofern bedeutsam, als diese bestimmen, wieviel die Leistung bei Arzneimitteln wert ist. Hierzu bildet der G-BA Arzneimittelgruppen nach Arzneien, die denselben Wirkstoff enthalten, nach Arzneimitteln, die einen vergleichbaren Wirkstoff mit vergleichbarer therapeutischer Wirkung haben, und Gruppen mit nur vergleichbarer therapeutischer Wirkung, aber unterschiedlichen Wirkstoffen. Der Spitzenverband der Krankenkassen (GKV) setzt dann Festbeträge pro Gruppe fest. Also maximale Preise, die für ein Arzneimittel aus dieser Gruppe bezahlt werden. Allerdings darf der GKV dies nicht nach Gutdünken tun. Die Maßgabe ist, dass der Festbetrag der Betrag aus dem unteren Drittel der von den Herstellern festgelegten Preise in der jeweiligen Arzneimittelgruppe ist. Es müssen aber mindestens 20 % der Packungen und 20 % der Verordnungen zum Festbetrag erhältlich sein. Patienten müssen alles, was oberhalb des Festbetrags ist, selber zuzahlen. Das ist ein sehr effektives Kontrollelement, um Arzneimittelkosten zu deckeln, da sich die Industrie selbstverständlich an den Festbeträgen bei der Preisfestlegung ihrer Arzneien orientiert. Die gesetzlichen Krankenversicherungen vertreten immerhin 80 % der Patienten in Deutschland. Ein wichtiges Anliegen dieser Regulierung war auch immer die Eindämmung von sogenannten Scheininnovationen (Me-too-Präparate), also Arzneimitteln, die zwar neu und auch patentgeschützt sind, aber keinen neuen Wirkstoff oder Wirkmechanismus haben. Die Expertengremien dürfen auch diese Präparate in eine Festbetragsgruppe einordnen.

Preismoratorium

Ein sehr viel jüngeres Instrument der Preisregulierung ist das sogenannte Preismoratorium, das am 1. August 2010 in Kraft trat. Das Preismoratorium war nötig, weil längst nicht alle erstattungsfähigen Arzneimittel in eine Festbetragsgruppe kamen. Das Preismoratorium gilt also für alle erstattungsfähigen Arzneimittel, die in keiner Festbetragsgruppe sind, und funktioniert so: Erhöht ein Hersteller den Preis seines Arzneimittels über den Preis des Referenzdatums vom 1. August 2009, dann steht den Krankenkassen ein Preisabschlag in genau der Höhe dieser Erhöhung zu. Zunächst war dieses Moratorium, wie es sich für ein Moratorium gehört, zeitlich begrenzt bis zum 31. Dezember 2013. Als dieses Datum sich jedoch näherte und man merkte, dass das ein sehr effektives Mittel zur Kostendämpfung war, wurde es erstmal bis Ende März 2014 verlängert und dann, weil man noch immer fand, dass das ein sehr effektives Mittel war, bis zum 31. Dezember 2017. Aber auch im Jahr 2018 fand das Bundesministerium für Gesundheit noch immer, dass sich mit dem Preismoratorium Geld sparen lässt (jährlich 1–2 Mrd. Euro), und es wurde nochmal bis zum Jahr 2023 verlängert. Es ist so etwas wie der Solidaritätszuschlag der Pharmaindustrie geworden. Das faktische Einfrieren der Preise auf dem Stand von 2009 stellt für die Unternehmen ein großes Problem dar, weil sich seither andere Preise – Energie, Lohnkosten, Rohstoffe – natürlich weiterentwickelt haben. Aus diesem Grund dürfen Unternehmen ab Juli 2018 die Preise zumindest im Rahmen der Inflation anpassen.

Rabattverträge

Ein weiterer Eingriff in die Preisgestaltung war die Einführung von Rabattverträgen im Jahr 2007. Rabattverträge betreffen generische Arzneimittel (Kap. 3). Hierbei können Hersteller für ihre Wirkstoffe Rabatte mit Krankenkassen aushandeln. Im Gegenzug erhalten sie dann die Zusage, dass die Patienten der jeweiligen Krankenkasse nur ihre Präparate (für die entsprechende Indikation) verschrieben bekommen. In diesem Fall muss der Apotheker immer das von der Krankenkasse eingekaufte Arzneimittel abgeben. In Ausnahmefällen kann der Arzt davon abweichen und das „Aut-idem-Feld" auf dem Rezept ankreuzen, aber wenn er das zu oft macht, um seinen Patienten wieder das vertraute Arzneimittel zu geben, kann er selber in Regress genommen werden. Der Patient hat beim Austausch nichts zu befürchten. Es muss immer der gleiche Wirkstoff in der gleichen Stärke mitgegeben werden. Für die Unternehmen hat die Einführung von Rabattverträgen jedoch große Auswirkungen gehabt. Gerade in Deutschland gibt es viele kleinere mittelständige Pharmaunternehmer, die mit den großen Generikaherstellern nicht mitbieten können. Das verändert die Landschaft der pharmazeutischen Industrie dramatisch. Die kleineren Betriebe müssen aufgeben oder sich auf Nischen spezialisieren. Für den Patienten hat das den Vorteil, dass keine Zuzahlung bei rabattierten Produkten mehr anfällt.

Weitere Kosteneinsparungen wurden mit einem einzigen Federstrich im Jahr 2004 durch den G-BA vorgenommen, der einfach sämtliche OTC-Produkte, also alle nichtverschreibungspflichtigen Arzneimittel (Kap. 13) aus dem Leistungskatalog der Krankenkassen gestrichen hat. Dazu war er politisch durch das Gesundheitssystem-Modernisierungsgesetz ermächtigt.

Insgesamt können diese Maßnahmen – Festbeträge, Preismoratorium, Rabattverträge, Leistungsstreichung OTC – als deutliches Signal an die Unternehmen verstanden werden, mehr auf tatsächliche Innovationen zu setzen. Durch Sparmaßnahmen bei Nichtinnovationen wird ein negativer Anreiz geschaffen, in die Entwicklung neuer Arzneimittel zu investieren. Die Maßnahmen haben in Deutschland erhebliche Auswirkungen auf die pharmazeutische Industrie gehabt, die sich entweder auf OTC-Produkte, Generika oder Innovationen spezialisiert haben. Die deutliche Absage an sogenannte Scheininnovationen hat auch für Patienten bedenkenswerte Folgen, da mittelständige Unternehmen in Deutschland noch in der Lage waren, kleine Verbesserungen an Produkten durchzuführen, wohingegen sie nicht in der Lage sind, ganz neue Produkte zu entwickeln. Dadurch gehen dem Gesundheitssystem viele kleine Verbesserungen wie neue Darreichungsformen verloren. Würden beispielsweise Therapieallergene nicht gespritzt werden müssen, sondern als Tabletten verabreicht werden können, würde das therapeutisch keinen Mehrwert schaffen und es wäre die gleiche Festbetragsgruppe, für die Patienten wäre es aber dennoch ein großer Nutzen.

Trotz dieser Regulierungen war Deutschland damit noch immer eines der wenigen Länder weltweit, in dem die Preise für neue Arzneimittel frei vom Hersteller festgelegt werden konnten. Das große Problem der intransparenten Preisfindung und damit das Gefühl, den Arzneimittelherstellern ausgeliefert zu sein, war damit noch nicht gelöst. Das wurde dramatisch anders im Jahr 2011, mit dem Inkrafttreten des Arzneimittelmarktneuordnungsgesetzes, kurz AMNOG.

AMNOG

Deutschland hat mit dem AMNOG die Gesundheitsökonomie für Arzneimittel fest gesetzlich verankert und sich auf den Weg gemacht, Arzneimittel nach Nutzen zu bewerten und zu erstatten. Es geht hierbei jedoch einen anderen Weg als das NICE in England.

Für Hersteller bedeutet das eine weitere Hürde in der Arzneimittelzulassung. Es wird auch die „4. Hürde" genannt, nach Qualität, Sicherheit und Wirksamkeit (Kap. 6). Der Unterschied der Nutzenbewertung im Vergleich zur Zulassung durch die Arzneimittelbehörden liegt zum einen in der Bewertung der Daten im Hinblick auf ökonomische Aspekte und zum anderen in der Abschätzung, wie das Arzneimittel sich im klinischen Alltag tatsächlich bewährt. Für die Arzneimittelbehörden spielt es keine Rolle, ob ein Arzneimittel besser ist als etwas, was bereits auf dem Markt ist. Es muss entweder gegenüber einer Placebotherapie Wirkung zeigen oder es darf nicht schlechter sein als eine vorhandene Standardtherapie, deren Nutzen gegenüber Placebo erwiesen ist. Für die Nutzenbewertung ist aber der Vergleich zur Standardtherapie ausschlaggebend. Man will, dass bessere Arzneimittel auf den Markt kommen und auch nur für diese mehr Geld ausgegeben wird. Es soll verhindert werden, dass Arzneimittel auf den Markt kommen, die zwar neu sind und deswegen teuer, aber nicht mehr Nutzen haben als das, was bereits auf dem Markt ist.

Seit 2011 muss der Hersteller beim G-BA ein Dossier einreichen, in dem er den Mehrwert des Arzneimittels erläutert und belegt. Das Dossier muss ein Jahr nach Erhalt der Zulassung für Deutschland eingereicht werden. Das heißt, nur noch im ersten Jahr nach der Zulassung kann der Hersteller einen Preis für das Arzneimittel frei bestimmen. Der G-BA beauftragt dann das IQWIG (Institut für Qualität und Wirtschaftlichkeit im Gesundheitswesen) damit, das Dossier gründlich zu studieren und darauf basierend ein unabhängiges Gutachten zu erstellen. Das IQWIG ist ähnlich wie das NICE in England unabhängig und wird komplett durch die Beiträge zur gesetzlichen Krankenversicherung finanziert. Wie das NICE arbeitet es sehr transparent. Es werden alle Gutachten online veröffentlicht. Die Bewertung des IQWIG ist nicht bindend, sondern dient dem G-BA als Grundlage für seine Entscheidung.

Der Bewertungsmaßstab ist einfach: Entweder kommt der G-BA zu dem Schluss, dass es keinen Zusatznutzen gibt, oder es kommt zu dem Schluss, dass es einen Zusatznutzen gegenüber einer „zweckmäßigen Vergleichstherapie" gibt. Im ersten Fall wird das Arzneimittel einer Festbetragsgruppe zugeordnet, im zweiten Fall gibt es Preisverhandlungen. Wesentliche Argumente in den Preisverhandlungen sind das Ausmaß des Zusatznutzens (von geringfügig bis erheblich) und die Zuverlässigkeit der Daten. Hier unterscheidet das IQWIG, ob es lediglich Anhaltspunkte oder stichfeste Belege für den Zusatznutzen gibt. Weitere Argumente in den Verhandlungen sind die Kosten der Vergleichstherapie und die Preise des Arzneimittels in anderen Ländern.

Zwischen 2011 und 2016 hat der Bundesverband der Pharmazeutischen Industrie (BPI) 228 abgeschlossene Verfahren gezählt. 130 Arzneimittel wurden davon mit Zusatznutzen bewertet. Insgesamt, wie in Kap. 9 zur Personalisierung bemerkt, hatte nur rund ein Viertel der Patienten einen Zusatznutzen erfahren, allerdings im Vergleich zu einer Standardtherapie. Das heißt also, dass das Arzneimittel für die anderen 75 % der Patienten nicht komplett nutzlos ist, sondern lediglich keinen weiteren Nutzen gegenüber der Vergleichstherapie bietet. Ebenfalls bemerkenswert ist, dass die Bildung der Untergruppen nachträglich erfolgt. Das IQWIG führt keine eigenen klinischen Studien durch, sondern bewertet lediglich die vor-gelegten Daten. Diese nachträgliche Filterung der Daten ist insofern frag-würdig, als aus statistischen Gründen Unternehmen selber das für die Zulassung nicht dürfen. Wenn sie erst in der Auswertung einer klinischen Studie zu dem Ergebnis kommen, dass das Arzneimittel insgesamt nicht wirksam ist, sondern nur in einer Untergruppe, so muss eine neue Studie mit nur dieser Untergruppe erstellt werden, sonst wird das Arzneimittel nicht zugelassen.

Auch muss unterschieden werden, auf Basis welcher Datenlage auf „kein Zusatznutzen" entschieden wurde. Standardmäßig wird ein Arzneimittel mit „kein Zusatznutzen" bewertet, wenn unzureichende Daten vorhanden sind oder die Daten im Dossier unzureichend aufbereitet wurden. Unzureichend sind die Daten beispielsweise, wenn das Arzneimittel in klinischen Studien nur gegen ein Placebo, nicht aber gegen eine Standardtherapie getestet wurde. In ungefähr 10 % der Fälle bei guter Datenlage kam der G-BA zum Schluss, dass kein Zusatznutzen vorliegt. Alle anderen Entscheidungen über „kein Zusatznutzen" beruhen darauf, dass automatisch bei unzureichender Datenlage auf „kein Zusatznutzen" entschieden wurde.

Das AMNOG-Verfahren hat sich mittlerweile etabliert und die ers-ten Kinderkrankheiten des Systems konnten behoben werden. Es wer-den mittlerweile Beratungsverfahren angeboten, so dass die Auswahl der Vergleichstherapie für das Unternehmen nicht mehr allzu überraschend kommt. Umso deutlicher treten die tatsächlichen Schwierigkeiten mit dem Verfahren zu tage.

Schwierigkeiten mit dem AMNOG-Verfahren

Im Gegensatz zum Ansatz des NICE-Instituts in England beruht die Bewertung immer auf dem Vergleich zu einer Standardtherapie. Das ist verständlich, da der Anreiz geschaffen werden soll, bessere Arzneimittel zu entwickeln, die wirkliche Innovationen darstellen. Durch Generika (Kap. 11) ist die Vergleichstherapie häufig jedoch vergleichsweise güns-tig. AIDS beispielsweise ist relativ gut behandelbar. Die Behandlung ist aber chronisch. AIDS-Patienten müssen lebenslang Arzneimittel nehmen. Wünschenswert wäre selbstverständlich ein Arzneimittel, das HIV voll-ständig eliminiert. Auch wäre es wünschenswert, weitere AIDS-Arzneimittel zu entwickeln für den Fall, dass das Virus resistent wird gegen vorhandene Kombinationspräparate. Die Anreize für diese Neuerungen sind jedoch limi-tiert, wenn die Referenz der Preis des generischen Arzneimittels ist.

Dadurch, dass die Nutzenbewertung relativ früh stattfindet, 1 Jahr nach Marktzugang, gibt es häufig noch keine weiteren Daten aus dem klinischen Alltag. Die fehlenden Langzeitdaten sind vor allem problematisch für langwierige chronische Erkrankungen. Diese werden in klinischen Studien häufig mit sogenannten Surrogatendpunkten gemacht. Ein Surrogatendpunkt wäre z. B. die Reduzierung des durchschnittlichen Cholesterinwerts im Blut, anstelle der Anzahl der Herzinfarkte oder Schlaganfälle. Die Verwendung von Surrogatparametern wird jedoch für eine Nutzenbewertung kritisch gesehen, weil Patienten nur Nutzen haben, keinen Schlaganfall zu erleiden, wohingegen sich die Cholesterinkonzentration im Blut im Alltag erstmal nicht bemerkbar macht. Diese Schwierigkeit kann zu ungewollten Anreizen führen. Unternehmen könnten verstärkt Arzneimittel entwickeln, für die es schnell harte Messkriterien wie Überlebensraten gibt. Es ist kein Zufall, dass die meisten positiven Bewertungen für Krebstherapien ausgesprochen wurden.

Für Unternehmen stellen die weltweit zahlreichen, verschiedenen Ansätze der Nutzenbewertung ein großes Problem dar. Es ist ein enormer Aufwand, für jedes Land extra ein Nutzendossier zu erstellen. Schlimmer ist jedoch, dass sich die Bewertungen zwischen den Ländern stark unterscheiden, obwohl jeweils die gleichen Daten vorgelegt werden. Katharina Fischer von der Universität Hamburg veröffentlichte hierzu 2016 eine Studie, die die Entscheidungen verschiedener Nutzenbewertungsinstitute miteinander verglich. Die G-BA-Entscheidungen stimmten in 40 % der Fälle mit den Entscheidungen von NICE überein, in 48 % gab es eine Übereinstimmung mit dem schottischen Institut und in 49 % mit dem australischen Äquivalent. Die unterschiedlichen Bewertungen machen es für Unternehmen, die darauf angewiesen sind, ihre Produkte weltweit zu vermarkten, nicht einfach.

Praktisch führte die Einführung des AMNOGs dazu, dass nicht mehr alle Innovationen in Deutschland verfügbar sind. Vor Einführung des AMNOGs waren noch 98 % aller Innovationen verfügbar, nun erreichen Deutschland nur noch 72 %. Insgesamt wurden laut Daten des Bundesverbandes der Pharmazeutischen Industrie (BPI) 28 Produkte zurückgezogen. Eine interessante Entwicklung sind nun auch die vergleichsweise niedrigen Preise in Deutschland. Das AMNOG führt dazu, dass die Arzneimittelpreise in Deutschland unterhalb der durchschnittlichen europäischen Preise liegen. Daher kaufen manchen Firmen Ware in Deutschland ein, um sie dann in einem anderen europäischen Land wieder einzuführen.

Auf der anderen Seite sind die Arzneimittelpreise in Deutschland im ersten Jahr nach der Markteinführung, also bevor die Nutzenbewertung stattfindet, überdurchschnittlich hoch. Einige Unternehmen haben sich den Aufwand gespart, das Verfahren kostet immerhin ½ Mio. Euro, und ihre Produkte gar nicht erst in Deutschland eingeführt oder die Innovationen später in Deutschland eingeführt. Es kann aber keine Rede davon sein, dass in Deutschland essentielle Arzneimittel nicht mehr angeboten werden würden, und politisch spielen diese Auswirkungen des AMNOGs keine Rolle. Sie können sogar als Belege dienen, dass die Nutzenbewertung funktioniert.

Kosteneinsparungsprogramm oder objektive Nutzenbewertung

Das AMNOG-Verfahren ist mit Sicherheit die größte Neuerung für die pharmazeutische Industrie seit Einführung des Arzneimittelgesetzes 1978. Einfluss und Konsequenzen sind immens. Es scheint auch folgerichtig, dass der Staat, nachdem er die Entscheidung, was Nutzen sei und wie dieser gegenüber den Risiken abzuwägen sei, an sich genommen hat, auch die Entscheidung darüber trifft, wie dieser Nutzen wirtschaftlich zu bewerten ist. Durch die wirtschaftliche Bewertung entscheidet der Staat dann jedoch auch darüber, welche Arzneimittel entwickelt werden. Er setzt die Anreize. Es ist noch nicht ganz klar, ob es politisch hierfür ein entsprechendes Bewusstsein gibt. Die preispolitischen Steuerungselemente haben erfolgreich die Entwicklung von Scheininnovationen gestoppt. Der Schwerpunkt der Maßnahmen war aber immer die Kostendämpfung. Auch beim AMNOG scheint der Schwerpunkt sehr einseitig auf der Kostendämpfung zu liegen und nicht auf der effektiven Steuerung von Arzneimittelentwicklungen auf Basis einer transparenten Nutzenbewertung. Alle Arzneimittelhersteller gehen mit einem Abschlag ihres Preises aus den Verhandlungen heraus. Selbst dann, wenn das Urteil „erheblicher Zusatznutzen" gefällt wird. Die wissenschaftlich fragwürdige Bildung von Untergruppen, für die das Arzneimittel wirksam ist, wird als Argument verwendet, um den Preis zu senken. Ebenso bedenklich ist, dass Deutschland, als wirtschaftlich stärkstes Land in Europa, unterdurchschnittlich für Arzneimittel bezahlt. Die Kosteneinsparungen durch das AMNOG sind damit zweifelsfrei geglückt. Was fehlt, ist die Verwendung des Systems, um für überdurchschnittlichen Nutzen auch mal überdurchschnittlich zu zahlen, um entsprechende Anreize für weitere innovative Produkte zu setzen. Man wünscht sich eine Haltung wie von der niederländischen Regierung anno 1865 (Kap. 4), die im Nachhinein freiwillig den Preis für die Chinarinde verfünffachte, nachdem sie festgestellt hatte, was für einen hocheffizienten Wirkstoff ihr der britische

Geschäftsmann Charles Ledger verkauft hatte. Wir wollen eine Auslöschung von Hepatitis C, wir wollen eine Eliminierung von HIV, wir wollen chronische Stoffwechselkrankheiten in den Griff bekommen und wir wollen neue Antibiotika. Eine Nutzenbewertung muss auch in der Lage sein, den Wert von Antibiotika, die gar nicht zur Verwendung kommen, sondern nur als Reserve gehalten werden, zu bemessen. Der Nutzen für die Gesellschaft ist selbst dann groß, wenn sie nur sporadisch in Notfällen zum Einsatz kommen. Es ist noch nicht klar, wie gegenwärtige Nutzenbewertungssysteme, ob in England oder in Deutschland, hierfür entsprechend große Anreize schaffen.

Ein sehr geglücktes Kostensenkungsprogramm ist die Regulierung von Generika. Durch eine geschickte Regulierung von Generika ist es möglich geworden, die Qualität, Sicherheit und Wirksamkeit der Produkte vergleichbar zu machen und die Preisfindung über den Wettbewerb stattfinden zu lassen. Wie das funktioniert, wird im nächsten Kapitel (Kap. 11) beschrieben.

11

Generika – gleicher Nutzen, gleiches Risiko, anderer Preis

Zusammenfassung Generika sind die effektivste Methode, Preise von Arzneimitteln zu senken. Generika sind Nachahmerprodukte, die nach Ablauf des Patents des Originalpräparats hergestellt werden dürfen. Durch eine geschickte Regulierung von Wirkstoff und Indikation wird erreicht, dass Generika exakt den gleichen Nutzen haben wie Originalpräparate, aber um bis zu 90 % günstiger sind.

Der Deutsche Verband der Generikahersteller rechnet vor, dass im Jahr 2016 der Anteil von Generika von allen verkauften Arzneimitteln bei 77 % lag. Auf der anderen Seite machen Generika, also Arzneimittelkopien von bereits vorhandenen Arzneimitteln, insgesamt nur 9,6 % der Ausgaben für alle Arzneimittel aus: 77 % der Versorgung aber nur 9,6 % der Kosten. Das zeugt von einem starken Preis-Leistungs-Verhältnis, von dem die Gesellschaft profitiert. Wir alle nehmen Generika und verlassen uns auf deren Verfügbarkeit, Sicherheit und Wirksamkeit. Es scheint kein höheres Risiko zu sein, die Kopie zu nehmen, als das Originalpräparat zu verwenden. Wie ist es möglich, dass wir uns auf eine derartige Billigware so stark verlassen können? Die Antwort liegt in einer geschickten Regulierung von Generika, die sich mit den Konzepten zu Wirkstoff und Indikation (Kap. 4) und zu Qualität, Sicherheit und Wirksamkeit (Kap. 6) leicht verstehen lässt.

© Springer-Verlag GmbH Deutschland, ein Teil von Springer Nature 2019
R. Schultz-Heienbrok, *Arzneimittel verstehen*,
https://doi.org/10.1007/978-3-662-57676-2_11

Patente und Patentablauf

Es ist zum einen politisch und wirtschaftlich gewollt, Innovationen in der Pharmaindustrie zu fördern, also Nutzen zu schaffen. Hierzu ist im Wesentlichen das Instrument des Patentschutzes relevant. Zum anderen soll jedoch freier Wettbewerb herrschen und Monopolstellungen vermieden werden. Um diese Balance zu halten, ist der Patentschutz zeitlich befristet. Der Patentschutz in Europa beträgt 20 Jahre.

Für den pharmazeutischen Unternehmer, der einen vielversprechenden neuen Wirkstoff in der Entwicklung hat, stellt sich die knifflige Frage, ab wann dieser Wirkstoff patentiert werden soll. Auf der einen Seite möchte man die Patentierung so lange wie möglich hinauszögern, damit der Patentschutz möglichst lange hält und die Monopolstellung wirtschaftlich ausgenutzt werden kann. Auf der anderen Seite wächst jedoch, je länger man wartet, umso mehr die Gefahr, dass andere Forschergruppen oder konkurrierende Unternehmen den Wirkstoff ihrerseits patentieren. Neben dem Wirkstoff lässt sich auch das zweite zentrale Merkmal eines Arzneimittels, die Indikation, patentieren. Anders als für die Zulassung des Arzneimittels muss beim Patentamt kein Nachweis zwischen dem Zusammenhang von Wirkstoff und Indikation erbracht werden, es reicht der Beleg von Plausibilität. Man muss also darlegen, warum man glaubt, dass der Wirkstoff die vermutete Wirkung verursacht.

In der Pharmaindustrie haben Patente eine herausragende Stellung. Das liegt daran, dass die Entwicklungsprogramme so langwierig und kostspielig sind (Kap. 6). Es gibt keinen pharmazeutischen Unternehmer, der sich auf ein derartiges Projekt ohne entsprechende Schutzrechte einlassen wird. Daher wird man relativ früh in der Entwicklung mit der Patentanmeldung beginnen. Durch die langen Entwicklungszeiten schneidet die Pharmaindustrie relativ schlecht gegenüber anderen Industrien ab, für die ja die gleiche Patentlaufzeit von 20 Jahren gilt. Neben den langen Entwicklungszeiten dauern nach Abschluss der Entwicklung auch die Genehmigungsverfahren sehr lange. Selbst in den besten Fällen dauert das Genehmigungsverfahren für neue Arzneimittel nicht kürzer als 1 Jahr. Daher wurde speziell für Arzneimittel noch das Instrument des ergänzenden Schutzzertifikats entwickelt, was für Europa seit 1992 gilt. Hier kann man einen extra Patentschutz aufbauend auf das Grundpatent beantragen. Das berechnet sich wie folgt: Erst wird die Zeit zwischen Anmeldung des Grundpatents und der Erteilung der Zulassung berechnet, also z. B. 10 Jahre. Davon werden 5 Jahre abgezogen, so dass sich eine sogenannte Restlaufzeit von 5 Jahren ergibt. Diese 5 Jahre werden dann nochmal als

Schutzfrist nach Auslaufen des Grundpatents gewährt. Das ist auch gleichzeitig die maximale zusätzliche Zeit, die gewährt wird. Wenn man also nur 5 Jahre für Entwicklung und Zulassung benötigt ($5 - 5 = 0$), dann ist die Beantragung eines ergänzenden Schutzzertifikats nicht weiter sinnvoll, es sei denn man hat eine spezielle Indikation für Kinder entwickelt, hierfür gäbe es nochmal 6 Monate extra.

Die wenigsten Entwicklungsprogramme können innerhalb von 5 Jahren abgeschlossen werden, so dass in der Regel die ergänzenden Schutzzertifikate beantragt werden.

Die Zeit der Patentexklusivität, also der Zeit, die das Produkt auf dem Markt ist, ohne dass eine Kopie vermarktet werden darf, ist dann die entscheidende Zeit, um die Kosten für die Entwicklung wieder einzuspielen. Aufgrund der hohen Anforderungen an die Zulassung (Kap. 6) scheint sich die Patentexklusivität zu verkürzen. In den letzten 10 Jahren von durchschnittlich 14 auf 12 Jahre. Diese „verlorenen" 2 Jahre treffen die forschenden Arzneimittelhersteller empfindlich, was sich teilweise in höheren Preisen für neue Produkte widerspiegelt.

Ein Patent schützt lediglich vor der industriellen Nutzung einer Kopie, nicht aber vor der Nutzung des patentierten Produkts in der Forschung. Generikahersteller können also bereits vor Ablauf des Patents mit der Forschung und Entwicklung einer Kopie beginnen. Chemisch stellt heutzutage das Nachbauen eines Wirkstoffs keine besondere Herausforderung mehr dar. Was sind dann die Risiken, die mit dem Kopieren eines Arzneimittels einhergehen? Wie müssen Patienten geschützt werden, damit zwar die Kosteneinsparung stattfindet, das positive Nutzen-Risiko-Verhältnis und damit der gesellschaftliche Nutzen des Arzneimittels nicht verändert wird?

Kopie des Moleküls bedeutet auch Kopie der Indikation

Die größte Gefahr geht hier von der Erkenntnis aus, dass es keinen logisch zwingenden Zusammenhang gibt zwischen Wirkstoff und Indikation. Diesen Zusammenhang herzustellen, ist Aufgabe des langwierigen Entwicklungsprogramms. Das heißt, dass der Generikahersteller, der eine identische Wirkstoffkopie hergestellt hat, auch zwingend die Indikation mit übernehmen muss. Man kann sich auf Basis eines Wirkstoffs nicht einfach neue Indikationen, Patientenpopulationen und so weiter ausdenken. Die gesamte Beschreibung des Arzneimittels, die Dosierung, die Art der Einnahme, die Nebenwirkungen etc. müssen komplett mit übernommen werden. Diese Duplikation ist der entscheidende risikominimierende Schritt für die Zulassung von Generika. Aus diesem Schritt ergibt sich ein weiteres interessantes Schutzrecht, das Generikahersteller beachten müssen. In der Beschreibung des Arzneimittels (Fachinformation für Ärzte, Beipackzettel für Patienten oder Aufdruck auf der Packung) darf nichts stehen, was nicht durch Daten belegt ist. Dafür wird das gesamte Entwicklungsprogramm ja gemacht. Um diese Daten zu übernehmen, muss also auf die Daten des Originalherstellers verwiesen werden. Hier greift der sogenannte Unterlagenschutz, der es Generikaherstellern erst erlaubt, nach 8 Jahren auf die Unterlagen des Originalherstellers zu verweisen. Die 8 Jahre gelten ab Zulassungsbescheid des Originalprodukts. Das heißt, nach 8 Jahren kann der Generikahersteller seinen eigenen Zulassungsantrag stellen. Unabhängig davon, wie schnell dieser Antrag beschieden wird, darf er sein Produkt aber erst nach 10 Jahren auf den Markt bringen (8-plus-2-Regelung). Ebenfalls zu beachten ist, dass der Originalhersteller den Unterlagenschutz noch um ein weiteres Jahr verlängern kann, wenn er seine Zulassung um eine weitere Indikation erweitert. Dieser Unterlagenschutz funktioniert vollkommen unabhängig vom Patentschutz, und es sind auch die Zulassungsbehörden, die auf dessen Einhaltung achten müssen. Die Zulassungsbehörden aber interessieren sich überhaupt nicht für Patente. Es kann durchaus geschehen, dass ein Arzneimittel zugelassen wird, obwohl es Patentrechte verletzt. Diese müssen dann vor Gericht gegen den Generikahersteller eingeklagt werden. Wird hingegen der Unterlagenschutz verletzt, so muss sich die Zulassungsbehörde vor Gericht verantworten.

Mit dem Verweis auf die Unterlagen, also dem Zulassungsdossier (Kap. 6) des Originalherstellers, sparen sich die Generikahersteller all die Studien, die nötig sind, um den Zusammenhang zwischen Wirkstoff und Indikation herzustellen und damit natürlich fast das gesamte Entwicklungsprogramm. Das macht Generika so preiswert. Die klinischen Studien müssen nicht nochmal wiederholt werden. Das heißt, die Generikahersteller dürfen einfach die Liste der Nebenwirkungen, die Indikation und alle anderen klinischen Daten des Originalherstellers verwenden.

Risiken in der Herstellung

Das Produkt selber aber muss natürlich nach wie vor hergestellt werden. Hier kann man nicht einfach auf die Unterlagen zum Herstellungskapitel des Originalherstellers verweisen. Auch wenn es relativ problemlos ist, den Wirkstoff zu kopieren, so birgt eine Kopie doch erhebliche Risiken in sich, die allesamt adressiert werden und den Behörden zur Zulassung vorgelegt werden müssen. Es ist also keinesfalls möglich, einfach nach Ablauf der Patentexklusivität und des Unterlagenschutzes mit Verweis auf die Zulassungsunterlagen des Originalherstellers ein baugleiches Produkt auf den Markt zu bringen. Hier gibt es zum einen die allgemeinen Risiken, die die Herstellung eines Arzneimittels mit sich bringt. Um diese Risiken einzugrenzen, muss ein Generikahersteller im vollen Umfang den Anforderungen an die „Qualität" eines Arzneimittels (Kap. 6) Genüge leisten. Zum anderen kommen aber noch die speziellen Risiken hinzu, die sich daraus ergeben, ein Generikum herzustellen. Das heißt, es müssen alle Sicherheitsaspekte der Qualität, die Einfluss auf die präklinischen und klinischen Ergebnisse haben, berücksichtigt werden.

Ein besonderes Risiko stellen hier diejenigen Eigenschaften dar, die mit der Bioverfügbarkeit des Wirkstoffs, also der Frage, wie schnell und in welcher Menge der Wirkstoff in die Blutbahn gelangt, in Verbindung stehen. Das ist logisch, denn viele der klinischen Ergebnisse, auf die ja verwiesen wird, ohne die Studien zu wiederholen, sind abhängig davon, wie schnell der Wirkstoff vom Produkt freigesetzt wird und sich im Körper verteilt. Als einfaches Beispiel zur Verdeutlichung mag hier eine gewöhnliche Tablette dienen. Tabletten können unterschiedlich hart sein. Manche zerbröseln bereits, wenn man sie zwischen die Finger nimmt, und andere sind so hart, dass es schwer möglich ist, sie zu zerkauen (falls man das wollte). Der Härtegrad einer Tablette hat nun aber starken Einfluss darauf, wie schnell sich die Tablette im Magen auflöst und so der Wirkstoff in die Blutbahn kommt und vom Blut zum Ort, wo er wirken soll. Die Härte einer Tablette ist deshalb ein wichtiges Qualitätskriterium. Es darf also nicht sein, dass sich die Tabletten in der Härte unterscheiden. Das gilt immer. Ein Hersteller muss sicherstellen, dass egal wann er die Tablette herstellt, sie immer die gleiche Härte hat, so dass auch die Wirkung immer gleich ist. Es ist gar nicht so einfach, als Hersteller über Jahre und Jahrzehnte sicherzustellen, dass die Härte immer gleich ist. Viele Faktoren ändern sich. Die Rohstoffe werden von einem anderen Hersteller bezogen, die Produktionsanlage wird modernisiert, der Standort wird verlagert und so weiter und so fort. Der Hersteller eines Generikums ist nun nicht nur in der Pflicht, selber eine Produktion von über Jahrzehnte gleichbleibender Qualität sicherzustellen, sondern muss auch dafür sorgen, dass seine Tablette in genau der gleichen Zeit die gleiche Menge Wirkstoff im Blut hat, so dass auch eine gleiche Wirkung angenommen werden kann.

Im Kap. 6 wurde zur Verdeutlichung des Problems der reproduzierbaren Herstellung der Vergleich herangezogen, das Essen für die Kinder immer gleich zuzubereiten, um sie bei Laune zu halten. Ein Generikum herzustellen, würde bedeuten, die so schmackhaften Spaghetti carbonara aus dem Kindergarten oder von Freunden, zu Hause zu reproduzieren. Für Eltern in der Regel ein unmögliches Unterfangen, in der Welt der Pharmaindustrie nur schwierig.

Die Schwierigkeit besteht darin, dass es leider, wie immer, unzählige Dinge gibt, die schiefgehen können. „Schiefgehen" bedeutet hier, dass die Arzneimittel unterschiedlich schnell den Wirkstoff freisetzen und der deshalb, je nach Herstellung, zu unterschiedlichen Zeiten in unterschiedlichen Mengen ins Blut gerät, obwohl das Originalprärat und das Generikum genau die gleiche Menge Wirkstoff im Arzneimittel haben.

In der Industrie gefürchtet ist hier das Phänomen der Polymorphie. Die Herstellung des Wirkstoffs erfolgt als Pulver. Das heißt, man bringt die Moleküle des Wirkstoffs dazu, sich aneinander zu lagern, so dass man sie sehen, abwiegen und transportieren kann. Das ist nicht anders als bei Stühlen, die aufeinandergestapelt werden. Nun können die Moleküle sich aber auf verschiedene Arten und Weisen aneinanderlagern. Wie bei Stühlen mag es hier eine „normale" Art und Weise geben, aber andere Möglichkeiten können durchaus vorkommen. Die verschiedenen Möglichkeiten, sich aneinanderzulagern, werden Polymorphe genannt.

Ein Desaster mit Polymorphen erlebte die Firma Abbott 1998. Nach über 240 einwandfreien Produktionschargen des Mittels Norvir zur Behandlung von AIDS wandelte sich der Wirkstoff plötzlich vom „normalen" Polymorph in einen anderen Polymorph um. Dieser war viel stabiler und der Wirkstoff, löste sich nicht mehr so gut. Dies hatte zur Folge, dass der Wirkstoff auch nicht mehr mit der gleichen Konzentration ins Blut kam. Das Produkt wurde vom Markt genommen, was einen Verlust von 250 Mio. US-Dollar mit sich brachte. Die Forscher arbeiteten fieberhaft an einer Lösung, konnten aber den Auslöser für diese Polymorphieumwandlung nicht finden. Daher wurde dann gleich die gesamte Zusammensetzung des Arzneimittels so umgestrickt, dass der Wirkstoff in einer gelartigen Lösung gelöst wurde, womit das Problem der Polymorphie elegant umgangen wurde, denn das kommt ja nur bei festen Formen vor. Das Gel wurde 1999 von den Behörden für den Markt zugelassen. Abbott, bei seiner wissenschaftlichen Ehre gepackt, gab aber nicht auf, das Phänomen der Polymorphieumwandlung zu verstehen. Nach 10 Jahren (!) kamen dann endlich die Tabletten wieder auf den Markt, sie können seitdem reproduzierbar und verlässlich hergestellt werden. Die

Auswirkungen der Polymorphie sind nicht immer so dramatisch. Oft unterscheidet sich das Löslichkeitsverhalten verschiedener Polymorphe nicht so stark, als dass es klinischen Einfluss hätte. Und meistens sind die Umstände, unter denen es zu Polymorphieumwandlungen kommt, weniger mysteriös und lassen sich kontrollieren. Interessant an dieser Geschichte ist aber auch, dass ein schwerwiegendes Qualitätsproblem, das schwerwiegende klinische Konsequenzen gehabt haben könnte, rechtzeitig durch strengere Qualitätskontrollen erkannt und behoben wurde, so dass niemand zu Schaden kam.

Ein ähnliches Problem stellt die Partikelgröße dar. Der Fingerhut war seit der Antike ein beliebtes Kraut, um alle möglichen Krankheiten zu behandeln. Es hatte stark abführende Wirkungen und passte deshalb auch gut in das therapeutische Denken des Mittelalters. Im 18. Jahrhundert beschrieb der englische Arzt Withering die Fingerhutzubereitung für die Behandlung von „dropsy" (dt. Wassersucht). Ihm fiel auf, dass es zwischen einer heilenden und toxischen Wirkung eine echte Gratwanderung ist, und er gab deshalb eine ausführliche Beschreibung für die Zubereitung und Dosierung, so dass immer die gleiche – heilende – Menge zugeführt werden kann. Das war aufgrund der biologischen Variabilität dennoch nicht möglich. Um das Problem der Variabilität des Wirkstoffs im Fingerhut zu lösen, lobte 1820 die Pharmazeutische Gesellschaft Paris einen Preis für die Isolierung des Wirkstoffs aus dem Fingerhut aus. Trotz Verdoppelung des Preisgeldes nach 5 fruchtlosen Jahren gelang es erst im Jahre 1841, den Wirkstoff zu isolieren, allerdings noch nicht in Reinform, was bis 1925 dauerte. Das war ein Durchbruch. Viele Hersteller begannen nun auf Basis der Reinform, Arzneimittel gegen Herzinsuffizienz herzustellen. Burroughs Wellcome in London (eine der vielen Vorgängerfirmen des heutigen Konzerns GlaxoSmithKline) gelang Ende der 1920er-Jahre die Isolierung von Digoxin, was noch heute verwendet wird.

Aber auch mit der isolierten Reinform, die dazu führte, dass man Tabletten herstellen konnte, die stets die gleiche Menge an Digoxin enthielten, verschwanden die Probleme nicht. Die Tabletten von Burroughs Wellcome waren nach einer Änderung in der Herstellung nicht mehr wiederzuerkennen. Patienten hatten bis zu 30 % weniger von dem Wirkstoff im Blut. Erst als die Herstellungsänderung wieder zurückgenommen wurde, konnten die alten Ergebnisse wieder erzielt werden. Untersuchungen zeigten auch, dass die Unterschiede zwischen den einzelnen Herstellern gewaltig waren und Patienten nicht einfach von einer Digoxintablette auf eine andere wechseln konnten, selbst wenn exakt die gleiche Menge des Wirkstoffs genommen wurde. Das Rätsel ließ sich erst Ende der 1970er-Jahre lösen, als klar wurde, dass die unterschiedliche Partikelgröße des Wirkstoffes für die großen Unterschiede im Therapieerfolg verantwortlich war. Das lässt sich leicht nachvollziehen. Wenn der Wirkstoff isoliert oder synthetisiert wird, fällt er aus und die einzelnen Moleküle lagern sich aneinander. Dabei entstehen unterschiedlich große Klumpen. Hersteller versuchen nun, diese Klumpen alle auf die die gleiche Größe zu bringen, so dass der Wirkstoff gleichmäßig in der Tablette verteilt ist und immer die gleiche Menge in die Tablette kommt. Jeder Hersteller bevorzugt nun aber unterschiedlich große Klumpen. Für den Therapieerfolg macht es aber einen großen Unterschied, wie groß diese Klumpen sind. Das ist leicht vorstellbar. Ein kleines Teilchen löst sich viel schneller im Magen-Darm-Trakt als ein größeres Teilchen. Das ist bei Arzneimitteln nicht anders als bei Zuckerklumpen im Tee oder dem Garen von Gemüse. Je größer, umso länger dauert es. Für eine Indikation, die derartig empfindlich auf die Menge an Arzneimittel reagiert wie die Herzinsuffizienz, sind diese Schwankungen bereits zu viel.

Aus all diesen Gründen und noch vielen mehr, die die Verfügbarkeit von Wirkstoffen im Körper so unvorhersagbar machen, hat der Gesetzgeber entschieden, dass Generikahersteller immer die gleiche Wirkstoffverfügbarkeit im Blut und nicht im Arzneimittel nachweisen müssen, wie beim Originalprodukt. Auf diese Weise ist jedes generische Arzneimittel, das auf den Markt kommt, direkt an die ausführlichen klinischen Studien des Originalherstellers gekoppelt. Der Originalhersteller belegt in aufwendigen klinischen Studien die Wirkung (Kap. 5), die die exakte Dosierung und Art und Dauer der Therapie bestimmen. Auf all diese Daten darf der Generikahersteller verweisen, wenn er zeigen kann, dass der Wirkstoff seiner nachgebauten Kopie genauso im Blut verfügbar ist wie der Wirkstoff des Originalherstellers. Hierfür ist nur ein kleiner klinischer Test mit wenigen Studienteilnehmern nötig. Man gibt einfach das Arzneimittel und misst die Menge des Wirkstoffs im Blut zu unterschiedlichen Zeitpunkten. Man geht davon aus, dass übereinstimmende Blutkonzentrationen dann auch die gleiche Wirkung haben. Es ist auch verpflichtend, immer gegen das Originalprodukt zu testen und nicht einfach gegen ein anderes Generikum. Das hat mit der Furcht davor zu tun, dass sich die Generika dann immer weiter vom Originalprodukt entfernen könnten. In der Bioäquivalenz sind nämlich geringe Unterschiede erlaubt (in der Regel bis zu 20 %), diese Unterschiede könnten sich summieren, wenn man nicht gegen das Originalpräparat sondern gegen ein anderes Generikum testet. Das muss verhindert werden, da ja immer der direkte Bezug zur klinischen Prüfung hergestellt werden muss.

Die Kontrolle der Verfügbarkeit des Wirkstoffs im Blut nehmen die Aufsichtsbehörden sehr ernst. Ungenügender Nachweis der gleichen Verfügbarkeit ist der mit Abstand häufigste Versagungsgrund für die Zulassung eines Generikums. Als im Jahr 2014 herauskam, dass die indische Firma GKV Biosciences, die sich als Dienstleister auf den Nachweis der Wirkstoffverfügbarkeit im Blut spezialisiert hatte, über Jahre Ergebnisse einiger Studien gefälscht hat, wurden sämtliche 700 Zulassungen von Produkten, die Studienergebnisse dieses Anbieters aufwiesen, ruhend gestellt. Die Generika wurden erst wieder zugelassen, als die Hersteller neue Daten zur vergleichenden Wirkstoffverfügbarkeit im Blut nachweisen konnten. Das war eine reine Vorsichtsmaßnahme, weil die gefälschten Daten nicht die Bioverfügbarkeitsstudien an sich betrafen, sondern begleitende Elektrokardiogramme.

Diese strikte Kontrolle ist notwendig, damit Ärzte und Patienten darauf vertrauen können, dass das kopierte Arzneimittel genauso wirksam ist wie das Original. Das Zusammenspiel zwischen Kontrolle und Anreiz, zwischen Risikominimierung und Nutzenmaximierung funktioniert bei Generika reibungslos. Durch Patent- und Unterlagenschutz gibt es einen Anreiz, neue Arzneimittel zu entwickeln. Durch die Möglichkeit, diese Innovationen leicht zu kopieren und kostengünstig zur Zulassung zu bringen, indem man auf alle klinische Daten des Originalherstellers verweist, ist ein starker Anreiz geschaffen, preiswerte Generika herzustellen. Durch die Verpflichtung, die Produktinformation des Originalherstellers zu übernehmen, wird ausgeschlossen, dass mit dem Generikum unhaltbare Versprechen gemacht werden können. Durch die Auflagen, dass die gleiche Wirkstoffmenge im Produkt sein muss und der Wirkstoff in gleicher Menge und Zeit in das Blut gelangen muss, wird sichergestellt, dass die Wirkung zwischen Originalprodukt und Generikum identisch ist. Es bleibt noch, das Risiko zu begrenzen, dass der Generikumhersteller nicht in der Lage ist, das Arzneimittel verlässlich mit gleichbleibender Qualität herstellen zu können. Schließlich muss er das Produkt vollständig selber herstellen und kann auch nicht auf irgendwelche Unterlagen des Originalherstellers hierfür verweisen. Das unterscheidet ihn aber auch nicht vom Originalhersteller. Dieser muss auch den Behörden nachweisen, dass er in der Lage ist, das Produkt über den gesamten Zeitraum, den es auf dem Markt ist, so herzustellen, dass die Qualität noch exakt der Qualität in den klinischen Studien entspricht. Genauso muss der Generikahersteller nachweisen, dass seine Produktqualität immer gleich bleibt. Beide müssen hierfür ein umfangreiches Qualitätsdossier bei den Behörden vorlegen (Kap. 6) aus dem ersichtlich wird, dass sie reproduzierbare Qualität herstellen können. Und beide unterliegen den Compliance-Anforderungen zur Qualität in gleicher Weise (Kap. 7). Das heißt, auch hier wird individuell das Risiko bewertet, dass ein Hersteller nicht in der Lage ist, das Arzneimittel in gleichbleibender Qualität herzustellen.

Man sieht, wie bei der Regulierung von Generika die Konzepte von Indikation und Wirkstoff die zentrale Rolle spielen. Die Indikation muss zwingend vom Originalhersteller übernommen werden und damit alle Angaben, die die Dosierung und Anwendung des Arzneimittels betreffen, und damit natürlich auch alle Angaben über Nebenwirkungen. Und das Vorhandensein des gleichen Wirkstoffs in gleicher Menge sowohl in der Tablette wie auch im Blut ist das entscheidende Kriterium, um die Zulassung für ein Generikum zu erhalten.

Unterschiede zwischen Original und Kopie

Da Qualität und Wirkung sichergestellt sind, spielt es für den Patienten keine Rolle, ob er das Original oder das Generikum erhält (von wenigen Ausnahmen abgesehen: Zum Beispiel könnten Original und Generikum neben dem Wirkstoff unterschiedliche andere Inhaltsstoffe haben, gegen die man allergisch sein könnte). Für das Gesundheitssystem ist das wichtig, da Generika die Preise für bewährte Arzneien um ca. 60–90 % drücken (je mehr Kopien es gibt, umso preiswerter werden die Arzneimittel). Obwohl Indikation und Wirkstoff zwischen Original und Generikum gleich sind, gibt es Unterschiede in den Preisen. Interessanterweise senken die Originalhersteller auch nach Markteinführung von Generika ihre Preise nicht auf das Niveau der Generika. Ein guter Aufpreis für den Markennamen lässt sich sehr wohl erzielen. So fand die Stiftung Warentest z. B., dass eine gewöhnliche Packung Aspirin von Bayer etwa 5,50 Euro kostet, während die nachgemachte Acetylsalicylsäure für die Hälfte auf dem Markt zu haben sei. Noch deutlicher war der Unterschied bei dem Cholesterinsenker Atorvastatin, der als Markenprodukt Sortis für über 100 Euro über den Apothekentresen geht, als Nachahmerprodukt aber bereits für gut 14 Euro zu haben ist.

Auch die Namen müssen unterschiedlich sein. Es ist selbstverständlich nicht erlaubt, mit der Kopie auch den Markennamen des Originals zu übernehmen. Ein Generikum wird in der Regel nach erstens dem Wirkstoffnamen und zweitens dem Hersteller benannt, also z. B. „Paracetamol-ratiopharm" oder „ibuHexal". Mit einiger Übung weiß man dann auch, welche Hersteller Originalpräparate vermarkten und welche reine Generikahersteller sind. Pharmazeutische Unternehmen machen selten beides. Entweder sie sind forschende Unternehmen oder Generikahersteller. Beides erfordert eine jeweils hohe strategische Spezialisierung. Große Pharmaunternehmen haben aus diesem Grunde auch alle ihre Generikasparte ausgelagert. Bei Sanofi werden Generika als „Zentiva" vermarktet, Sandoz ist die Generikamarke von Novartis und Mylan hat sich von Abbott abgespalten.

Wenn der Arzt nun also seine Diagnose gestellt hat und ein Arzneimittel in Erwägung zieht mit einer geeigneten Indikation, so ist er gehalten, nur den Wirkstoff und dessen Konzentration aufzuschreiben, nicht aber ein bestimmtes Präparat eines bestimmten Herstellers. In der Apotheke wird dann das entsprechende Mittel nach Kosteneffizienzpunkten und Verfügbarkeit herausgesucht. Der Arzt hat jedoch die Möglichkeit, unter bestimmten Umständen auch ein bestimmtes Präparat aufzuschreiben. Zum Beispiel bei einer Allergie gegen bestimmte Inhaltsstoffe. Mehr dazu im Kapitel zu Arzneimittelpreisen (Kap. 10).

Probleme mit der Generikaregulierung

Die Regulierung der Generika ist überaus elegant und scheint nahezu perfekt, um eine kostengünstige und sichere Arzneimittelversorgung sicherzustellen und gleichzeitig einen Anreiz zur Entwicklung neuer Arzneimittel zu bieten. Problemlos ist die Regulierung jedoch nicht. So ist der lange Patentschutz besonders bei lebensrettenden Arzneimitteln ethisch kritisch.

Ethisches Problem

Solange der Patentschutz für neue Arzneimittel gilt, sind sie recht kostspielig. Das muss so sein, um Anreize für neue Entwicklungen zu schaffen. Die Preisfindung ist ein mühseliger Prozess (Kap. 10), da sich marktwirtschaftliche Mechanismen zur Preisfestlegung als untauglich erwiesen haben (mit Ausnahme der USA, in denen nach wie vor Arzneimittelpreise frei festgelegt werden können). Die ausgehandelten Preise sind für ärmere Länder jedoch viel zu hoch, sie können ihre Bevölkerung damit nicht versorgen. Das ist ein ethisches Dilemma. Es ist zynisch, Menschen sterben zu lassen, obwohl Hilfe theoretisch möglich wäre. Auf der anderen Seite muss es sich lohnen, Arzneimittel herzustellen.

In den 1990er-Jahren eskalierte der Streit zwischen den großen Pharmaherstellern und vor allem Indien, das Patente nicht anerkannte. Indien produzierte massenhaft Kopien von innovativen Produkten weit vor Ablauf der Patentfrist und exportierte diese Generika in die ganze Welt. Mit dem Beitritt zur Welthandelsorganisation (WTO) verpflichtete Indien sich, ab 2005 Patente zu respektieren. International gilt das TRIPS-Abkommen als Grundlage für die Anerkennung geistigen Eigentums. TRIPS steht für „Übereinkommen über handelsbezogene Aspekte der Rechte des geistigen Eigentums". Über die WTO kann die Einhaltung der Vereinbarungen eingefordert werden. Für Arzneimittel ist vereinbart, dass Patente anerkannt werden müssen, Regierungen aber Arzneimittel zwangslizenzieren dürfen, um gesundheitliche Krisen abzuwenden. Das heißt, sie dürfen Firmen damit beauftragen, Kopien von essentiellen Arzneimitteln herzustellen, wenn die Gefährdung der Volksgesundheit das erfordern sollte. Des Weiteren nimmt das TRIPS-Abkommen unterentwickelte Länder von der Pflicht des Patentschutzes aus.

Indien hat der Beitritt zur WTO nicht davon abgehalten, das Patentrecht weiterhin löchrig zu gestalten. Roche, Pfizer und Novartis erlitten alle in Indien empfindliche Niederlagen beim Versuch, ihre Patente gerichtlich durchzusetzen. Bayer hatte eine Zwangslizenz hinzunehmen. Indien wertet die Innovation im Herstellungsprozess höher als den Wirkstoff, der eher als Entdeckung angesehen wird. Damit schützt es nach wie vor seine starke generische Industrie, die sich über Jahrzehnte entwickelt hat. Der Nachteil dieser Strategie ist wiederum, dass sich in Indien nie eine innovative Arzneimittelindustrie hat etablieren können. Das stellt einen durchaus bedauernswerten Verlust an kreativem Potential dar, weil Indien mit seiner großen, gut ausgebildeten Bevölkerung und langen medizinischen Tradition eigentlich gute Voraussetzungen hat, auch neue innovative Arzneimittel zu entwickeln.

Abseits des Streits mit Indien hat sich in der Praxis, wie so häufig, längst Kooperation statt Konfrontation bewährt und durchgesetzt. Das Drohen mit Zwangslizenzen auf der einen Seite und das Gegendrohen der Industrie auf der anderen Seite, dann erst gar keine Zulassungen in dem Land zu beantragen, so dass auch keine Zwangslizenzen ausgesprochen werden können, machte die einen nicht gesünder und die anderen nicht reicher. Kooperationen sehen so aus, dass Lizenzen, um patentgeschützte Arzneimittel herzustellen, gemeinsam vereinbart werden. Dies können Public Private Partnerships oder Private Private Partnerships sein. Der große Vorteil hierbei ist, dass auch die Technologie mit transferiert wird. Arzneimittel sind hochkomplexe Produkte, deren Herstellung nicht einfach ist ohne eine spezialisierte und etablierte Industrie. Das gilt besonders für biotechnologisch hergestellte Arzneimittel (Kap. 8). Alternativ werden Sonderkonditionen für den Import von Arzneimitteln vereinbart. Beide Strategien haben den Vorteil, dass sichere Arzneimittel hergestellt und vertrieben werden. Gerade mit dem Trend zur Personalisierung und der damit einhergehenden größeren Komplexität von Arzneimitteln wird die bloße wirkstoffbasierte Nachahmung von Arzneimitteln schwieriger.

Personalisierung

Wie im Kapitel zur Personalisierung (Kap. 9) beschrieben, geht der Trend in der Arzneimittelentwicklung hin zu einer immer weiteren Einengung der Indikation. Arzneimittel werden damit komplexer, weil die Produkte stark erklärungsbedürftig sind. Sie gehen einher mit diagnostischen Tests und deren bisweilen komplizierten Interpretationen. Der Hersteller wird zu einem Dienstleister, der eng mit Patientengruppen und mit Ärzten zusammenarbeitet. Seit 2005 sind Risiko-Management-Pläne für jedes neue Arzneimittel verpflichtend. Basierend auf den Risk-Management-Plänen können Behörden die Bereitstellung von Schulungsmaterialien anordnen. Der Austausch mit Patientengruppen und Ärzten und die Praktiken, wie Schulungen aufbereitet, durchgeführt und verändert werden, sind etablierte Prozesse, die sich nicht leicht kopieren lassen. Es ist noch nicht klar, ob die gegenwärtigen Regulierungen zu Generika diese neuen Risikoaspekte hinreichend abdecken.

Auch richtet sich die Patentlaufzeit zurzeit noch an der Ökonomie von Blockbustern aus. Die wird es mit den zahlreichen Arzneimitteln für kleine Patientengruppen aber nicht mehr geben. Der Aufwand der Entwicklung eines Arzneimittels auch für kleinere Populationen bleibt aber hoch. Es ist gut möglich, dass es in Zukunft sinnvoll ist, auch angesichts der starken Preiskontrolle (Kap. 10), die Patentlaufzeit für Arzneimittel weiter zu verlängern, so dass es weiterhin einen Anreiz gibt, in die Entwicklung dieser Arzneimittel zu investieren. Beispielsweise wurde für seltene Krankheiten in Europa die Marktexklusivität bereits auf 10 Jahre verlängert.

Hybridzulassungen

So elegant die Regulierung von Generika auch ist, sie funktioniert nicht immer. Bei Produkten, die gar nicht in den Blutkreislauf kommen sollen, um von dort ins Zielgewebe zu gelangen, ist es sinnlos, die Konzentration des Wirkstoffs im Blut zu messen und mit dem Originalpräparat zu vergleichen. Man denke an Augentropfen, Salben oder Inhalatoren. Hier kann nicht einfach die Wirkstoffkonzentration im Blut gemessen werden, um Äquivalenz zu beweisen, da der Wirkungsort nur das Auge, die Haut oder die Lunge ist. Hier muss vorsichtig austariert werden, welche klinischen Daten des Originalherstellers verwendet werden können und welche selber erbracht werden müssen. Meistens sind das wesentlich weniger Daten als beim Originalprodukt, aber doch mehr als bei einem einfachen Generikum. Daher ist die Preisdifferenz zwischen einem generischen topisch wirkenden Produkt auch nicht so groß wie die zwischen einer Originaltablette und einer Nachahmertablette.

Eine ähnliche Herausforderung stellen biotechnologisch hergestellte Arzneimittel dar (Kap. 8). Biologische Arzneimittel sind so komplex, dass sie nicht vollständig charakterisiert werden können. Das heißt, man kann nicht einfach durch Testungen zwei Produkte vergleichen. Die Art und Weise, wie das Produkt hergestellt wurde, ist immer ein Teil des Produkts. Daher funktioniert für diese Produkte die Regulierung für Generika nicht, die darauf basiert, dass die Art und Weise wie und von wem das Produkt hergestellt wurde, unbedeutend sei, solange die Produkte am Ende gleich sind.

Für biotechnologisch hergestellte Präparate wurde daher eine eigene Regulierung geschaffen: Ähnlich wie bei Hybridzulassungen darf man zwar auf die Unterlagen des Originalherstellers verweisen, muss aber über die Bioverfügbarkeit hinaus einige klinische Studien machen, um die Vergleichbarkeit mit dem Produkt des Originalherstellers zu gewährleisten. Die Gesetzgebung von 2006 hat einen regelrechten Boom für Biogenerika ausgelöst. Nur, dass sie nicht „Biogenerika" genannt werden dürfen, um klarzustellen, dass es gesetzlich gesehen keine Generika sind. Stattdessen heißen Nachahmerprodukte von biologischen Arzneimitteln nun „Biosimilars", was auch hübsch ist.

Die Übernahme der Inhalte der Packungsbeilage, die im nächsten Kapitel (Kap. 12) beschrieben wird, ist auch für Biosimilars üblich.

12

Die Packungsbeilage – Meisterwerk der Risikoverdichtung

Zusammenfassung Die Packungsbeilage ist eines der am stärksten kontrollierten Dokumente. Sie dient der Risikokommunikation, nicht der Kommunikation des Nutzens. Daher ist die Lektüre oft etwas erschreckend. Die Packungsbeilage fasst aber die Risiken meisterhaft zusammen.

In Kap. 6 wurde das Dossier als Vertragswerk zwischen Behörde und pharmazeutischen Unternehmer beschrieben. Es enthält alle Daten, die für eine Abschätzung von Nutzen und Risiken eines Arzneimittels nötig sind. Das Dossier ist oft sehr umfangreich und kann mehrere hunderttausend Seiten betragen. Die Experten der Behörden, die das Dossier begutachten und daraufhin das Arzneimittel bewerten, dienen hier als Stellvertreter für Patienten und Ärzte. Letztendlich muss das Wissen um das Arzneimittel aber an die eigentlichen Nutzer, die Patienten und Ärzte, kommuniziert werden. Das Wissen wird daher in drei Dokumenten zusammengefasst. Die Beweggründe für die positive Nutzen-Risiko-Abwägung sind im sogenannten öffentlichen Bewertungsbericht einzusehen. Arzneimittelbehörden müssen diese Berichte über öffentliche Datenbanken zur Verfügung stellen. Von diesen Bewertungsberichten gibt es auch jeweils Zusammenfassungen für Laien. Das zweite wesentliche Dokument ist die sogenannte Fachinformation. Sie fasst alle Informationen, die für die klinische Anwendung bedeutsam sind, für den Arzt zusammen. Hier liegt der Fokus sehr stark auf der praktischen Anwendung, der Kommunikation von Risiken und der Vermeidung von Anwendungsfehlern. Abgeleitet aus der Fachinformation wird dann das dritte Dokument, die Packungsbeilage (auch Gebrauchsinformation oder Beipackzettel genannt). Die

Packungsbeilage ist sozusagen die Zusammenfassung der Fachinformation für Laien.

Da das Dossier bereits eine Zusammenfassung aus einem Jahrzehnt Arzneimittelentwicklung ist mit Tausenden von Dokumenten aus der Forschung und Entwicklung und Hunderttausenden von E-Mails und Besprechungen, ist die Packungsbeilage so etwas wie die Zusammenfassung einer Zusammenfassung einer Zusammenfassung. Es ist meisterhaft verdichtete Kommunikation. Die Regeln zur Erstellung der Packungsbeilage sind über Jahrzehnte gereift und wurden fortwährend verfeinert. Fachinformation und Packungsbeilage sind die am stärksten kontrollierten Dokumente überhaupt. Die gesamte Kommunikation über die wesentlichen Merkmale des Arzneimittels spielt sich entlang dieser Dokumente ab.

Dennoch bleibt die Kommunikation über ein Arzneimittel schwierig. Die deutsche Arzneimittelbehörde BfArM (Bundesinstitut für Arzneimittel und Medizinprodukte) schätzte im Jahr 2015, dass es jährlich zu 2 Mio. Notfallaufnahmen in Krankenhäusern kommt, wovon 40 % auf vermeidbare Medikationsfehler zurückzuführen seien. Es werden Arzneimittel in der Apotheke, Klinik oder zu Hause verwechselt, der Arzt übersieht Wechselwirkungen mit anderen Arzneimitteln, oder es wird die falsche Dosis verschrieben oder verwendet. Aus diesem Grund liegt der Schwerpunkt der Kommunikation über das Arzneimittel auf den Risiken. Medikationsfehler sollen vermieden werden. Ein weiterer Grund, warum sich die Packungsbeilage bisweilen etwas betrüblich liest, ist das Verbot irreführender Werbung für Arzneimittel. Da die Packungsbeilage selber als ein Werbedokument angesehen wird, sind positive Aussagen über das Arzneimittel nicht zu finden. Laut Arzneimittelgesetz stehen Unternehmen mit der Packungsbeilage auch haftungsrechtlich in der Pflicht, wenn die Packungsbeilage Information enthält, die nicht dem Stand der wissenschaftlichen Erkenntnis entspricht. Aus diesem Grunde wird eher konservativ vorsichtig formuliert.

Diese risikobetonte Kommunikation ist gut gemeint, kann aber das Gegenteil bewirken, was eigentlich gewollt ist. Berühmt geworden ist der Fall des 26-jährigen Amerikaners, der an Depressionen litt und an einer Studie für ein neues Antidepressivum teilnahm. Als ihn während der Studie seine Freundin verließ, wollte er sich das Leben nehmen. Er nahm seinen gesamten Tablettenvorrat auf einmal ein. Das Mittel wirkte, er begann zu zittern, wurde kurzatmig und sein Blutdruck fiel rasant ab. Wenig später änderte er seine Meinung über sein Schicksal und ließ sich in die Notaufnahme einweisen. Dort klärte man ihn auf, dass er in der Kontrollgruppe sei und das Placebo-Präparat erhalten habe und er davon kiloweise essen könne, ohne zu sterben. Schlagartig ging es ihm besser. Wissenschaftler nennen das den Nocebo-Effekt. Wir empfinden die Symptome, von denen wir überzeugt sind, dass wir sie kriegen müssen. Die Kinder kommen mit Lauswarnung aus der Schule und uns kribbelt es in den Haaren. Besonders betroffen sind Medizinstudenten. Mit jeder Vorlesung, die ein neues Krankheitsbild vorstellt, nehmen sie entsprechende Symptome bei sich selber wahr. In klinischen Studien berichten regelmäßig bis zu 30 % der Placebo-Gruppe über Nebenwirkungen. Der Effekt ist auch gut beschrieben für das Lesen des Beipackzettels. Den meisten Menschen vergeht die Lust auf das Arzneimittel, wenn sie die Liste der Nebenwirkungen lesen. Die Packungsbeilage hatte nicht immer eine derart starke Risikobetonung.

Der dramatische Wandel über die Hoheit der Nutzen-Risiko-Bewertung von Arzneimitteln vom Hersteller zu staatlichen Kontrollbehörden (Kap. 2), lässt sich nirgends besser nachvollziehen als an der Packungsbeilage. In den folgenden Abschnitten wird diese Entwicklung kurz nachgezeichnet, dann die Packungsbeilage als Kerndokument der Arzneimittelkommunikation eingeführt, bevor dann die tatsächlichen Inhalte der Packungsbeilage beschrieben werden.

Vom Nutzen zum Risiko

Das waren noch Packungsbeilagen bis zur Mitte des letzten Jahrhunderts: klar, verständlich und bisweilen gar poetisch. Über ein mit Quecksilber beschichtetes Pflaster heißt es: „Dieses Pflaster eignet sich hervorragend zum Erweichen aller Art Geschwüre, wie z. B. Furunkel. Es klebt ohne Erwärmen und schmiegt sich leicht jeder Körperstelle an. – Vor Gebrauch muss die Schutzgaze entfernt und die betroffenen Hautstellen gereinigt werden." Hübsch auch die Risinetten-Halstabletten für Kinder „gegen Rachen-, Kehlkopf-, Bronchial-Katharre, Heiserkeit und Hustenreiz (…). Die Schleimsekretion wird vermindert, festsitzender Schleim gelöst und die oberen Luftwege werden desinfiziert. Bei Anwendung (…) wird eine Übersäuerung des Magens vermieden. Die Kinder Risinetten (…) sind bekömmlich, leicht verdaulich und so wohlschmeckend…". Nebenwirkungen waren gänzlich unbekannt. Stattdessen war die Liste der Anwendungsgebiete häufig so lang wie heutzutage die Liste der Nebenwirkungen. Noch zu Beginn des 20. Jahrhunderts wurde Bayers Heroin für Husten, Bronchitis, Tuberkulose, Keuchhusten,

Lungenentzündung und Asthma in der Packungsbeilage der Firma Martin Smith empfohlen. Und vor der knappen Dosierungsanleitung wird das Produkt als „absolut stabil" beschrieben, „das sich weltweit durch verlässlichen therapeutischen Effekt ausgezeichnet hat". Der traurige Höhepunkt dieses optimistischen Zeitalters war der Beipackzettel, den die Firma Grünenthal ihrem Skandalprodukt Contergan beilegte: „Die ungewöhnlich gute Verträglichkeit von Contergan forte wurde in zahlreichen tierexperimentellen Untersuchungen und in umfangreichen klinischen Prüfungen nachgewiesen (…). Selbst extreme Überdosierung führt zu keinen toxischen Symptomen."

Die Unternehmen waren vollkommen frei in der Gestaltung und konnten die Patienten nach Gutdünken über ihre Produkte informieren. Nebenwirkungen wurden von Ärzten erfasst und mit wissenschaftlicher Diskretion an die Unternehmen weitergegeben. Je nach Ausmaß wurde dann das Produkt stillschweigend vom Markt genommen, um nicht in schlechten Ruf zu kommen.

Erst 1956 verfasste die Bundesregierung einen allerersten Gesetzentwurf für Arzneimittel. In dem Gesetzentwurf war noch keine Rede von einer ausführlichen Verbraucherinformation, aber immerhin sollte geregelt werden, welche Information auf der Packung zu stehen habe. Schnell war man sich darüber einig: Name des Herstellers, Name der Arznei, Registriernummer, Inhalt nach Menge und Darreichungsform, der Wirkstoff und das Verfallsdatum. Ein jahrelanger Streit entfachte aber darüber, ob diese Angaben auf dem „Behältnis **und** deren Umhüllungen" zu stehen habe oder ob es nicht ausreiche, wenn die Angaben auf dem „Behältnis **oder** deren Umhüllungen" zu finden seien. Der erste Referentenentwurf entschied sich für ein Oder, was bis zum Gesetzentwurf auch so blieb. Der Bundesrat, mittlerweile im Jahr 1958, war damit nicht einverstanden und forderte vehement ein Und. Andernfalls, so wurde argumentiert, bestünde nach Entfernen der Umhüllung Verwechslungsgefahr, oder noch schlimmer, man müsse ja dann erst die Verpackungen entfernen, um die Angaben auf den Behältnissen lesen zu können. Die Bundesregierung wollte diese Änderung aber nicht akzeptieren, weil die Behältnisse ja oftmals viel zu klein seien, um alle Pflichtangaben dort unterzubringen und brachte das Gesetz mit Oder 1959 in den Bundestag ein. Die opponierende SPD machte sich hier erneut für das Und stark. Auch die Anhörung der Fachverbände schaffte keine Einigung. Der Bundesverband der Pharmazeutischen Industrie warf ein, dass die Beschriftung bei kleinen Ampullen bereits an technischen Schwierigkeiten scheitern würde und es auf jeden Fall beim Oder bleiben könne, da die Industrie ja schließlich selber ein Interesse daran habe, dass es nicht zu Verwechslungen komme und daher das schon bestmöglich lösen würde. Eine Ansicht, die der Apothekerverband so gar nicht teilen konnte. Scharf votierte dieser für das Und, damit die „Camouflage" in den Arzneimittelbezeichnungen, die Kunden, Apotheker und Ärzte verzweifeln ließen, endlich ein Ende habe. Das Oder überlebte dennoch die erste Lesung im Bundestag. In der zweiten Lesung flammte die Diskussion erneut auf, wurde aber sowohl in der zweiten wie in der dritten Lesung wieder verworfen. Damit war, wir schreiben bereits das Jahr 1961, der Bundesrat wieder am Zuge, dem das Oder immer noch nicht schmeckte und die Kennzeichnung sowohl auf Behältnis wie auch Umhüllung haben wollte. Für kleine Ampullen, so befand man, würde auch weniger Information ausreichen. Der Vermittlungsausschuss hat es dann so übernommen und die nötigen Angaben auf den Ampullen konkretisiert. Im Mai 1961 trat das Gesetz in Kraft. Die Demokratie hatte hier ganze Arbeit geleistet. Die Meinungen der Interessengruppen wurden gehört, die Opposition, der Bundestag und der Bundesrat wurden alle in die Diskussion mit eingebunden und am Ende wurde ein guter Kompromiss gefunden.

Die Diskussion wirkt heute aber bizarr. Der Prozess dauerte 5 Jahre und das gesamte Gesetz war im Jahr 1961, als es in Kraft trat, bereits obsolet, weil genau zu dieser Zeit das Ausmaß der Contergan-Nebenwirkungen deutlich wurde. Die langwierige Diskussion um die Wörtchen „und" und „oder" könnten in ihrer Bedeutungslosigkeit nicht stärker verblassen.

Dennoch war das Gesetz von 1961 insofern ein Meilenstein, als dass es das erste Arzneimittelgesetz in der Bundesrepublik überhaupt war. Kaiser, Weimar und Nationalsozialisten wollten es alle angehen, kamen aber nie über einem Referentenentwurf hinaus. Und die Diskussion um die Kennzeichnungspflicht zeigt, dass erstmalig die Bedenkenträger Oberwasser hatten. Es stand zum ersten Mal nicht mehr der Nutzen im Fokus, sondern das Risiko, dass es zu Verwechslungen kommen könne. Die Funktion der Packungsbeilage hat sich seither vollständig umgekehrt von einem Nutzen-orientierten Verbrauchertipp hin zu einer Risiko-orientierten Patienteninformation. Seither verschob sich das Primat der Arzneimittelbewertung immer weiter von der unternehmerischen Freiheit zur staatlichen Risikovorsorge.

Mit dem Gesetz von 1976 wurden erstmals neben der Kennzeichnung auch konkrete Vorgaben für die Inhalte der Packungsbeilage und der Bundesrat wurden alle in die Diskussion mit eingebunden. Wegen der Gefährdungshaftung und der Pflicht zur wissenschaftlich korrekten Information in der Packungsbeilage wucherte diese aus, so dass sie für Patienten unlesbar wurde. 1986 wurde daher die Fachinformation für Ärzte eingeführt, so dass die Packungsbeilage deutlich entschlackt werden konnte.

Um die Lesbarkeit weiter zu erhöhen, wurden die Vorgaben der europäischen Behörden 1997 standardisiert und komplette Satzbausteine definiert, die alle Unternehmen, die in Europa ein Arzneimittel vermarkten wollten, zu übernehmen hatten. Seither gab es 10 Änderungen dieser Vorgaben, die von allen Unternehmen für alle Produkte in allen Sprachen übernommen werden müssen.

Eine weitere Maßnahme, die Arzneimittelrisiken durch bessere Information einzudämmen, war die Verpflichtung, Lesbarkeitstests für die Packungsbeilage durchzuführen, um sicher zu gehen, dass Patienten tatsächlich die Inhalte verstehen. Hierbei wird die Packungsbeilage möglichen Anwendern vorgelegt, die nach dem Lesen Fragen zum Produkt und zu dessen Verwendung und Einnahme beantworten müssen. Die Packungsbeilage muss so lange überarbeitet werden, bis mindestens 18 von 20 Lesern die Information im Text finden können und davon wiederum 90 % die Fragen richtig beantworten können. Dieser Test ist seit 2005 ein verpflichtender Teil des Zulassungsdossiers.

Die letzte große Initiative war dann, die Packungsbeilage in allgemeinverständlicher Sprache zu verfassen. Fachausdrücke wie „Gegenanzeigen" und „Wechselwirkungen" werden jetzt umschrieben mit Ausdrücken „X darf nicht eingenommen werden, wenn" und „die Einnahme von X zusammen mit Y …".

Trotz all dieser Bemühungen ist die Bereitschaft, Packungsbeilagen gründlich zu lesen, nach wie vor mit 60 % relativ gering. Immerhin macht das die Packungsbeilage zum meistgelesenen Dokument des gesamten Dossiers und als entsprechend bedeutsam wird es von Behörden, Gerichten und Unternehmen angesehen, um die Risiken zu einem Arzneimittel zu kommunizieren.

Kerndokumente der Kommunikation

Die Fachinformation für die Ärzte und die sich daraus ableitende Packungsbeilage sind im gesamten Dossier die Dokumente, die sich am häufigsten ändern. Die Unternehmen müssen ständig ihre Produkte überwachen, um zu schauen, ob die Information angepasst werden muss (Kap. 7). Nebenwirkungen werden gesammelt und ausgewertet und Behörden veröffentlichen neue Erkenntnisse über die Wirkstoffe, die eingearbeitet werden müssen. Aber auch die Unternehmen selber haben häufig Änderungswünsche. Die Marketingabteilung lässt z. B. fragen, ob eine zusätzliche Indikation aufgenommen werden kann, weil die Konkurrenz das auch hat, oder die Herstellung hat neue Daten zur Haltbarkeit erhoben, die ebenso angepasst werden müssen.

Jede Änderung an den Texten muss von den Behörden genehmigt werden. Die Dokumente haben eine große Bedeutung für Rechtsstreitigkeiten, wenn es etwa darum geht, ab wann Nebenwirkungen bekannt waren und kommuniziert wurden. Sie haben eine große Bedeutung für die Werbung, da Arzneimittel nicht abweichend von diesen stark kontrollierten Texten beworben werden dürfen. Und sie haben schlussendlich eine große Bedeutung für die praktische Anwendung, da diese Texte sämtliche gewonnene Information über das Arzneimittel zusammenfassen.

Was die Unternehmen als Textvorschläge bei den Behörden einreichen, beruht bereits zum größten Teil auf behördlichen Vorgaben über die standardisierten Formatvorgaben mit Satzbausteinen. Nach Überarbeitung der Dokumente durch die Behörden sind oft weniger als 10 % eigener Text der Hersteller. Dennoch wird die Veröffentlichung der Texte in Deutschland nach wie vor als Werbung angesehen. Auf der anderen Seite ist die Veröffentlichung nach Europäischem Arzneimittelrecht wiederum Pflicht. In der Vergangenheit wurde das so interpretiert, dass die Unternehmen die Texte nicht veröffentlichen dürfen, staatliche Stellen aber sehr wohl. Diese etwas verwirrende Situation ist auch von der Rechtsprechung nicht leicht zu entwirren.

Nach unterschiedlichen Rechtsurteilen der Oberlandesgerichte München und Hamburg, wobei die einen befanden, dass die Veröffentlichung der Texte (Fachinformation/Packungsbeilage) Werbung darstelle, die anderen fanden, dass die Veröffentlichung der Texte keine Werbung darstelle, verwies der Bundesgerichtshof die Frage an den Europäischen Gerichtshof. Dieser entschied 2011, dass die Veröffentlichung keine Werbung darstelle, wenn der Verbraucher selber nach der Information suchen würde. Das Urteil stellt also nicht darauf ab, wer etwas veröffentlicht, sondern wie es veröffentlicht wird. Das macht die Veröffentlichung selbst von verschreibungspflichtigen Packungsbeilagen möglich. Aus Gewohnheit oder wegen der bestehenden Unklarheit, wo die Grenze zwischen aktivem Suchen und passivem Sehen im Internet liegt, sind die meisten Texte nach wie vor im Internet gut versteckt. Um der Veröffentlichungspflicht aber wiederum nachzukommen, gibt es auch in Deutschland über die Datenbanken des Deutschen Instituts für Medizinische Dokumentation die Möglichkeit, die Dokumente zu finden. Man muss sie aber wirklich finden wollen. Diese Versteckspiele um die wichtigsten Dokumente eines Zulassungsdossiers stehen im Widerspruch zu der Praxis in anderen europäischen Ländern. Alle in Deutschland über die zentrale Arzneimittelbehörde EMA (European Medicines Agency) zugelassenen Produkte lassen sich über deren Webseite problemlos abrufen, auch die Fachinformation, die in Deutschland von den meisten

Datenbanken nur für Fachkreise (Mitarbeiter aus Heilberufen, die über DocCheck registriert sind) einsehbar ist. Es hat etwas Paradoxes, dass die Dokumente, die mittlerweile nur noch zum Zweck der Risikominimierung erstellt werden, selber als Werbung und damit als Risiko zur Irreführung der Patienten bewertet werden. Das lässt sich nur aus der Historie verstehen, als die Packungsbeilage tatsächlich der Werbung diente. Heutzutage ist die Packungsbeilage genau für die Funktion da, die uns allen im Ohr klingt: Sie kommuniziert Risiken und Nebenwirkungen.

Zu Risiken und Nebenwirkungen lesen Sie die Packungsbeilage

Die Packungsbeilage wurde also im Laufe der Jahre gründlich von wissenschaftlicher Terminologie entschlackt, die in die Fachinformation ausgelagert wurde, sie wurde sprachlich vereinfacht und stark standardisiert. Aktuelle Leitlinien definieren nun folgende Abschnitte als essentiell für die Risikokommunikation:

* Name des Arzneimittels,
* wofür es angewendet wird,
* was vor der Einnahme beachtet werden sollte,
* wie es einzunehmen ist,
* welche Nebenwirkungen es gibt,
* wie es aufzubewahren ist.

Name des Arzneimittels

Der Name birgt bereits das erste Risiko in sich. Denn es kommt gar nicht so selten vor, dass Arzneimittel verwechselt werden. Daher sind sogar Namen von Arzneimitteln genehmigungspflichtig. Bei generischen Produkten (Kap. 11) wird meist nur noch der Wirkstoff gefolgt vom Herstellernamen als Produktname verwendet (z. B. Paracetamol-ratiopharm), um für Klarheit zu sorgen. Findige Unternehmer wissen auch das für sich zu nutzen. Einer hat gleich seine ganze Firma „BlueMagic" getauft, um eine generische Variante der blauen Pfizer-Pille Viagra werbewirksam verkaufen zu können. Trotz der Regel, dass der Firmenname bei Generika vorangestellt wird, hatte er keine Chance, das Arzneimittel unter diesem Namen zu verkaufen. Die Behörde vermutete eine Verniedlichung der Risiken und unterband das Vorhaben.

Zum Namen gehören immer auch die Stärke und die Darreichungsform. Die Stärke gibt darüber Auskunft, wieviel Wirkstoff im Produkt enthalten ist (z. B. Paracetamol 500, was für 500 mg Wirkstoff pro Tablette steht). Die Darreichungsform (Tabletten, Kapseln, Tropfen etc.) gehört ebenfalls zum Namen. Das ist wichtig, denn häufig ist ja der gleiche Wirkstoff in verschiedenen Darreichungsformen und in verschiedenen Stärken vorhanden. Für Generika sind damit alle wesentlichen Elemente eines Arzneimittels, die zum Erreichen der gewünschten Wirkung führen sollen, bereits im Namen enthalten. Die Wirkstoffoptimierung (Kap. 4), die Optimierung der Dosis (Kap. 6) und die Optimierung der Darreichungsform (Kap. 6) sind die entscheidenden Hebel, um in der Entwicklung die Überlappung zwischen gewünschter und tatsächlicher Wirkung zu maximieren. Das Arzneimittel ist mit diesen Angaben eindeutig bestimmt, was hilft, Verwechslungen auszuschließen. Für neue Wirkstoffe, die noch unter Patentschutz stehen, sind nach wie vor Fantasienamen möglich. Der exakte Wirkstoff wird dann am Ende der Packungsbeilage unter „Sonstiges" genannt.

Was das Arzneimittel ist und wofür es angewendet wird

In diesem Abschnitt wird knapp dargelegt, zu welcher Art von Arzneimitteln das Produkt gehört und wie es wirkt. Das Wesentliche an diesem Abschnitt ist jedoch die Frage nach der Indikation. Die Beschreibung der Indikation ist bisweilen schwierig, da für viele Krankheitsbilder nur die Fachsprache zur Verfügung steht. Bei der „Übersetzung" der Indikation können dabei leicht Feinheiten verloren gehen. Es dürfen hier nur Indikationen genannt werden, für die es einen tatsächlich belegten Nutzen gibt. Das heißt, die Wirksamkeit wurde in einer klinischen Studie nachgewiesen. Bloß vermutete Anwendungsgebiete, wo das Arzneimittel noch überall nützlich sein könnte, dürfen nicht genannt werden.

Über das Anwendungsgebiet hinausgehende Information zum Nutzen wird in der Packungsbeilage nicht zusammengestellt. Für viele Patienten wäre es durchaus interessant, weitere Informationen zu erhalten, um sich ein besseres Bild über die Wirkung zu machen. Etwa wie groß der Effekt war, der in klinischen Studien beobachtet wurde (z. B. bei einem Schmerzmittel: Auf einer persönlichen Schmerzskala von 1–10 haben im Durchschnitt die Versuchspersonen eine Senkung um 2 Punkte erfahren). Auch wäre es interessant zu erfahren, wie die Wirksamkeit gemessen wurde. Beispielsweise, ob bei einem Krebsarzneimittel die tatsächliche Überlebenszeit gemessen oder die Wirksamkeit nur aufgrund der durchschnittlichen Tumorgröße bestimmt wurde. Messgrößen für den Wirksamkeitsnachweis bei einer klinischen Studie nennt man „Endpunkte". Die Überlebenszeit kann genauso ein Endpunkt sein wie die durchschnittliche Tumorgröße. Die „Effektgröße" ist dann die Größe des beobachteten Unterschieds zwischen den Vergleichsgruppen in der klinischen Studie. Die Angabe von Endpunkt und Effektgröße wäre durchaus hilfreich für Patienten, weil sie damit besser abschätzen könnten, inwieweit das Arzneimittel für sie persönlich nützlich ist.

Auch die Ärzte bekommen keine weiterführenden Angaben zum Nutzen in der Fachinformation. Fachinformation und Packungsbeilage dienen dem Risikomanagement. Detailliertere Angaben zur Nutzen-Risiko-Beurteilung lassen sich aber in den öffentlichen Beurteilungsberichten finden. An die Beurteilungsberichte heranzukommen, ist in Deutschland leider noch schwieriger, als an die Fachinformation oder Packungsbeilage zu kommen. Die Behörden sind hier aber grundsätzlich auskunftspflichtig.

Aufgrund der strengen Bestimmungen, dass nur Indikationen gelistet werden dürfen, für die ein bewiesener Nutzen vorliegt, kommt es vor, dass der Arzt ein Arzneimittel „off-label" verschreibt, also für eine Krankheit oder Personengruppe, die nicht gelistet ist. Hier ist der Arzt ermächtigt, eine individuelle Nutzen-Risiko-Abwägung vorzunehmen. Häufig sind universitäre Forschungsgruppen treibende Kraft hinter dem Off-Label-Use. Sie forschen an physiologischen Prozessen und probieren dann etablierte Wirkstoffe aus, die in diese Prozesse eingreifen. Die Ergebnisse werden veröffentlicht und verbreiten sich dann schnell über die medizinischen Netzwerke. Die überragende Bedeutung der Packungsbeilage wird aber auch hier wieder deutlich, denn Krankenkassen erstatten in der Regel keine Off-Label-Behandlung. Erst wenn der G-BA (Gemeinsame Bundesausschuss; Kap. 10) den Off-Label-Use offiziell auflistet, wird er auch von den Krankenkassen erstattet.

Was Sie beachten sollten

Der nächste Abschnitt der Packungsbeilage listet Hinweise, die vor der Einnahme oder für die Einnahme zu beachten sind. Dies können z. B. sogenannte Gegenanzeigen sein. Typischerweise werden hier Allergien genannt. Patienten sollten jedoch wissen, dass es unmöglich ist, sämtliche individuellen Lebensumstände und klinischen Diagnosen zu testen. Daher sind notwendigerweise nicht alle Gegenanzeigen genannt. Es ist generell so, dass Gegenanzeigen nur dann genannt werden, wenn eine begründete Vermutung vorliegt, dass es ein Sicherheitsrisiko gibt. Wenn es einfach nur keine Daten gibt, weil es nicht untersucht wurde, wird das nicht als Gegenanzeige aufgelistet. Die Gegenanzeige „Schwangerschaft" beispielsweise wird hier nur genannt, wenn es tatsächlich Hinweise darauf gibt, dass das Ungeborene geschädigt werden kann. Alle Gegenanzeigen sollten daher sehr ernst genommen werden.

In diesem Abschnitt sind auch besondere Vorsichtsmaßnahmen für die sichere Anwendung genannt. Wenn es also Hinweise darauf gibt, dass das Arzneimittel während der Schwangerschaft nicht genommen werden darf, dann würde hier ebenfalls aufgelistet werden, dass Frauen vor der Menopause für die Dauer der Anwendung unbedingt verhüten sollten.

Wie bei den Gegenanzeigen ist es auch bei Wechselwirkungen nicht möglich, alle möglichen Interaktionen getestet zu haben. Die Wechselwirkungen, die gelistet werden, sind daher besonders ernst zu nehmen. Wechselwirkungen können nicht nur mit anderen Arzneimitteln bestehen, sondern auch mit Nahrungs- und Genussmitteln. So ist zum Beispiel von einigen Arzneimitteln bekannt, dass sie anders im Magen freigesetzt werden, wenn sie gemeinsam mit Alkohol konsumiert werden. Und Zigarettenrauch und manche Gewürze können die Aktivität der P450-Proteine beeinflussen (Kap. 9).

Wie das Arzneimittel einzunehmen ist

Es muss nicht immer so extrem sein wie im Falle des Patienten, der sich das Kühlungsgel aus der Packung ins Gesicht spritzen wollte, aber die Anwendung scheint für viele Patienten eine große Herausforderung darzustellen. Die Pharmakovigilanz (Kap. 7) unterscheidet daher gewissenhaft zwischen Nebenwirkungen, die bei bestimmungsgemäßem Gebrauch auftreten, also dann, wenn das Arzneimittel so verwendet wird, wie in diesem Abschnitt der Packungsbeilage beschrieben, und Nebenwirkungen, die vorkommen, wenn das Arzneimittel nicht bestimmungsgemäß angewendet wird. Nach einer Studie des britischen NICE-Instituts (National Institute for Health and Care Excellence; Kap. 10) werden bis zu 50 % der für chronische Krankheiten verschriebenen Arzneimittel nicht gemäß der Packungsbeilage verwendet. Das ist ein großes Risiko, denn entweder wird dann der mögliche Behandlungserfolg nicht erreicht oder es ergeben sich gar Nebenwirkungen, die hätten vermieden werden können. Nasentropfen werden durch ein „Hochziehen" direkt in den Rachen befördert, anstatt an den Schleimhäuten in der Nase zu wirken. Ibuprofen wird nicht mit dem Essen eingenommen, so dass die Magenschleimhaut gefährdet wird. Und bei Asthmasprays wird nicht die Luft angehalten, um das Aerosol in die Bronchien zu lassen. Antibiotika werden nicht regelmäßig eingenommen, so dass nie eine ausreichende Blutkonzentration vorhanden ist, um alle Keime abzutöten. All diese sehr häufigen Angewohnheiten bei der Einnahme können auch hochwirksame Arzneimittel unwirksam machen.

Die Angaben zur Einnahme, die in diesem Abschnitt der Packungsbeilage gemacht werden, sind das Ergebnis aus den klinischen Studien. Wie in Kap. 9 über Personalisierung diskutiert, sind sie nur für die Gruppe optimal, nicht aber für jeden Einzelnen. Dennoch ist es keine gute Idee, selber nach der persönlich besten Dosierung zu forschen. Die Dosierungsangaben sind so gewählt, dass sie für alle die größte Wahrscheinlichkeit auf einen Behandlungserfolg bieten. Die Behörden drängen darauf, dass die Angaben genauer und genauer für verschiedene Untergruppen werden. Besonders für Kinder waren in der Vergangenheit die Angaben zur Dosis häufig mehr ein Glücksspiel als Wissenschaft, weil Kinder aus ethischen Gründen nicht an klinischen Prüfungen teilnehmen. Kinder haben aber eine ganz eigene Physiologie und Verstoffwechselung und die Dosis für Erwachsene kann nicht einfach durch das Gewicht über einen einfachen Dreisatz ermittelt werden. Neugeborene unterscheiden sich von Kleinkindern, Kleinkindern von größeren Kindern und die wiederum von Jugendlichen. In den USA wurde die Lektion bitter gelernt, als Ende der 1950er-Jahre Dutzende von Kindern an den Nebenwirkungen des für Erwachsene sehr gut verträglichen Antibiotikums Chloramphenicol verstarben.

Mit der Gesetzgebung zu Kinderarzneimitteln im Jahr 2006 sind Hersteller aufgefordert, Information zur Dosierung für verschiedene Altersgruppen vorzulegen. Entweder durch klinische Studien an Kindern oder durch andere wissenschaftlich fundierte Verfahren sind Hersteller angehalten, zu einer sinnvollen Dosierung für Kinder zu kommen. Für Neuentwicklungen sind diese Studien verpflichtend. Insgesamt hat sich die Situation damit verbessert, es ist aber ein langsamer und mühseliger Prozess, weil die Regelung nicht für Bestandsarzneimittel gilt. So werden nach wie vor viele Ärzte in den Off-Label-Use getrieben und gezwungen, nach bestem Wissen und Gewissen eine Dosis auch für Kinder festzulegen. Auch andere Bevölkerungsgruppen mit abweichendem Stoffwechsel geraten mehr und mehr in das Blickfeld der Behörden, so dass Angaben für Patienten mit Leber- oder Nierenproblemen oder für die wachsende geriatrische Gruppe zunehmend berücksichtigt werden.

Die Dosierungsangaben für freiverkäufliche Arzneimittel, sogenannte OTC-Präparate („over the counter"; Kap. 13) müssen mit besonderer Vorsicht vorgenommen werden, weil es hier keinen behandelnden Arzt gibt. OTC-Produkte sind, anders als häufig angenommen, nicht risikofrei. Beispielsweise haben Ibuprofen und Paracetamol viele Wechselwirkungen mit anderen Arzneimitteln und eine regelmäßige Einnahme sollte mit dem Arzt besprochen werden. Aber auch die Nebenwirkungen bei Überdosierung können beträchtlich sein. Das BfArM geht von jährlich 850 Lebervergiftungen durch Paracetamol aus mit 4 Todesfällen (bei rund 50 Mio. verkauften Packungen). Alle Lebervergiftungen wurden auf Überdosierung zurückgeführt. Aus diesem Grund sind bei OTC-Produkten die Angaben häufig konservativer gehalten, um das Risiko nochmal kleiner zu halten. Als Behörde rechnet man immer mit dem Schlimmsten. So liegt die optimale Dosis für Paracetamol bei Kopfschmerzen zwar bei 1000 mg, jedoch ist das sehr dicht dran an beobachteten Leberschäden, so dass die Empfehlung bei 500 mg liegt. Die schwächere Dosis hilft zwar nicht so effektiv, aber dafür ist das Risiko auf Leberschädigung selbst bei versehentlicher Überdosierung (auf z. B. 1000 mg) nicht gegeben.

Nebenwirkungen

Spätestens wenn Patienten lesen, dass eine Nebenwirkung von Aspirin Kopfschmerzen sein könne, fangen sie an, sich ernsthaft Gedanken über Sinn und Unsinn von Arzneimitteln zu machen. Die Liste von Nebenwirkungen ist immer lang und oft abschreckend. Rein optisch wirkt es so, als hätte ein Arzneimittel mehr schlechte Wirkungen als gute, was paradox ist, da es ja nur auf den Markt kommt, wenn es nachweisbar mehr Nutzen als Schaden bringt.

In dieser Asymmetrie kommt am deutlichsten der historische Wandel der Packungsbeilage zum Ausdruck. War sie früher ein Werbeblättchen, das nur über gute Wirkungen zu berichten wusste, so ist sie heute das genaue Gegenteil. Gerade das Verbot zur Werbung hat die Auflistung sehr nüchtern werden lassen. Der Hersteller darf beispielsweise nicht einfach schreiben „das Arzneimittel wird im Allgemeinen gut vertragen". Auch darf man hier nicht Vergleiche zum Konkurrenzpräparat herstellen. Selbst dann nicht, wenn tatsächlich Studien gegenüber einem Vergleichspräparat der Konkurrenz gemacht wurden.

Nicht mal die positiven Nebenwirkungen eines Arzneimittels dürfen hier gelistet werden. Es ist z. B. seit langem klar, dass Aspirin blutverdünnend wirkt und so die Wahrscheinlichkeit eines Herzinfarkts senkt. Dennoch darf das nicht einfach in die Liste der Nebenwirkungen aufgenommen werden, ebenso wenig wie es als Indikation genannt werden darf, da diese

Vermutung – anders als bei negativen Nebenwirkungen – durch eine klinische Studie belegt werden muss und zwar durch eine klinische Studie nach den hohen Standards für die Arzneimittelzulassung. Beispielsweise gibt es Studien, die der Pille eine vorbeugende Wirkung von Eierstockkrebs zuschreiben. Aber die Aussagekraft dieser Studien ist nicht stark genug, um damit in ein Zulassungsverfahren zu gehen. Aus diesem Grunde darf das auch nicht als Nebenwirkung genannt werden. Manche Frauen bevorzugen die Pille auch gegenüber anderen Kontrazeptiva aufgrund der positiven Nebenwirkungen auf Haut und Haare. Im Verbot, positive Effekte zu nennen, kommt zum Ausdruck, dass die Packungsbeilage selber bereits als Werbung angesehen wird. Vor allem aber wird daran der risikominimierende Leitgedanke bei der Erstellung des Dokuments deutlich.

Die Liste der Nebenwirkungen ist auch wegen der Gefährdungshaftung so lang. Bereits wenn es Hinweise auf Nebenwirkungen gibt, die wissenschaftlich plausibel mit dem bestimmungsgemäßen Gebrauch des Arzneimittels in Zusammenhang stehen könnten, sind Unternehmer in der Pflicht, dieses Risiko zu kommunizieren.

Es werden hier alle Nebenwirkungen aufgenommen, die bereits bei klinischen Studien beobachtet wurden oder die später gemeldet wurden, seit das Produkt auf dem Markt ist (Kap. 7). Es ist eine große Schwierigkeit zu entscheiden, ob die Nebenwirkungen durch das Arzneimittel verursacht wurden oder rein zufällig auftraten, also einfach nur mit der Einnahme des Arzneimittels korrelieren. Beispielsweise werden während einer klinischen Studie häufig Kopfschmerzen festgestellt. Wenn das Testpräparat über einen Monat eingenommen wird, muss die Häufigkeit der Kopfschmerzen mit der Häufigkeit verglichen werden, mit der Menschen normalerweise Kopfschmerzen bekommen. Wenn es in der Vergleichsgruppe mit gleicher Häufigkeit Kopfschmerzen gegeben hat, so würde die Nebenwirkung nicht aufgelistet werden. Wenn es dort aber weniger häufig zu Kopfschmerzen kam, muss entschieden werden, ob die Differenz rein zufällig entstanden ist oder mit dem Arzneimittel in Verbindung steht. Und bei der Zufälligkeitsberechnung gelten andere Regeln als für den Nachweis des Nutzens. Würde man die gleichen strengen statistischen Maßstäbe für die Nebenwirkungen anwenden wie für den Nachweis des Nutzens, würden in aller Regel überhaupt keine Nebenwirkungen aufgelistet werden, weil sie alle unterhalb des Signifikanzniveaus liegen würden (Kap. 5). Diese unterschiedliche Behandlung von Nebenwirkungen und Nutzen führt zu der wahrgenommenen Asymmetrie in der Packungsbeilage. Das ist durchaus gewollt und im Sinne einer risikominimierenden Strategie.

Da die Risikominimierung ein entschiedenes Element ist, um unser heutiges Arzneimittelsystem zu verstehen, und die wesentliche Änderung der letzten 50 Jahre darstellt, sei das zugrundeliegende Denken hier nochmal erläutert. Es gibt kein sicheres Wissen in der Arzneimittelentwicklung. Sicherheit kann nur über Wahrscheinlichkeiten ausgedrückt werden. Anders ausgedrückt, wir müssen immer mit einem Grad von Unsicherheit leben. Da jede Entscheidung mit Unsicherheit behaftet ist, kann sie falsch sein. Wir können uns zwischen zwei möglichen Fehlern entscheiden: Entweder lösen wir den Feueralarm nicht aus, obwohl es brennt, oder wir lösen den Feueralarm aus, obwohl es nicht brennt. Wenn es um den Nutzen geht, versuchen wir unter allen Umständen den zweiten Fehler zu vermeiden. Wir wollen nicht den Feueralarm auslösen, obwohl es nicht brennt (also behaupten, dass wir ein gutes Arzneimittel haben, obwohl es eigentlich gar nichts nützt). Für Nebenwirkungen ist uns dieser Fehler aber egal. Hier schadet es nicht, wenn wir ein paar Mal zu häufig „Feuer" gerufen haben, obwohl es eigentlich nicht brennt (also die Nebenwirkung als solche deklariert wird, obwohl sie mit dem Arzneimittel nicht in Verbindung steht). Bei Nebenwirkungen wollen wir aber unter allen Umständen den ersten Fehler vermeiden. Also eine Nebenwirkung, die es tatsächlich gibt, nicht aufzulisten. Während dieser Fehler für den Nutzen wiederum egal ist. Die Unsicherheit beim Nutzen muss also extrem klein sein, während die Unsicherheit bei den Nebenwirkungen sehr groß sein darf. Das führt insgesamt zu einer risikominimierenden Gesamtstrategie, da der Aufwand, Unsicherheit zu verringern, extrem hoch ist. Wenn ein pharmazeutischer Unternehmer keinen Nutzen erkennt, obwohl tatsächlich einer vorhanden ist, ist das aus Sicht der Arzneimittelbehörden erstmal nur das Problem des Unternehmers. Ob das insgesamt für die Gesellschaft sinnvoll ist, da ihr auf diese Weise viele nützliche Arzneimittel vorenthalten werden, ist zweitrangig. Insgesamt spiegelt diese Asymmetrie aber durchaus die gesellschaftliche Gemütslage wider. Menschen sind natürlicherweise risikoscheu, und je besser es einer Gesellschaft geht, umso weniger ist ihr daran gelegen, den Status quo zu ändern und Risiken einzugehen.

Aufbewahrung und Haltbarkeit

Auf allen Lebensmitteln muss ein Mindesthaltbarkeitsdatum angegeben werden. Wir haben uns daran gewöhnt, dass das eigentlich nichts mit dem Verfall zu tun hat und sympathisieren mit Interessensgruppen, die Lebensmittelabfall vermeiden wollen und dazu aufrufen, nicht alles gleich nach dem Mindesthaltbarkeitsdatum in die Tonne zu geben. Die Bundesministerin für Ernährung und Landwirtschaft, Julia Klöckner, warnt davor, Mindesthaltbarkeit mit Verfalls- oder Verbrauchsdatum zu verwechseln und hat jüngst die Initiative „zu gut für die Tonne" ins Leben gerufen. In der Tat darf die Lebensmittelindustrie das Mindesthaltbarkeitsdatum selber festlegen. Es ist ein Datum, bis zu dem sie die Qualität ihrer Produkte garantiert. Ein späteres Datum erhöht die Wahrscheinlichkeit, dass das Produkt noch verkauft wird, aber gleichzeitig auch die, dass das Unternehmen in Regress für ein fehlerhaftes Produkt genommen werden kann. Daher neigen Lebensmittelhersteller eher zu einer konservativen Angabe.

Der Unterschied zur Arzneimittelindustrie könnte größer nicht sein. Es gibt zahlreiche gesetzliche Vorschriften, wie und wann auf Haltbarkeit zu prüfen ist. Das Programm zur Haltbarkeitsprüfung vor der Zulassung ist besonders umfangreich und umfasst mehrere Jahre, verschiedene Temperaturen und Messungen bei verschiedener Luftfeuchtigkeit. Es wird geprüft, ob sich die Haltbarkeit ändert, wenn der Behälter liegt, steht oder schiefsteht. Es wird geprüft, wie die Haltbarkeit sich verändert, wenn der Behälter schon mal geöffnet wurde, und es wird geprüft, wie haltbar wiederum die einzelnen Bestandteile eines Arzneimittels sind. Es wird gezielt versucht, den Wirkstoff mit starken Säuren oder Laugen, mit Photonenbeschuss und hohen Temperaturen zu zerstören, um die Abbauprodukte kennenzulernen. Es ist daher gut, der Haltbarkeitsangabe und den Lagerbedingungen in der Packungsbeilage mit einiger Ehrfurcht zu begegnen, weil sie tatsächlich etwas über die faktische Stabilität des Arzneimittels aussagen.

Die Standardbedingungen, unter denen getestet wird, sind 3 Jahre bei 25 °C und 65 % Luftfeuchtigkeit. Zudem muss noch für ein halbes Jahr bei leicht erhöhten Bedingungen (40 °C und 75 % Luftfeuchtigkeit) gemessen werden. Wenn hier alles in Ordnung ist, gibt es keine besonderen Lagerungshinweise. Dann und nur dann, wenn es keine Lagerungshinweise gibt und die Mindesthaltbarkeit die kompletten 3 Jahre beträgt, kann man davon ausgehen, dass das Produkt bei Raumtemperatur stabil ist und auch möglicherweise über die 3 Jahre hinaus haltbar sein könnte. Wenn auf der Packung aber darauf hingewiesen wird, dass man nicht über 25 °C lagern sollte, dann ist das ein Hinweis darauf, dass das Produkt bei den Prüfungen bei 40 °C nicht stabil war. Und wenn es bei 40 °C nicht stabil war, so baut es sich auch langsam bei Raumtemperatur ab. Wenn man darauf hingewiesen wird, dass man tunlichst im Kühlschrank lagern sollte, dann heißt das ebenfalls, dass das Produkt nur im Kühlschrank stabil bleibt, weil das Produkt bei 25 °C abgebaut wurde. Sollte das Produkt auch im Kühlschrank nicht stabil sein, so muss es tiefgefroren gelagert werden, und Produkte, die auch tiefgefroren nicht stabil sind, gibt es nicht in der Apotheke. Nicht alle, aber doch die meisten Arzneimittel sind recht anspruchsvoll, was die Umgebung betrifft. Zuviel Licht ist nicht gut und zu viel Luft ist nicht gut, und die Hersteller könnten empfehlen, dass das Produkt in der äußeren Umhüllung belassen wird, um es vor Licht und Feuchtigkeit zu schützen. Diese Hinweise sollten sehr ernst genommen werden – es stecken tatsächliche Forschungsergebnisse und nicht nur theoretische Warnungen dahinter. Auch die Lagerungshinweise und das Haltbarkeitsdatum werden so zu einer wichtigen risikominimierenden Information.

Die risikofokussierte Sicht auf Arzneimittel im Beipackzettel raubt einem bisweilen die Stimmung. Es ist wie Nachrichten schauen, in denen immer nur über die Dinge berichtet wird, die nicht funktionieren, nie über das, was gut läuft. Gerade, wenn man krank ist, wünscht man sich jedoch bisweilen etwas Aufmunterung, einen kleinen Mutmacher. Das gibt es leider nicht von offizieller Seite. Im Gegenteil, für freiverkäufliche Arzneimittel, die für die Selbstmedikation geeignet sein müssen, ist die Risikofokussierung besonders streng. Denn für diese Mittel gibt es keine Fachinformation und die Packungsbeilage muss so gestaltet sein, dass das Arzneimittel ohne Fehler auch in der Selbstmedikation angewendet werden kann. Für welche Arzneimittel es möglich ist, dass sie so sicher angewendet werden können, dass sie aus der Verschreibungspflicht entlassen werden können, wird im nächsten Kapitel (Kap. 13) beschrieben.

13

Arzneimittel zum Selberkaufen – der Zugang als Risiko

Zusammenfassung Freiverkäufliche Arzneimittel können hochwirksam sein und haben auch Risiken. Um zu entscheiden, ob ein Arzneimittel freiverkäuflich oder rezeptpflichtig ist, weiten die Behörden die Nutzen-Risiko-Abwägung um den Aspekt der Selbstmedikation aus. Die Prinzipien dafür sind weltweit gleich, international gibt es dennoch interessante Unterschiede in der Interpretation.

Es ist eine Nutzen-Risiko-Abwägung, ob ein Arzneimittel auf den Markt kommt oder nicht. Die Entscheidung basiert auf sorgfältig zusammengetragenen klinischen Daten zur Qualität, Sicherheit und Wirksamkeit des Arzneimittels (Kap. 6). Wenn ein Arzneimittel zugelassen wird, heißt es automatisch, dass es ein günstiges Nutzen-Risiko-Verhältnis gibt. Allerdings gilt diese Abwägung nur für die ideal kontrollierten Bedingungen von klinischen Studien (Kap. 5). Ein wesentlicher Aspekt der Nutzenbewertung nach der Zulassung ist abzuschätzen, ob sich die Ergebnisse der klinischen Studien auch im Alltag in der echten Welt bewahrheiten (Kap. 10). Die Fachinformation für Ärzte und die Packungsbeilage sind die wichtigsten Kommunikationsmöglichkeiten von Unternehmen und Behörden, um sicherzustellen, dass die Erkenntnisse aus den Studien auch im Alltag umgesetzt werden und sich so das Nutzen-Risiko-Verhältnis nicht ändert (Kap. 12). Wenn Arzneimittel ohne ärztliche Aufsicht genommen werden, erhöht sich das Risiko einer im Vergleich zur klinischen Studie unterschiedlichen Anwendung nochmal deutlich. Die Entscheidung, ob ein Arzneimittel freiverkäuflich oder rezeptpflichtig ist, hängt von dem individuellen Nutzen-Risiko-Profil des Arzneimittels im realen Alltag

© Springer-Verlag GmbH Deutschland, ein Teil von Springer Nature 2019
R. Schultz-Heienbrok, *Arzneimittel verstehen*,
https://doi.org/10.1007/978-3-662-57676-2_13

ab. Diese Entscheidung gehört damit auch zum Aufgabengebiet der Arzneimittelbehörden. Dieses Kapitel beschreibt die Überlegungen, die die Behörden bei der Entscheidung leiten und welche Steuerungsmöglichkeiten sie haben, um sicherzustellen, dass sich das Nutzen-Risiko-Profil auch bei der Selbstbehandlung nicht ändert. Das Kapitel zeigt auch, dass bei der Bewertung international nicht alle Behörden zu dem gleichen Ergebnis kommen, obwohl allen die gleiche Datenlage zur Verfügung steht. Ähnlich wie bei der Packungsbeilage, deren Sinn und Inhalt sich in den letzten 50 Jahren komplett gewandelt hat, gab es auch bei der Frage der Verschreibungspflicht eine Revolution in den letzten 50 Jahren. Waren früher zunächst alle neuen Arzneimittel freiverkäuflich, so sind heutzutage zunächst alle neuen Arzneimittel rezeptpflichtig.

Von freiverkäuflich zu rezeptpflichtig

Das Mittelchen verkaufte sich wie geschnitten Brot. 1957 erstmals eingeführt, verfünfhundertfachte sich der Umsatz zwischen Januar 1958 und Mai 1961. 3 DM und 90 Pfennige für 30 Tabletten, die Nation schlug zu und therapierte sich selber mit dem als nebenwirkungsfrei geltenden Schlaf- und Beruhigungsmittel Contergan. Die Geschichte eines gescheiterten Suizidversuchs machte die Runde: 144 Tabletten Contergan forte konnten dem Betroffenen nichts anhaben. Sicherer kann ein Arzneimittel nicht sein. Bis zu 5 Mio. Patienten alleine in Deutschland, nur der Dauerbrenner Aspirin war beliebter. Wenn es auch keine akuten Nebenwirkungen gab, so häuften sich mit der Zeit die Berichte über Nebenwirkungen bei Langzeiteinnahme. Die Firma reagierte jedoch nicht auf die eingehenden Meldungen der Ärzte und die Fachpublikationen. Erst als *Der Spiegel* im August 1961 die Nebenwirkungen unter dem Titel „Zuckerplätzchen forte" zusammenfasste, wurde es Zeit zu reagieren. Der Hersteller, Grünenthal, schritt zum Äußersten und beantragte das zuvor Undenkbare: die Rezeptpflicht. Gerettet hat das nichts mehr. Nur 4 Monate später musste Contergan vom Markt genommen werden, da es in Verbindung mit schweren Entwicklungsschäden des Embryos gebracht wurde. Mit weltweit über 5000 Betroffenen sollte es zum größten Arzneimittelskandal der Geschichte werden und zum ewigen Referenzpunkt für die Gefahren von Arzneimitteln und die Notwendigkeit der staatlichen Aufsicht über Arzneimittel.

Die Beantragung der Rezeptpflicht als risikominimierende Maßnahme, um die Sicherheit des Arzneimittels zu erhöhen, erstaunt. Der Prozess hat sich seither umgekehrt. Alle neuen Arzneimittel werden automatisch unter Rezeptpflicht gestellt und der Unternehmer stellt dann einen Antrag, das Arzneimittel frei über die Apotheken verkaufen zu dürfen. Ein sogenannter OTC-Switch. OTC steht für „over the counter", also für all das, was direkt über den Ladentisch geht. Die Unterscheidung in OTC und verschreibungspflichtig (Rx, von lat. „recipe") macht einen großen Unterschied für Unternehmen. Das gesamte Marketing ist anders, man verkauft nicht an Ärzte, sondern an Patienten. Werbung darf für OTC-Produkte, nicht jedoch für verschreibungspflichtige Präparate gemacht werden. Die Erstattungsfähigkeit ist ebenfalls anders (Kap. 10). Für das Geschäftsmodell eines Pharmaunternehmens ist der Unterschied groß genug, dass es in der Regel unterschiedliche Geschäftsbereiche für OTC- und Rx-Präparate gibt. All diese wirtschaftlichen Überlegungen sind Folge, nicht Ursache der politischen Entscheidungen, die freiverkäuflichen Arzneimittel aus der Erstattungsfähigkeit zu nehmen. Ob ein Arzneimittel freiverkäuflich oder rezeptpflichtig ist, wird vom Bundesgesundheitsministerium und vom Bundesrat auf Empfehlung der Arzneimittelbehörden entschieden. Den Arzneimittelbehörden kommt damit die entscheidende Funktion zu und sie gehen dabei, wie immer, nach einer strikten Nutzen-Risiko-Abwägung vor.

Nutzen und Risiken für OTC-Produkte

Entgegen der weitverbreiteten Annahme, dass freiverkäufliche Arzneimittel weniger wirksam wären oder weniger Nebenwirkungen hätten als rezeptpflichtige, sind dies in der Praxis keine tauglichen Kriterien. Die „Pille danach" ist hochwirksam, weil sie den Eisprung effektiv hinauszögert. Der heftige Eingriff in den Hormonhaushalt hat entsprechende Nebenwirkungen zur Folge, dennoch ist das Präparat rezeptfrei erhältlich. Daher muss, wie immer, eine individuelle Nutzen-Risiko-Abwägung angestellt werden, die bei OTC-Präparaten um den Aspekt der Selbstmedikation erweitert werden muss. Die Behörden stellen sich also die Frage, ob die Selbstmedikation die auf Basis der klinischen Studien getroffene Nutzen-Risiko-Bewertung ändert. Diese individuelle Abwägung findet auf Antrag der Unternehmen statt, die der Meinung sind, gute Gründe zu haben, das Arzneimittel aus der Rezeptpflicht zu entlassen. Sie beantragen einen sogenannten OTC-Switch.

Der Switch aus der Verschreibungspflicht

Das Arzneimittelgesetz stuft grundsätzlich alle „Stoffe mit in der medizinischen Wissenschaft nicht allgemein bekannten Wirkungen" als verschreibungspflichtig ein. Das heißt, dass alle Arzneimittel, die neu zugelassen werden, erstmal verschreibungspflichtig sind. Dieser risikobasierte Ansatz wird nur durch einen Antrag des Unternehmens geändert, das Arzneimittel aus der Verschreibungspflicht zu entlassen. Dieser Antrag kann erst gestellt werden, wenn genügend Erfahrung mit dem Wirkstoff vorhanden ist. Das sind in der Regel 10 Jahre und die Verwendung des Mittels von vielen tausend Patienten. Die Behörde orientiert sich dabei an der Frage, ob sich durch Selbstmedikation die Überlappung zwischen gewünschter Wirkung und tatsächlicher Wirkung verändert. Wirkstoff und Indikation sind also auch hier wieder die zentralen Elemente der Überlegungen.

Vom Wirkstoff darf keine Gefahr ausgehen. Das heißt, der Wirkstoff darf nicht dafür bekannt sein, schwerwiegende Nebenwirkungen zu verursachen. Auch wenn er z. B. mutagen oder krebserregend wirkt, kann er nicht aus der Verschreibungspflicht entlassen werden, da das Gefahren sind, die sich über eine Langzeitnutzung summieren und deshalb für eine Selbstmedikation ungeeignet sind. Die Risiken würden hier durch eine Selbstmedikation unverhältnismäßig zunehmen. Diese Gefahr sieht man auch z. B. bei Antibiotika. Die sind in der Regel zwar sehr gut verträglich, aber würden bei langem unkontrolliertem Gebrauch die Wahrscheinlichkeit von Resistenzbildungen erhöhen, was ebenfalls ein Risiko darstellt.

Bei der Indikation kommt es darauf an, ob sie für eine Selbstdiagnose geeignet ist. Weicht die eigene Diagnose von der Indikation ab, für die das Arzneimittel entwickelt wurde, so kann die gewünschte Wirkung nicht eintreten und das Nutzen-Risiko-Verhältnis verschiebt sich zum Risiko. Eine Fehldiagnose kann nicht nur mit dem Risiko einhergehen, das dann vom Arzneimittel ausgeht, sondern auch mit dem Risiko, dass eine Selbstdiagnose eine zugrundeliegende Krankheit verschleiert, die dann nicht behandelt wird. Die Indikation sollte auch eine langfristige, regelmäßige Anwendung des Arzneimittels ausschließen, da sich bei einer Einnahme über einen langen Zeitraum das Risiko für Langzeitschäden durch den Wirkstoff und der Verschleierung zugrundeliegender nichterkannter Krankheiten erhöht. Typische Indikationen sind daher leicht diagnostizierbar, häufig und immer nur vorübergehend. Erkältung und andere vorübergehende Entzündungen wie Akne oder Herpes, leichte Kopfschmerzen, gelegentliche Gelenkschmerzen oder Sodbrennen sind daher geeignete Indikationen, die für eine Selbstmedikation in Frage kommen.

Neben der Frage des Wirkstoffs und der Indikation wird noch abgeschätzt, ob die Gefährdung eines nichtbestimmungsgemäßen Gebrauchs des Arzneimittels erhöht wird. So sind in der Regel alle Spritzen rezeptpflichtig, auch wenn die darin enthaltenen Wirkstoffe in Tablettenform freiverkäuflich sind. Wie im Kapitel zur Packungsbeilage beschrieben (Kap. 12), stellen Medikationsfehler ein großes Risiko dar, selbst mit ärztlicher Betreuung. Die Behörden müssen abschätzen, ob die Gefahr durch die Entlassung aus der Verschreibungspflicht noch weiter zunimmt.

Die „Pille danach" erfüllt all diese Kriterien. Der Wirkstoff ist seit langem bekannt und wird in verschiedenen Präparaten bei einer breiten Bevölkerungsgruppe eingesetzt. Die Indikation lässt sich selbst diagnostizieren. Ob es ungeschützten Sex gab oder ob es zu Problemen mit Verhütungsmitteln kam (vergessene Einnahme oder abgerutschtes Kondom), weiß die Betroffene besser als die behandelnde Ärztin. Der Einnahmezeitraum ist nicht chronisch, sondern zeitlich klar begrenzt. Und das Arzneimittel liegt in einfach zu schluckender Tablettenform vor. Es ist daher sehr unwahrscheinlich, dass sich die Nutzen-Risiko-Bewertung durch die Entlassung aus der Rezeptpflicht ändert. Im Gegenteil. Man könnte davon ausgehen, dass sich der Nutzen erhöht, da es zu weniger ungewollten Schwangerschaften kommt, wenn der Zugang zu dem Arzneimittel erleichtert wird. Auf der anderen Seite hätte die reguläre Pille hingegen keine Chance, aus der Rezeptpflicht entlassen zu werden, obwohl sie weitaus weniger Nebenwirkungen hat. Das liegt daran, dass sie dafür gedacht ist, über einen langen Zeitraum, mitunter Jahrzehnte, eingenommen zu werden. Das Risiko, Patientinnen über einen so langen Zeitraum mit einem Arzneimittel alleine zu lassen, ohne die Wirkungen zu überwachen, würde die Risiken unverhältnismäßig erhöhen.

In dem Fall der „Pille danach" wurde der Antrag dennoch aus politischen Gründen in Deutschland zunächst abgelehnt. Anders als bei der Frage der Marktzulassung kann die Behörde hier nicht autonom entscheiden. Sie kann dem Bundesgesundheitsministerium lediglich eine Empfehlung aussprechen, der normalerweise gefolgt wird. Die „Pille danach" nicht aus der Rezeptpflicht zu befreien, war demnach eine politische Entscheidung, die erst über Umwege korrigiert wurde. Unternehmer, die ihre Arzneimittel bei der zentralen europäischen Arzneimittelbehörde, der EMA, zugelassen haben, genießen den Vorteil, dass die Zulassung direkt in allen europäischen Mitgliedstaaten gültig ist. Wenn sie bei der Behörde dann einen

OTC-Switch beantragen, wird die Empfehlung nicht den einzelnen Mitgliedsstaaten vorgelegt, sondern der Europäischen Kommission. Diese folgte der Empfehlung der EMA bei einer zentral zugelassenen „Pille danach", die dann auch in Deutschland rezeptfrei zu erhalten war. Aus diesem Grund wurde dann auch das nur national zugelassene Produkt von der Rezeptpflicht befreit.

Die Entscheidung, OTC- oder Rx-Vertriebsweg, ist demnach immer sehr individuell und der deutschen Arzneimittelbehörde stehen vielfältige Möglichkeiten zur Verfügung, den Zugang zu Arzneimitteln zu steuern und damit das individuelle Nutzen-Risiko-Profil von Arzneimitteln zu bewahren. So werden z. B. bestimmte Arzneiformen wie Tabletten freigegeben, aber nicht der gleiche Wirkstoff in flüssiger Form, wenn er gespritzt werden muss. Bei Paracetamol wird nicht nur zwischen unterschiedlichen Stärken unterschieden (bis 500 mg freiverkäuflich), sondern sogar zwischen verschiedenen Packungsgrößen. Die Vorgaben können sehr detailliert werden. So sind z. B. alle Clotrimazol-haltigen Arzneimittel zur Pilzbekämpfung verschreibungspflichtig, ausgenommen alle jene zum äußeren Gebrauch (Haut, Haare, Nägel) und solche „zur vaginalen Anwendung in Packungsgrößen mit einer Gesamtmenge bis zu 600 mg Clotrimazol, verteilt auf bis zu 3 Einzeldosen, und für eine Anwendungsdauer bis zu 3 Tagen". Auch kann die Behörde festlegen, dass nur bestimmte Fachärzte ein Arzneimittel verschreiben dürfen, oder sie kann prinzipiell verschreibungspflichtige Arzneimittel für Heilpraktiker oder Hebammen öffnen, so dass diese auch von ihnen verschrieben werden dürfen.

Die Behörde kann auch den umgekehrten Weg gehen und den Zugang weiter einschränken, um den mit dem Arzneimittel verbundenen Risiken gerecht zu werden. Arzneimittel mit dem Wirkstoff Thalidomid, der in den Contergan-Tabletten enthalten war, beispielsweise, gibt es nur über besondere Rezepte, die sogenannten T-Rezepte, die nochmals eine engere Überwachung erlauben. T-Rezepte sind Vordrucke, die von der Behörde vergeben werden. Die Behörde gibt die Vordrucke dem verschreibenden Arzt nur gegen Vorlage der Approbation und dem Nachweis entsprechender Schulungen heraus und verlangt, dass jeder Durchschlag wiederum an sie zurückgeht. Eine weitere risikominimierende Maßnahme bei T-Rezepten ist, dass das Rezept nicht wie sonst üblich 30 Tage Gültigkeit hat, sondern nur 6 Tage. Damit will man vermeiden, dass Frauen, die das Arzneimittel verschrieben bekommen haben, in der Zwischenzeit schwanger werden und sich erst dann das Arzneimittel von ihrer Apotheke aushändigen lassen, wenn sie nicht mehr in ärztlicher Betreuung sind. Betäubungsmittel haben nochmal andere Regelungen. Um Betäubungsmittel wie Opiate effektiv zu überwachen, gibt es innerhalb der Arzneimittelbehörde nochmal eine Unterbehörde nur für Betäubungsmittel.

Insgesamt hat die Behörde damit viele Möglichkeiten, den Zugang zu Arzneimitteln und das Nutzen-Risiko-Profil eines Produkts anzupassen. Alle Länder nutzen diese Möglichkeit der zusätzlichen Steuerung. Es gibt jedoch auch einige interessante Unterschiede zwischen den Ländern in der Einschätzung, wie die Selbstmedikation das Nutzen-Risiko-Profil eines Arzneimittels ändert.

OTC – international

Mit Ausnahme der wenigen Arzneimittel, die über die EMA zentral zugelassen sind, wird über die Verschreibungspflicht auf nationaler Ebene entschieden. Da nationale Behörden, trotz gemeinsamer Leitlinien, immer zu etwas unterschiedlichen Bewertungen kommen, bietet das eine Möglichkeit, die eigene Hausapotheke etwas aufzupeppen. So ist Simvastin, ein potentes Arzneimittel zur Kontrolle der Cholesterinwerte, weltweit verschreibungspflichtig, aber in England über die Apotheke zu haben. Da der Cholesterinspiegel nichts ist, was man selber messen kann, ist die Verschreibungspflicht konsequent, da eine Selbstdiagnose nicht möglich ist. Auf der anderen Seite erhofft man sich im Königreich eine Reduzierung von Herzerkrankungen, wenn der Zugang zu dem Arzneimittel erleichtert wird. Das erhöhte Risiko gegenüber den klinischen Studien wird also durchaus gesehen, aber dem wird ein noch stärkerer Nutzen aufgrund des vereinfachten Zugangs entgegengestellt.

Cimetidin blockiert die Sekretion von Magensäure und verschafft damit vielen Menschen Erleichterung bei Sodbrennen. Auch wenn das in der Regel leicht selbst zu diagnostizieren ist und die Anwendung zeitlich begrenzt ist, so hat der Wirkstoff doch die unangenehme Eigenschaft, ein Cytochom-P450-Protein zu hemmen (Kap. 9). Da das gehemmte Protein am Abbau vieler Arzneimittel beteiligt ist, hat Cimetidin viele Wechselwirkungen mit anderen Arzneimitteln. Deshalb hält man es in Deutschland für zu gefährlich, das Mittel zum Apothekenverkauf freizugeben. Im Vergleich zur klinischen Studie würde sich dadurch das Nutzen-Risiko-Profil erheblich verschlechtern, da nicht kontrolliert wird, welche anderen Arzneimittel noch genommen werden. In unseren Nachbarstaaten Österreich, Frankreich, Niederlande, Dänemark und Polen hat man da weniger Bedenken und das Mittel ist dort überall in der Apotheke erhältlich. Um Metoclopramid in der Apotheke zu kaufen, hilft auch ein Besuch in den Nachbarländern nicht mehr. Das Mittel ist überaus effektiv in der Unterdrückung von Übelkeit und Erbrechen und steht sogar auf der WHO-Liste der unentbehrlichen Arzneimittel. Für die Selbstmedikation bei Übelkeit und Erbrechen muss man schon bis nach Italien reisen, wo man das Präparat mit bis zu 5 mg Wirkstoff erhalten kann. Außerhalb Europas kämen nur Neuseeland, Australien oder Südkorea in Frage. Auch wenn man davon ausgehen kann, dass Übelkeit und Erbrechen leicht selber zu diagnostizieren sind und nicht zu häufig auftreten, so besteht die Gefahr einer Verschleierung anderer zugrundeliegender Krankheiten. Außerdem ist der Wirkmechanismus über die Erhöhung der Darmmotilität, das heißt, die Aufnahme von Substanzen wird verändert, was wiederum zu vielen Wechselwirkungen mit anderen Arzneimitteln führt. Neuseeland und Australien sehen das durchaus auch so, sind jedoch der Meinung, dass der freie Zugang zu Metoclopramid den Nutzen vor allem in der Therapie der Migräne erhöht. Um glaubwürdig die Übelkeit nur bei Migräne zu bekämpfen, muss man daher in Neuseeland und Australien auch immer Paracetamol mit dazukaufen.

Es gibt zwar viele Arzneimittel, die in keinem Land der Welt freiverkäuflich sind, jedoch gibt es kaum ein Arzneimittel, das in allen Ländern freiverkäuflich wäre. So sind sogar die vollkommen unschuldigen Kalziumcarbonat-Tabletten, die überschüssige Magensäure binden sollen, zwar weltweit frei verfügbar, nicht aber in Chile. Es ist beruhigend zu wissen, dass selbst im so nüchtern-pragmatischen Geschäft wie dem Arzneimittelmarkt, kulturelle Vielfalt steckt und erlebt werden kann.

Einen großen Anteil an diesem Arzneimittelmarkt mit OTC-Produkten machen die sogenannten alternativen Heilverfahren aus. Allein die Homöopathie zeichnet sich mit 10 % sämtlicher Umsätze am OTC-Markt verantwortlich. Dass alternative Heilverfahren nicht unter die Verschreibungspflicht fallen, ist nach der in diesem Kapitel entwickelten Logik konsequent: Für alternative Heilverfahren gibt es keine klinischen Studien. Folglich kann es auch nicht darum gehen, das Nutzen-Risiko-Verhältnis aus den klinischen Studien durch geeignete Maßnahmen im Alltag aufrechtzuerhalten. Dennoch lässt sich auch die Regulierung alternativer Heilverfahren nur mit dem Konzept der Nutzen-Risiko-Abwägung verstehen. Wie die alternativen Heilverfahren reguliert werden, beschreibt das nächste Kapitel (Kap. 14).

14

Alternative Heilverfahren – Nutzen ohne Indikation

Zusammenfassung Das Arzneimittelgesetz kennt keinen Gegensatz zwischen Schulmedizin und alternativen Verfahren. Das Gesetz gibt pflanzlichen, anthroposophischen und homöopathischen Arzneimitteln aber die Möglichkeit, ohne Wirksamkeitsnachweis registriert zu werden. Antragsteller müssen dann zeigen, dass von diesen Arzneimitteln kein Risiko ausgeht und sie dürfen keine oder nur eine sehr allgemeine Indikation benennen. Regulatorisch haben sie damit weder eine gewünschte noch eine tatsächliche Wirkung und sind ein geeignetes Auffangbecken für alle Probleme, die von zugelassenen Arzneimitteln nicht adressiert werden.

Das Arzneimittelgesetz gilt für alle Arzneimittel (Kap. 3). Für alle Arzneimittel besteht eine Zulassungspflicht und über die Zulassung entscheidet die zuständige Arzneimittelbehörde auf Basis der eingereichten Zulassungsunterlagen, dem Dossier (Kap. 6). Die Zulassung erfolgt über das Prinzip der Nutzen-Risiko-Abwägung (Kap. 6). Das ist alles richtig und doch noch nicht ganz die Wahrheit. Das Arzneimittelgesetz kennt Ausnahmen, die es als „bestimmte Therapierichtungen" zusammenfasst. Hierzu gehören die Homöopathie, die anthroposophische Medizin und pflanzliche Heilmittel. Für diese Gruppe gilt keine Zulassungspflicht, sondern lediglich eine Pflicht zur Registrierung. Sie müssen keinen Nachweis über ihre Wirksamkeit mittels einer klinischen Studie (Kap. 5) erbringen. Sie haben damit den Status von Arzneimitteln vor Einführung des Arzneimittelgesetzes 1978 behalten. Dieses Kapitel beschreibt, wie alternative Heilverfahren auch ohne Wirksamkeitsnachweis nach dem Prinzip der Nutzen-Risiko-Abwägung reguliert werden. Dieses Regulierungsprinzip löst nicht nur den ideologischen

Gegensatz zwischen Schulmedizin und Alternativmedizin auf, sondern steht auch im Einklang mit dem alltäglichen Umgang der meisten Patienten mit alternativen Heilverfahren.

Die Frischzellentherapie – aus der Mitte der Gesellschaft zur Randerscheinung

Seit jeher wurden tierischen Organen besondere Kräfte nachgesagt. Siegfrieds Bad im Drachenblut machte ihn (fast) unverletzbar, Achilles hat sich mit Knochenmark von Bären und Löwen gestärkt, bevor er gegen Troja in die Schlacht zog und der Tiger ist auch deshalb vom Aussterben bedroht, weil seine besten Teile der Manneskraft förderlich sein sollen. Zum Allheilmittel haben tierische Organe es aber erst durch den Schweizer Chirurgen Professor Paul Niehans gebracht. Niehans hat Zellen von neugeborenen Lämmern oder Kälbern in einer Suspension aufgeschwemmt und sie per Spritze verabreicht. 1953 war die deutsche Wochenzeitschrift *Stern* davon überzeugt, einen Wunderheiler vor sich zu haben. Und *Der Spiegel* beschrieb 1957 die Therapie als „Universalkur für die ermüdeten Helden der deutschen Wunderwirtschaft". Die Frischzellen wurden für alle möglichen und unmöglichen Leiden eingesetzt: Trisomie 21, Krebs, Erschöpfung, Erkältungen. Es gab Wundergeschichten von geheilten Krebspatienten, von kleinwüchsigen Kindern, die wieder zu wachsen begannen, von Gelähmten, die wieder laufen lernten. Die Liste der Prominenz, die sich mit Frischzellen von einem der vielen spezialisierten Ärzte oder in einem Sanatorium behandeln ließen, ist lang. Gerüchteweise umfasst sie Konrad Adenauer, Fritz Walter, Helmut Schön, Marlene Dietrich und Fidel Castro. Die Therapie war wissenschaftlich nachvollziehbar. Junge Zellen reparieren im eigenen Körper alte Zellen. Ein Prinzip, das auch heute noch in der Zelltherapie genauso unterschrieben wird. Paul Niehans erhielt wissenschaftliche Anerkennung mit der Ernennung zum Ehrensenator der Universität Tübingen und vor allem 1954 mit der Berufung in die Päpstliche Akademie der Wissenschaften. Die Anerkennung, Wissenschaftler des Papstes zu sein, hatte er einem therapeutischen Erfolg ein Jahr zuvor zu verdanken, der weltweit Aufsehen erregte. Niehans konnte mit seiner Frischzellentherapie den damals 77-jährigen Papst Pius XII, der unter schweren Magenbeschwerden und Schwäche litt, wieder zu alter Lebensfreude und Stärke verhelfen.

Dennoch war die Frischzellentherapie wissenschaftlich dauernd unter Beschuss. Viele relevante Fragen konnten nicht beantwortet werden. Etwa wie die gespritzten Zellen zum Wirkungsort kamen und woher sie wussten, welche Zellen repariert werden mussten. Auch gab es Berichte über zum Teil heftige Immunreaktionen auf die Therapie und die langfristigen Auswirkungen auf das Immunsystem schienen unklar. Das Aus kam aber erst im Jahre 1987, als die Arzneimittelbehörde die Therapie aufgrund zahlreicher Komplikationen bis hin zu Todesfällen verbot. Innerhalb der ärztlichen Therapiefreiheit wurden Frischzellen jedoch noch jahrelang weiterverwendet. Mittlerweile bieten aber nur noch wenige Ärzte diese Methode an.

Sollten wir heute die Frage beantworten, ob es sich bei der Frischzellentherapie um ein schulmedizinisches oder um ein alternatives Heilverfahren handelt, so würde uns die Antwort nicht schwerfallen. Die Therapie ist marginalisiert, wird von den Krankenkassen nicht erstattet und an den Universitäten maximal noch als Kuriosität gelehrt. Auf der anderen Seite stammte sie aus der Mitte der ärztlichen Zunft. Niehans war ein Chirurg mit Spezialisierung auf Transplantationen. Die Idee, diese umständliche Prozedur abzukürzen, indem man Zellen spritzt, die das Potential haben, gestörtes Gewebe zu ersetzen, wirkt plausibel. Niehans hat seine Erfolge, wie damals üblich, in detaillierten Einzelfallstudien in Fachzeitschriften beschrieben und er hatte viele renommierte Kollegen, anerkannte Ärzte, die sich ebenfalls der Frischzellentherapie verschrieben. Was heute eindeutig erscheint, war damals noch lange nicht klar. Er hätte genauso gut als Urvater für die Stammzelltherapie heute noch geehrt werden können. Die Idee, mit Stammzellen ganze Organe nachwachsen zu lassen, gilt heute als großer Hoffnungsträger und ist bereits als Testsystem in der Arzneimittelentwicklung im Einsatz (Kap. 6). Um als Pionier zu gelten, hätte er nur weiterforschen müssen, um die gestellten Fragen zu beantworten. Er hätte systematisch die Probleme, die mit seiner Therapie verbunden waren, angehen und Lösungen vorschlagen müssen. Er zog es vor, sich als schillernde Persönlichkeit feiern zu lassen und den Status quo seiner Forschung und Ideen breit zu vermarkten. Das macht ihn aus heutiger Sicht zum Scharlatan. Der Grat ist schmal.

Hier gibt es viele Parallelen zu der Hahnemannschen Homöopathie. Auch Hahnemann kam aus der Mitte der universitären Lehre. Er war als Übersetzer bedeutender medizinischer Literatur seiner Zeit tätig, er formulierte eine plausible Theorie für seine Therapie. Er veröffentlichte in angesehenen medizinischen Fachzeitschriften. Und angesehene, gut ausgebildete Ärzte folgten ihm und waren überzeugt von seinen Erkenntnissen und seiner Methode. Auch Hahnemann interessierte sich nicht für die ihm gestellten Fragen und die Probleme und Inkonsistenzen mit seiner Methode, die bereits früh zu Tage traten. Er ging die Probleme nicht an, sondern konzentrierte sich darauf, seine Methode zu popularisieren.

Sowohl Hahnemann wie auch Niehans hatten zeitlebens starke Kritiker gegen sich. Aber das ist auch die Aufgabe von Universitäten, neue Ideen herauszufordern, Belege zu verlangen, Fragen zu stellen und eine offene Diskussion zu führen. Auf diese Weise werden Probleme deutlich, die dann angegangen werden können. Die Ideen werden dadurch besser. Allen neuen Ideen ist es so ergangen. Semmelweis konnte Zeit seines Lebens nicht mit seiner Idee überzeugen, dass die hohe Sterblichkeit im Wochenbett an mangelnder Krankenhaushygiene lag (Kap. 5). Eine Theorie, der wir heute mit Sicherheit „schulmedizinischen" Status verleihen würden. Auch Stanley Prusiner eckte an mit seiner Idee, dass die bovine spongiforme Enzephalopathie (BSE) und die Creutzfeldt-Jakob-Erkrankung nicht von Viren oder Bakterien übertragen werden, sondern von Proteinen. Eine unerhörte Theorie zum Ende des 20. Jahrhunderts, der selbstverständlich mit Skepsis und Argwohn begegnet wurde. Semmelweis' und Prusiners Ideen haben sich durchgesetzt, Hahnemanns und Niehans' nicht. Das liegt nicht an den Personen und auch nicht an den Ideen. Alle Ideen waren zu ihrer Zeit gleich revolutionär und alle Ideen wurden von Wissenschaftlern geäußert, die mit dem Establishment fest verwurzelt waren. Es liegt einfach an den zugrundeliegenden Vermutungen, auf denen die Idee basiert. Wenn diese richtig sind, wird die Idee irgendwann allgemein anerkannt, wenn diese Vermutungen nicht stimmen, dann werden immer Fragen offen bleiben und die Idee wird nie allgemein anerkannt. Semmelweis und seine Nachfolger konnten zeigen, dass nicht die Übertragung durch die Luft entscheidend war, wie Kritiker meinten, sondern die Übertragung über schmutzige Hände. Prusiner hatte mit allen damals gängigen Methoden zeigen können, dass seine Partikel keine Viren und keine Bakterien enthielten und doch infektiös waren. Proteine waren am Ende die einzige Erklärung. Irgendwann gehen den Kritikern die Fragen aus und die Idee setzt sich durch. Man könnte nun den Kanon der Ideen, die sich durchgesetzt haben, weil es keine Fragen mehr gibt, als wissenschaftlich bezeichnen. In der Regel greift eine solche Definition auch in der Wissenschaft zu kurz, für die Medizin ist sie aber ganz sicher nicht praktikabel.

In der Arzneimitteltherapie können wir es uns nicht leisten, auf Zeit zu spielen und zu schauen, ob sich eine Idee langfristig durchsetzt oder nicht. Wir brauchen neue Ideen und wir wollen sie schnell in der Praxis umgesetzt sehen. Nicht mal die Frage, ob die zugrundeliegenden Fakten stimmen oder nicht, ist von Interesse, nur die Frage, ob die Therapie mehr nutzt als schadet. Die Frischzellentherapie wurde nicht aufgrund fehlender

Wissenschaftlichkeit verboten, sondern weil ein Nachweis des Nutzens nicht vorlag, der die schwerwiegenden Nebenwirkungen bis hin zum Tod aufwog. Die Nutzen-Risiko-Abwägung fiel deutlich zu schlecht aus. Um Arzneimittel und alternative Heilverfahren zu verstehen, ist es daher wichtig, zu verstehen, dass es so etwas wie Schulmedizin nicht gibt, selbst wenn man diesen Begriff sinnvoll definieren könnte.

Es gibt keine Schulmedizin

Die Idee des Fortschritts kam mit der Renaissance in die westliche Welt. Und seither gibt es kein Halten mehr. Die Gewissheiten der antiken Gelehrten und die Gewissheiten der religiösen Dogmen wurden hinterfragt und herausgefordert. Immer schneller, so scheint es, drehte sich das Rad der Veränderung. Für die Medizin erst langsam, dann aber mit Wucht ab dem 19. Jahrhundert. Die Säftelehre hatte als übergeordnete Theorie ausgedient. Und es gab nicht Neues an ihrer Stelle. Es wurde wild geforscht. Zahllose Krankheitsmodelle und physiologische Theorien wurden erdacht, ausprobiert und wieder verworfen. Forschung ist Chaos. Und genauso wie bei uns heute riefen auch damals ernstzunehmende Stimmen nach Entschleunigung.

Es ist vor diesem Hintergrund der stetigen Veränderungen und Verbesserungen, dass sich die Naturheilverfahren entgegen ihres originären romantischen Impulses eine theoretische Fundierung erschufen, um die Sehnsucht nach Gewissheit zu befriedigen. Ob Hydrothermie, Hypnose oder Homöopathie, sie alle waren Gegenentwürfe zum chaotischen „wissenschaftlichen" Experimentieren und Ausprobieren. Samuel Hahnemann, der Begründer der Homöopathie, hat das in seiner ihm eigenen Verve auf den Punkt gebracht: „Bald folgte man dieser Mode, bald einer andern, bald diesem Lehrgebäude, (…). Immer curirte man, nicht nach Ueberzeugungen, sondern nach Meinungen, (…), so daß wir nun dahin gekommen sind, daß wir zwar die unselige Wahl haben, eine von den vielen Methoden, (…), uns trostlos auszusuchen, aber gar keine feste Norm zum Handeln, keine festen Grundsätze zum Heilen, die anerkannt die besten wären." Das Medizinstudium an der Universität von Leipzig schien Hahnemann jedenfalls mehr Unklarheit als Gewissheit zu bringen, so dass er sein eigenes Lehrgebäude schuf, was seinen eigenen hehren Ansprüchen gerecht wurde: klare Normen zum Handeln, klares Verständnis von Krankheiten, keine Mühen der Entscheidungen mehr.

So wie die Homöopathie (deren philosophische Grundlagen in Kap. 4 dargestellt sind), hatte auch die Hydropathie eine feste philosophische Grundlage. Der Begründer, Vincenz Prießnitz, besann sich auf die Humoralpathologie und erklärte, dass alle Krankheiten von üblen Körperflüssigkeiten herrührten. Ganz in der Tradition naturheilkundlicher und hippokratischer Heiler war sein Motto: „Ich behandle keine Krankheiten, ich behandle den Menschen." Seine Therapie war neben diätetischen Maßnahmen schlichtweg Wasser. Ob getrunken, als kaltes Bad oder um die kranken Körperteile mit Handtüchern gewickelt. Ebenso wie einige Elemente der Säftelehre sich bis in die Hausapotheke gehalten haben, so hat auch Prießnitz bis heute Spuren hinterlassen. Die gutgemeinte Tortur, das Fieber kranker Kinder mit Wadenwickeln zu senken, dürfte noch von seiner Methode herrühren, Patienten in nasse Tücher zu wickeln. Auch die Kneipp-Bewegung in ihrer Ganzheitlichkeit ging aus der Hydropathie hervor. Der mittelalterliche Kräutergarten wurde neu entdeckt und ideologisch aufgewertet durch seine Natürlichkeit. Auch Heilmethoden mit Luft, Schlamm, Licht und besondere Diäten, die allesamt nach dem Hahnemannschen Diktum eine klare Vorstellung davon hatten, was Krankheit sei und wie sie am besten zu behandeln wäre, wurden in der ersten Hälfte des 19. Jahrhunderts geboren. Es ist kennzeichnend, dass all diesen Therapieformen eine Allheilidee zugrunde lag. Es gab immer **eine** Ursache für alle Krankheiten. Der Mensch an sich ist immer erstmal perfekt, bis ihm etwas zustößt. Das kann etwas Äußeres sein oder etwas Inneres, ein Ungleichgewicht.

Die wissenschaftliche Medizin grenzt sich davon nicht ab. Sie nimmt all diese Ideen auf und untersucht sie. Testet, beobachtet, verwirft. Für sie macht es keinen Unterschied, woher die Ideen kommen, die zu testen sind. Dass Gleiches Gleiches heilt oder dass Wasser alles heilt oder dass die Natürlichkeit von Kräutern einen verschmutzten Körper wieder reinigt, sind erstmal Ideen, die nicht weniger und nicht mehr wissenschaftlich sind als andere Ideen der Zeit, die Krankheit nach Erkenntnissen anderer Wissenschaften zu erklären versuchten, wie etwa die Brownsche Krankheitstheorie. Die Wissenschaft hatte sich damals nicht auf Basis einer Theorie verstanden, sondern aufgrund ihres methodischen Vorgehens. Und das Vorgehen damals war das Ideal des unvoreingenommenen Beobachtens, des Experimentierens und des neugierigen Entdeckens. In ihrem Chaos hatte diese Methode die Kraft, alle Ideen aufzunehmen und zu überprüfen. Es ist daher nicht verwunderlich, dass die abgrenzende Unterscheidung zwischen Schulmedizin und alternativer Medizin nicht von der universitären Forschung ausging, sondern von den Anbietern der Allheiltherapien.

Hahnemann hatte es zunächst mit dem Begriff der Allopathie versucht, später setzte sich dann der Begriff der Schulmedizin durch, der ab dem Beginn des 20. Jahrhunderts auch von den „Schulmedizinern" akzeptiert wurde und so weite Verbreitung fand. Diese Akzeptanz ist verheerend. Eine Schulmedizin kann und darf es nicht geben. Die medizinische Forschung muss immer offen bleiben für neue Ideen und alternative Ansätze, diese überprüfen, weiterentwickeln und verwerfen. Sie darf sich nicht in eine Ecke stellen lassen und sich nur für einen definierten Wissenskanon verantwortlich fühlen. Keines der Vorurteile gegenüber der „Schulmedizin" trifft zu:

Es gibt keine einzig wahre Methode. Jeder Wissenschaftler kann neue Methoden einbringen, mit denen man Dinge untersuchen und Wissen generieren kann. Es gibt keinen methodischen Kanon, der erlaubt ist oder nicht erlaubt ist. Sogar die ganz generelle wissenschaftliche Methode des unvoreingenommenen Beobachtens hat sich im Laufe der Zeit überholt und geändert (Kap. 2 und Kap. 5). Sie wurde abgelöst von den intellektuell integerern klinischen Studien mit Gruppenvergleichen (Kap. 5). Auch diese stehen zur Diskussion und zahlreiche Probleme mit dem Gruppenvergleich müssen gelöst werden (Kap. 9).

Es gibt keine einheitliche Krankheitstheorie. Die medizinische Wissenschaft ist geprägt von der Rezeptortheorie, der Idee, dass Arzneimittel spezifisch mit körpereigenen Molekülen interagieren. Diese Theorie ist prognosestark. Viele Arzneimittel wurden auf Basis dieser Theorie entwickelt und viele Krankheiten wurden so verstanden. Aber es ist kein Dogma. Eine Organtransplantation oder eine Zelltherapie basieren nicht auf der Rezeptortheorie. In der Tat wurde sogar die frühere Arzneimitteldefinition im Gesetz, die die physiologische Interaktion als entscheidendes Kriterium vorsah, zugunsten einer allgemeineren Definition geändert (Kap. 3). Krankheitsursachen können alles Mögliche sein. Es kann Luftverschmutzung sein, es können die Gene sein, es können infektiöse Partikel sein, es kann die Psyche sein. Es ist nichts von vornherein ausgeschlossen. Wenn Gleiches Gleiches heilt wie bei Impfstoffen, dann sei es so. Das heißt noch lange nicht, dass das immer so ist und man bei Fieber unbedingt in die Sauna gehen müsste. Selbst der Aderlass wird heute noch praktiziert, wo er sinnvoll ist, etwa bei einem gefährlichen Eisenüberschuss im Blut. Das heißt nur, dass das Problem Eisenüberschuss gelöst werden soll, nicht, dass die zugrundeliegende Theorie des Aderlasses als richtig empfunden wird.

Es gibt keine „chemischen Keulen". Arzneimittel sind per Definition Dinge, die man zu sich nimmt. Damit sind sie auch chemisch definierbar. Es gibt aber kein Dogma, wie diese Chemie auszusehen hat. Schon gar nicht muss es eine Keule sein. Arzneimittel werden so entwickelt, dass sie mehr

Nutzen als Schaden bewirken. In der Regel müssen dazu die viel gefährlicheren Naturstoffe verändert werden, um die Nebenwirkungen zu verringern (Kap. 4). Die Dosis wird sorgfältig angepasst, so dass der Nutzen die Risiken überwiegt. Viele Arzneimittel kommen direkt aus dem menschlichen Körper (Kap. 8) und selbst diese werden chemisch so angepasst, dass sie besser wirken und nicht aggressiver. Und wenn einfache Naturstoffe wie Lithium oder Macrogole (Kap. 3) helfen, dann umso besser, niemand hat etwas dagegen, ohne komplizierte Synthesewege auszukommen.

Es muss nicht teuer sein. Viele Arzneimittel sind unglaublich teuer. Das ist dem Willen zum Profit und dem teuren Entwicklungsprogramm geschuldet. Es ist aber keine der medizinischen Wissenschaften innewohnende Selbstverständlichkeit. Wenn es preiswert geht, wird es preiswert gemacht. Nicht nur Generika (Kap. 11) tragen enorm zu bezahlbarer Gesundheit bei. Bevor es zum Einsatz von Antibiotika überhaupt kommen muss, wird Händewaschen empfohlen. Nach WHO-Schätzung wurden mehr als 1 Mrd. Menschleben durch Toiletten und Seife gerettet. Das WHO-Programm zur Ausrottung der Pocken wurde mit Hilfe einer Bifurkationsnadel durchgeführt, die Schätzungen zufolge 130 Mio. Menschen das Leben rettete, zum Stückpreis von 4 Cents.

Vorurteile gegenüber der „Schulmedizin" können aus dem einfachen Grund nicht richtig sein, weil es keine Schulmedizin gibt. Das einzig verbindende Prinzip der medizinischen Wissenschaften ist der Wille, Probleme zu lösen. Was immer hilft, ein Problem zu lösen oder das Problem erstmal zu definieren, ist willkommen. Diese prinzipielle Offenheit und Ideologiefreiheit der medizinischen Wissenschaften ist im Alltag schwer nachzuvollziehen. Die Rezeptortheorie ist das vorherrschende Erklärungsmodell und Neues muss sich dagegen beweisen. Das Ideal des unvoreingenommenen Beobachtens wurde nur langsam abgelöst vom klinischen Gruppenvergleich als Beleg für Wirksamkeit. Und viele Vertreter der medizinischen Wissenschaften sind zunächst einmal gesund skeptisch gegenüber allem Neuen. Das Wissenschaftssystem insgesamt aber grenzt nichts aus. Ungezählte Studien zur Homöopathie wurden mit Steuergeldern von universitären Forschungseinrichtungen durchgeführt. Frische Luft und Kneipp war lange Zeit der Standard in der Tuberkulose-Behandlung, von Fachärzten empfohlen und von Krankenkassen bezahlt.

Wenn man aber feststellt, dass das Problem Tuberkulose besser durch Ernährung und Antibiotika gelöst wird, ist es nur folgerichtig, die Standardtherapie zu ändern. Es muss möglich sein, Ideen zu verwerfen, die ein Problem nicht oder weniger gut lösen können.

Die Abgrenzung geht von Vertretern der alternativen Heilverfahren aus, die damit auf eine grundsätzliche „Alternative" zu einem wie auch immer gearteten medizinisch-industriellen Komplex anspielen. Da aber die medizinische Wissenschaft keine ideologische Fundierung hat, wirkt diese Abgrenzung immer ein bisschen wie Don Quijotes Kampf gegen die Windmühlen. Das Arzneimittelgesetz folgt weder der Terminologie „alternativ" noch der Logik einer ideologischen Alternative.

Alternativ heißt nicht ideologisch alternativ

Das Arzneimittelgesetz macht Ausnahmen für „bestimmte Therapierichtungen". Namentlich werden hier die Homöopathie, die anthroposophische Medizin und die Phytotherapie (also Pflanzenheilkunde) genannt. Diese Therapierichtungen müssen keinen Antrag auf Zulassung stellen, sondern dürfen einfach nur registriert werden. Für sie fand also die große Änderung 1978 nicht statt. Sie müssen keine Wirksamkeitsbelege vorlegen und dürfen dennoch als Arzneimittel auf den Markt gebracht werden. Für Arzneimittel dieser Therapierichtungen gilt daher nicht, dass eine individuelle Nutzen-Risiko-Bewertung stattfindet. Die Therapierichtungen wurden quasi als Ganzes begutachtet und für unschädlich gehalten. Die Risikofreiheit muss jedoch individuell belegt werden. Für jedes einzelne registrierte Produkt muss nachgewiesen werden, dass es den Sicherheits- und Qualitätsanforderungen der jeweiligen Therapierichtung entspricht. Das Risiko muss null sein, nur dann ist eine Registrierung möglich. Aus diesem Grund sind alle alternativen Heilverfahren, bei denen ein Risiko nicht ausgeschlossen werden kann, nicht vom Arzneimittelgesetz abgedeckt. Die Frischzellentherapie beispielsweise hätte keine Chance, den Status einer Therapierichtung zu erhalten, für die eine Registrierung ausreichend wäre. Das Risiko ist zu groß und Zelltherapeutika müssen daher immer das strenge Zulassungsverfahren durchlaufen.

Neben der nachzuweisenden Unschädlichkeit ist die zweite Voraussetzung für die Registrierung der Verzicht auf eine Indikation. Ein bloß registriertes Arzneimittel darf nicht mit einer Indikation für sich werben. Das ist konsequent, da ja auch kein Wirksamkeitsnachweis verlangt wird. Nach gegenwärtigem wissenschaftlichen Standard kann Wirksamkeit aber nur in einem Gruppenvergleich und damit in Bezug auf eine Indikation nachgewiesen werden. Für Homöopathika und anthroposophische Arzneimittel ist der Verzicht auf eine Indikation problemlos, da diese Therapierichtungen ohnehin dafür stehen, den Menschen zu heilen und nicht eine Krankheit zu bekämpfen (Kap. 4). Sie benötigen keine Indikation. Für pflanzliche Arzneimittel wird das so gelöst, dass die Indikation sehr breit ist und in der Packungsbeilage (Kap. 12) formuliert werden muss: „Traditionell angewendet zur Stärkung/ Besserung des Befindens …"

Trotz dieser Ausnahmen von der Zulassungspflicht werden diese Therapierichtungen aber keinesfalls ausgegrenzt. Es ist kein Problem, für irgendein Arzneimittel aus dieser Gruppe einen gewöhnlichen Zulassungsantrag zu stellen und dann das Arzneimittel mit Indikation auf den Markt zu bringen. Es gelten hier auch noch vereinfachte Verfahren, wenn die Produkte insgesamt den Qualitätsstandards der Therapierichtung entsprechen. Für etliche pflanzliche Arzneimittel und das in der Homöopathie und Anthroposophie weit verbreitete Arzneimittel Belladonna ist das auch geschehen.

Das Arzneimittelgesetz spiegelt damit die wissenschaftliche Realität wider: Alternative Heilverfahren werden nicht ausgegrenzt, können sich selbst aber bei Bedarf abgrenzen.

Die Entscheidung, sich abzugrenzen, bedeutet im Arzneimittelgesetz, dass das Arzneimittel ohne Indikation auf den Markt kommt. Auch das entspricht der wissenschaftlichen Realität. In der medizinischen Wissenschaft ist die Indikation die Problemstellung (siehe auch Kap. 4). Die Indikation „Husten" bedeutet, dass der Hersteller eine Lösung für das Problem Husten entwickeln möchte oder der Meinung ist, dass sein bereits entwickeltes Arzneimittel einen Beitrag dazu leistet, das Problem Husten zu lösen. Über die Jahrhunderte hat es sich gezeigt, dass es sinnvoll ist, die Probleme immer besser und genauer zu verstehen und beschreiben zu können, um sie zu lösen. Eine Einengung der Indikation entspricht einer genaueren Problembeschreibung, die damit einer Lösung besser zugänglich wird. Je besser die Problembeschreibung, umso genauer lässt sich auch abschätzen, wie gut das Problem gelöst wurde. Und zahlreiche Probleme in der medizinischen Forschung wurden noch nicht gelöst oder nur sehr unbefriedigend. Viele Arzneimittel helfen noch immer nur einer begrenzten Anzahl an Patienten (Kap. 9). Viele Probleme sind noch gar nicht ausgesprochen, für manche Probleme fehlt die Sprache, sie genauer zu beschreiben, für andere fehlt uns das Wissen oder Können, sie zu lösen, und wieder andere Probleme werden nicht angepackt, weil sie als zu unbedeutend oder als zu wenig lukrativ erscheinen.

Wenn die Indikation aber die Problemstellung ist und die alternativen Heilverfahren keine Indikationen oder nur sehr allgemeine Indikationen haben, dann dienen sie in optimaler Weise als Auffangbecken für sämtliche ungelösten Probleme. Das entspricht durchaus der gesellschaftlichen Realität. Die meisten Menschen geben bei Befragungen an, alternative Heilverfahren auszuprobieren. Die wenigsten geben an, diese als eine bessere ideologische Alternative anzusehen, was insgesamt für einen pragmatischen Umgang mit alternativen Heilverfahren spricht. Viele gehen genau dann zum Heilpraktiker, wenn es für die eigenen Probleme keine Lösungen gibt und sie an der medizinischen Wissenschaft verzweifeln, weil sie sogar unfähig zu sein scheint, das Problem zu erkennen und ernst zu nehmen.

Alternative Heilverfahren haben aber nicht nur eine Staubsaugerfunktion für medizinisch ungelöste Probleme, ähnlich wie Protestparteien Wähler aufsaugen, wenn die Wähler ihre Probleme bei den etablierten Parteien nicht adressiert sehen, sondern sie haben einen großen gesellschaftlichen Nutzen. Insgesamt fällt die Nutzen-Risiko-Abwägung für die Therapierichtungen nämlich positiv aus. Verantwortlich dafür ist der Placebo-Effekt, der sehr viel besser ist als sein Ruf.

Placebo-Effekt sorgt für ein günstiges Nutzen-Risiko-Profil

Statistische Methoden sind kein Hexenwerk. Ebenso wenig wie die Idee, die Wirksamkeit eines therapeutischen Eingriffs gegenüber einer Kontrollgruppe zu messen. Es ist keine besondere Technologie dafür erforderlich. Die Urväter der modernen westlichen Medizin, Hippokrates und Galen, hätten die Mittel gehabt, ihre Methode numerisch zu überprüfen. Sie hätten noch keine Streuungsparameter und Signifikanzniveaus berechnen können, aber ihre Mathematik hätte gereicht für einen einfachen Vergleich der Mittelwerte und eine kritische Abschätzung, ob die Differenz am therapeutischen Eingriff liegen könnte. Hätten sie jede ihrer Therapien nach heutigen Maßstäben gemessen, so gäbe es womöglich keine Medizin. Sie wären zu dem Schluss gekommen, dass alle ihre Pflanzen und Heilmethoden nicht wirksam gewesen wären. Es hätte keine Suche nach neuen Wirkstoffen gegeben, niemand hätte Chinarinde gekauft und niemand hätte entdeckt, dass Chinarinde spezifisch gegen Malaria wirksam ist (Kap. 4). Niemand wäre auf die Idee gekommen, dann nach weiteren spezifischen Wirksubstanzen zu suchen. Unsere gesamte Medizin beruht auf Placebo.

Wenn das Ziel der medizinischen Forschung das Problemlösen ist, dann gab und gibt es stets mehr Probleme als Lösungen. Als es noch kaum Lösungen gab im 18. und 19. Jahrhundert, wurden Placebos massenweise von Ärzten eingesetzt, weil sie keine wirksamen Arzneimittel hatten und die Patienten nicht enttäuschen wollten. Der amerikanische Präsident Thomas Jefferson schrieb 1807, dass ihm sein Arzt versichert habe, dass er Brotpillen, gefärbtes Wasser und Baumpulver häufiger verschreiben würde als alle anderen Arzneien zusammen. Auch 100 Jahre später versichert Richard Cabot, Professor an der Harvard Medical School, dass alle Ärzte Brotpillen, Wasser und anderes Zeug verwenden würden. Wohl in unterschiedlichem Ausmaß, wie er eingestand, er selber würde diese Mittel aber tonnenweise verschreiben. Sie wurden verschrieben, wenn der Patient unheilbar krank war, keine vernünftige Diagnose gestellt werden konnte oder eine tatsächliche Therapie nicht bekannt war. Erst nach dem 2. Weltkrieg änderte sich diese Praxis aufgrund ethischer Bedenken und der Verpflichtung zur Verbraucheraufklärung.

Fortan wurden Placebos nur noch in klinischen Studien verwendet. Ihre Bedeutung veränderte sich dadurch stark. Sie sollten keine Wirkung mehr entfalten oder den Patienten beruhigen, sie sollten einfach der Kontrolle dienen und alle unspezifischen Effekte eines Behandlungserfolgs abdecken (Kap. 5).

Der Placebo-Effekt deckt damit viel mehr ab, als häufig vermutet. Eine Placebo-Wirkung umfasst damit nicht nur den Effekt eines therapeutischen Eingriffs und damit einen Glauben an die Heilung, sondern auch sämtliche Spontanheilungen, die natürlichen Krankheitsverläufe, die meistens zur Heilung tendieren, und die zufällige Verschiebung in der Intensität von Symptomen.

Wie groß der jeweilige Effekt ist, ist notorisch schwer zu messen, und hängt immer von der Indikation ab. Die meisten Krankheiten heilen von selber wieder, doch manche sind der sichere Tod. In einer klassischen und viel zitierten Studie „The powerful placebo" kommt der amerikanische Wissenschaftler Henry Beecher über verschiedene Indikationen hinweg auf einen durchschnittlichen Placebo-Effekt von 35 %. Das heißt, dass 35 % einer Wirkung auf den Placebo-Effekt zurückzuführen sind. Der Studie wurden fortan viele methodische Schwächen nachgewiesen und der reine Placebo-Effekt, also Heilung durch Glaube an den therapeutischen Eingriff, wie von Beecher noch angenommen, wird heute als relativ gering eingeschätzt. Der größte Anteil geht auf Spontanheilungen und den natürlichen Krankheitsverlauf zurück. Auch nimmt man an, dass die Neigung, zum Arzt zu gehen, am größten ist, wenn die Symptome am schlimmsten sind. Da die Symptome sich aber natürlicherweise wieder bei einem Mittelwert einpendeln, wird die Abschwächung der Symptome fälschlicherweise dem therapeutischen Eingriff zugeschrieben.

Für das Potential alternativer Verfahren ist die Unterscheidung in tatsächlichen Placebo-Effekt (den Glaubenseffekt), was dem tatsächlichen Nutzen der alternativen Therapien entsprechen würde, und andere Effekte relativ unerheblich. Menschen wollen mit ihren Sorgen und Ängsten nicht alleine gelassen werden. Sie wollen mit ihren Problemen begleitet werden. Es ist ein Nutzen, der von keiner Arzneimittelnutzenkommission bislang erfasst wurde. Das geht an der Realität vorbei. Die Menschheit hat über Jahrhunderte sogar einen negativen Nutzen wie den Aderlass dafür in Kauf genommen, um Zuwendung zu erfahren und zumindest das Gefühl zu erhalten, dass alles was getan werden konnte, auch getan wurde.

Alternative Medizin – vom Allheilverfahren zum Komplementär

Obwohl es ehrenwert scheint, in der Tradition von Hippokrates und Galen zu stehen, lehnen nach wie vor manche Heilpraktiker die Annahme, dass alle ihre positiven Wirkungen auf einem Placebo-Effekt beruhen, vehement ab. Sie glauben, dass ihre zugrunde liegende Krankheitstheorie richtig ist und deswegen ihre Mittel wirken. Es ist ein modernes Allheilverständnis basierend auf einem einzigen Gedanken, wie Krankheit zu Stande kommt. Sie glauben, dass sie eine tatsächliche Alternative zu einer wissenschaftlichen Medizin darstellen, die ideologisch getrieben ist und nicht, wie hier ausgeführt, einfach ein undogmatisches Unterfangen, das in aller Unschuld einfach nur Probleme lösen mag. Sie postulieren einen Gegensatz, den es nicht gibt. Jede einzelne dieser Theorien, Krankheit ganzheitlich zu deuten, mag richtig sein. Es ist jedoch logisch unmöglich, dass alle richtig sind. Die Homöopathie selber hat sich seit Begründung in unzählige Teile verästelt, jede für sich beansprucht, die wahre Heilmethode zu sein. Die Wahrscheinlichkeit, dass eine der Theorien richtig ist und zu einer Allheilmethode führt, ist jedoch unendlich gering. Der ideologische Streit ist keine fruchtbare Auseinandersetzung. Wissenschaftler sind sich häufig ihrer mangelnden ideologischen Fundierung gar nicht bewusst, und fundamentalistische Anhänger von Allheilkonzepten sind nicht in der Lage, ihre Position in Form von zu lösenden Problemen zu beschreiben und damit einem aufgeklärten Diskurs zugänglich zu machen. So redet man mal höflich, mal aufgebracht aneinander vorbei.

Der Alltag, wie immer, ist sehr viel pragmatischer. Die meisten Anhänger von alternativen Heilverfahren, ob als Ärzte oder Patienten, sehen keinen allgemeinen Wahrheitsanspruch ihrer Methode. Sie sehen sich als ergänzend und nicht als ersetzend. Hierfür hat sich der Begriff „komplementär" durchgesetzt, der genau die Funktion des Auffangens sämtlicher Restprobleme beschreibt. 72 % der Deutschen geben an, dass sie sich genau das wünschen, alternative Heilmethoden als Ergänzung. Der Wunsch nach Komplementarität, nach Ergänzung und nicht Ersatz, zeigt sich auch in der Tatsache, dass in Deutschland viele Vertragsärzte alternative Heilverfahren anbieten. Dabei sind die häufigsten Anwendungsgebiete komplementärer Verfahren solche, für die es keine Lösungen oder keine befriedigenden Lösungen gibt: chronische Schmerzen, Erkältungen und unspezifische Magen-Darm-Probleme wie der „Reizdarm". Der Grund, es mit einer besonderen Therapierichtung zu versuchen, ist auch häufig die fehlende Indikation und damit das Fehlen einer adäquaten Problembeschreibung, die mit fehlenden oder komplett unpassenden und hilflosen Lösungsansätzen einhergeht. Das führt zur Frustration. Obwohl manche Studien zeigen, dass eine der häufigsten berichteten „Nebenwirkungen" alternativer Verfahren sei, dass sich die Symptome nicht bessern würden, würden doch 90 % der Nutzer ihr alternatives Verfahren weiterempfehlen. Sie fühlen sich dort ganz offensichtlich aufgehoben und angenommen.

Eine gründliche Zusammenfassung der Situation zur Akzeptanz und Nutzung hat das Robert-Koch-Institut 2002 erstellt. Wenn auch etwas veraltet, scheinen die Trends sich mit der Zeit eher verstärkt zu haben. Danach finden 61 % der Bevölkerung „unkonventionelle Medizin" häufig besser als „Schulmedizin". Das Bewusstsein darüber, dass die Alternativmedizin nicht wissenschaftlich fundiert ist, ist aber gleichzeitig sehr groß. 71 % geben an, dass die alternativen Methoden wissenschaftlich nicht abgesichert seien. Und 80 % halten es gar für gefährlich, sich bei schwerwiegenden Erkrankungen auf alternative Medizin zu verlassen. Auch das entspricht der Realität des problemlösenden Ansatzes der Wissenschaft. Um die ernsten Probleme kümmert man sich zuerst, da diese hervorstechen. Patienten scheinen das intuitiv zu erfassen.

Und so scheint es, dass selbst die Alternativmediziner heutzutage keine Allheilmethode mehr anbieten oder sie zumindest von Patienten nicht als solche empfunden wird. Das Schlusskapitel (Kap. 15) diskutiert, wo wir mit unserer Suche nach einem Allheilmittel stehen.

15

Schlussbetrachtungen – in Tippelschritten zu besseren Arzneimitteln

Zusammenfassung Bislang hat sich kein einziges Allheilversprechen erfüllt. Stattdessen haben sich Indikation und Wirkstoff zu einer historisch noch nie dagewesenen Fülle weiter differenziert. Jedes Wirkstoff-Indikations-Paar (Arzneimittel) muss einzeln reguliert werden. Der Fokus der Regulierung lag ursprünglich auf den Risiken, verlagert sich aber immer mehr zum Nutzen. Neben dem Verbraucherschutz kommt den Behörden damit die Verantwortung zu, Anreize für die Arzneimittelentwicklung zu schaffen. Da mit Arzneimitteln alleine der Nutzen nie die ganze gewünschte Wirkung erreicht, muss die Gesundheitsfürsorge integrativer denken. Das beinhaltet auch eine stärkere patienteneigene Entscheidung, was Nutzen darstellt.

Unerfüllte Versprechen

Wir haben ein intuitives Verständnis von Krankheit und Gesundheit. Wir spüren es einfach, wenn etwas in unserem Körper nicht richtig ist, wenn wir krank sind. Dieses intuitive Verständnis ist in etwa genauso richtig, wie unser intuitives Verständnis, dass sich die Sonne um die Erde dreht. Unsere scheinbare Fähigkeit, so klar zwischen Krankheit und Gesundheit zu unterscheiden, führt wie selbstverständlich zu der Idee eines Allheilmittels. Oder zumindest zu der Vorstellung, dass ein Allheilmittel oder wenigstens ein Allverständnis von Krankheiten möglich wäre. Bei dieser Idee ist Krankheit wie eine unaufgeräumte Wohnung. Es gibt eine klare Ursache für die Unordnung und deswegen muss es auch eine klare und eindeutige Möglichkeit geben, diese Ursache wieder aus dem Weg zu räumen.

© Springer-Verlag GmbH Deutschland, ein Teil von Springer Nature 2019
R. Schultz-Heienbrok, *Arzneimittel verstehen,*
https://doi.org/10.1007/978-3-662-57676-2_15

Manchmal glaubt man, dass alle Unordnung von außen kommt und die Lösung ist dann, dass sich der Besuch nur die Schuhe ausziehen muss. Oder es sind die Kinder, die besser erzogen werden müssen. Um wieder Ordnung in die Wohnung zu kriegen, muss einfach alles wieder an seinen Platz und hin und wieder wird gründlich gewischt. Wir haben ein klares Bild im Kopf, wie unsere Wohnung auszusehen hat. Und so glauben wir, dass es auch bei Krankheit einen Weg geben muss, eine Ordnung wieder herzustellen. Wie in Kap. 4 beschrieben, gehen die meisten Krankheitstheorien davon aus, dass es diesen körperlichen Ordnungszustand tatsächlich gibt. Auch heutzutage können wir uns von diesem Denken nicht lösen. Im Gegenteil, es ist verführerisch. Wir sind erkältet, nach ein paar Tagen ist aber alles wieder gut und wir nehmen unser normales Leben wieder auf. Die Wohnung ist wieder aufgeräumt. Oder wir haben ein Melanom und lassen es operativ entfernen. Das Leben geht normal weiter (wenn der Krebs noch nicht gestreut hat). Der Schmutz ist aus der Wohnung. Und genauso wie es bei der Wohnung verführerisch einfache Lösungen gibt, sie immer ordentlich zu halten (Kinder erziehen, immer gleich wieder aufräumen, zu festen Zeiten aufräumen, Putzhilfe kommen lassen), denken wir, dass es bei Krankheiten genauso sein könnte, wir müssen bloß die Lösung, das Allheilmittel, finden. Und so fallen wir immer wieder auf uns selber herein. Wir haben eine Ursache gefunden und dann muss die Lösung auch ganz nah sein. Alle Allheilversprechen basieren auf dieser einfachen Formel. Ein mutiertes Gen macht uns krank, dann müssen gute Gene gesund machen. Schlechte Luft macht krank, dann muss gute Luft gesund machen. Eine Pflanze hilft gegen eine Krankheit, dann muss es auch Pflanzen geben, die gegen alle anderen Krankheiten helfen. Wir können ein Molekül im Körper spezifisch ausschalten, dann müssen wir auch alle anderen Moleküle im Körper spezifisch ausschalten können. Keinen Sport zu treiben, ist schlecht, dann muss viel Sport treiben gut sein. Das Gegenteil von dem zu tun, was Krankheit hervorruft, hilft nicht, dann muss das Gleiche, von dem zu tun, was Krankheit hervorruft, helfen. Wir sind vor dieser sehr einfachen hoffnungsfrohen Logik auch heutzutage, nach all den ungezählten Enttäuschungen, nicht gefeit. Schlechtes Essen macht uns krank, dann muss gutes Essen uns gesund machen. Nicht mal die großen Diätetikmeister der Antike haben in dem Ausmaß, wie wir es heute tun, geglaubt, dass man Gesundheit essen könne.

Der Körper ist aber keine Wohnung, die in Ordnung gehalten werden könnte. Der Körper ist eine Einbahnstraße. Er wächst und verändert sich. Er verarbeitet alles, was von außen oder von innen kommt zu einem Eigenen, zu etwas anderem. Das mag manchmal unscheinbar sein: Eine kleine Narbe von der Melanomoperation, ein leicht verändertes Immunsystem nach der Erkältung. Manchmal verändert es das ganze Leben. Die Allergie, die sich entwickelt hat, der Krebs, der sich aus zahlreichen Mutationen gebildet hat. Der Körper ist eher ein Gemälde, das vom Leben immer weiter gemalt wird. Solange es uns gefällt, sind wir gesund. Wenn wir es hässlich finden, sind wir krank. Manchen Klecks von außen können wir gut retuschieren, andere Dinge können nicht entfernt werden, wir müssen es weiter ausmalen, damit es uns wieder gefällt. Vieles, was wir jetzt schön finden, kann später in einem neuen Zusammenhang hässlich werden. So tragen wir alle Viren in uns, die erst in einem bestimmten Zusammenhang ausbrechen. Herpesviren etwa oder Eppstein-Barr-Viren. Wir alle haben Gene in uns, die uns für Krankheiten anfällig machen. Wir alle häufen Mutationen an, die entweder während unserer Lebenszeit zu entarteten Krebszellen werden oder, wenn wir Glück haben, bis zu unserem Tod keine Zellen entarten lassen. Krankheit kann ein sehr schleichender Prozess sein, den wir gar nicht bemerken. Unser intuitives Verständnis von Krankheit und Gesundheit führt uns leicht in die Irre. Seit der Renaissance hat sich dieser Irrtum aber ins Positive gedreht. Der Antrieb, das große Problem der Krankheit zu lösen, hat viele kleine Lösungen für viele Krankheiten hervorgebracht. Die Menschheit hat gelernt, Krankheiten unabhängig von einer zugrunde liegenden Theorie zu betrachten, sondern einfach als ein zu lösendes Problem. Krankheiten wurden immer feiner beschrieben. Zunächst auf Organebene, dann auf zellulärer Ebene, heute auf molekularer Ebene, was uns die Möglichkeit bietet, Krankheiten ganz individuell zu verstehen. Die Lösung des Problems muss kein Arzneimittel sein. Manches Krankheitsproblem lässt sich dadurch lösen, dass ein toxischer Stoff aus der Nahrung oder aus der Luft entfernt wird. Anderen Krankheitsproblemen ist sinnvoller mit einem chirurgischen Eingriff, mit Nichtstun oder mit Medizintechnik zu begegnen. Die Ideologie-freie Betrachtung von Krankheiten als zu lösendes Problem ermöglicht auch den Einsatz unzähliger verschiedener Wirkstoffe. Sie mögen aus dem eigenen Körper kommen, aus dem Pflanzenreich, aus Mineralien, Pilzen, Bakterien oder am Computer erdacht. Wirkstoffe mögen Pflanzenextrakte sein oder semisynthetisch, vollsynthetisch, biotechnologisch oder nanotechnologisch hergestellt sein. Was immer hilft, das Problem zu lösen, ist willkommen.

In seinem „kleinen Erziehungsratgeber" kam der Journalist Axel Hacke über die heutige Erziehung zu der Erkenntnis: „Wir sind nicht autoritär, wir sind nicht antiautoritär, wir wurschteln uns so durch." In der Arzneimittelentwicklung „wurschteln" wir uns schon länger so durch. Was geht, wird beibehalten, was nicht geht, wird verworfen, manchmal früher, manchmal später. Mit der Entdeckung des Chinins als spezifisches Arzneimittel gegen Malaria hat das große „Durchwurschteln" begonnen (Kap. 4). Das stetige Bemühen, Problem und Heilung, Indikation und Wirkstoff, gewünschte und tatsächliche Wirkung zusammenzubringen. Wenn das besonders gut gelungen ist, war damit auch immer die Hoffnung verbunden, jetzt das große Ganze lösen zu können. Paul Ehrlich hoffte noch, dass seine Syphilistherapie die „magic bullet" gegen alle parasitären Krankheiten sein könne. Die Personalisierung mit der erfolgreichen Behandlung der chronischen Leukämie oder die ersten Antikörpertherapien hatten den gleichen euphorisierenden Effekt. Bisher hat sich diese Hoffnung nie erfüllt, aber die vielen kleinen Erfolge haben das Leben für viele unendlich besser gemacht.

Arzneimittelentwicklung ist keine Wissenschaft. Es ist ein Ansatz nach Versuch und Irrtum. Es ist die Kunst, das Risiko eines Stoffes in Nutzen für eine Indikation zu verwandeln. Wir können nicht einfach nach definierten Gesetzen ein Arzneimittel entwickeln. Es ist nicht so, wie man eine Mondlandung nach den Gesetzen der Physik berechnen könnte. Oder die Vererbung genetischer Krankheiten nach den Gesetzen von Gregor Mendel. Krankheiten gehören zu unserem Lebensbild. Die Wissenschaft vom Körper, die Physiologie, hilft, Krankheiten zu verstehen und Indikationen besser zu definieren. Aber das garantiert noch keinen Wirkstoff. Die Wissenschaft der Chemie und der Botanik hilft, Wirkstoffe zu generieren, aber das garantiert noch keine passende Indikation. Beides zusammen zur Deckung zur bringen, ist nach wie vor mehr Kunst als Wissenschaft. Der Nutzen, der für ein Arzneimittel erzielt wird, die gewünschte Wirkung, die tatsächlich eintritt, ist nie der gewünschte vollständige Nutzen für alle, die unter die Indikation fallen, und die tatsächliche Wirkung vom Wirkstoff ist nie auf die gewünschte Wirkung beschränkt, so dass es erhebliche Risiken gibt. Diese Risiken mussten reguliert werden, um Verbraucher zu schützen.

Regulierung regelt mehr als Risiken

Seit der Medizinalordnung Kaiser Friedrichs des II. von 1240 gab es gesetzlich eine strikte Trennung zwischen der Pharmazie, also der Herstellung von Arzneimitteln, und der ärztlichen Kunst. Der Schwerpunkt der Kontrolle war bei den Apotheken demnach immer wirkstoffseitig. Es wurde darauf geachtet, dass die Herstellung der angebotenen Substanzen gewissen Qualitätsstandards und Reinheitsstandards entspricht. Die Entscheidung über die Indikation war dann immer den Ärzten vorbehalten, die wiederum anders reguliert wurden. So erklärt es sich, dass sich weit bis in

20. Jahrhundert hinein Arzneimittelregulierung als Verbraucherschutz definiert hat. Der Staat hatte darauf zu achten, dass nicht gepfuscht wird, und hielt sich aus allem anderen raus. Eine nutzenorientierte Regulierung fand nicht statt.

Folgerichtig wurde das erste Arzneimittelgesetz 1961 auch im Geiste des Lebensmittelgesetzes formuliert, das kurz zuvor in der Bundesrepublik novelliert wurde, um die gefürchteten Fremdstoffe in der Nahrung besser zu kontrollieren. Aus regulatorischer Sicht war das natürlich bald unbefriedigend, weil sich bei Arzneimitteln, anders als bei Lebensmitteln, erhebliche Risiken durch ausbleibenden Nutzen ergeben. Daher muss bei Arzneimitteln das Risiko immer gegen den Nutzen abgewogen werden. Dieser Webfehler wurde erst mit dem Arzneimittelgesetz von 1976 korrigiert. Das bedeutete eine erhebliche Entmachtung (oder auch Entlastung, wie man es betrachtet) der Ärzte. Erstmalig wurde in der Regulierung Wirkstoff und Indikation zusammengedacht. Diese Entwicklung war folgerichtig und konsequent, Arzneimittel mussten stärker staatlich reguliert werden, um die mit ihnen einhergehenden Risiken beherrschen zu können. Allerdings war die Entscheidung folgenschwer. Die Regulierung hat die Industrielandschaft verändert, wie keine wissenschaftliche Erkenntnis es je vermocht hätte. Es gibt nun forschende und nichtforschende Arzneimittelunternehmen. Die Entwicklung von Arzneimitteln ist derartig teuer geworden, dass sich die Industrielandschaft zementiert hat. Viele der neuen Produkte werden von den großen Herstellern gar nicht mehr selber entwickelt. Sie kaufen die Produkte nach der zweiten klinischen Phase. Das Risiko trägt dann die entwickelnde Firma. Diese geht entweder bankrott, wenn sie es nicht schafft, oder sie ist erfolgreich und kann das Entwicklungsprodukt teuer verkaufen. Das führt zu einer gewissen Planungssicherheit bei den großen Pharmaunternehmen, da in der dritten klinischen Phase nur noch wenige Entwicklungen vollständig scheitern. Aber auch andere Regulierungen haben die Industrielandschaft geprägt. Es gibt ein eigenes Industriesegment für Generikaprodukte und ein eigenes Segment für OTC-Produkte. Ein eigenes Segment für Biosimilars (Kap. 11) etabliert sich gerade basierend auf der Gesetzesnovellierung von 2005.

Nicht nur die Wissenschaft der Arzneimittelentwicklung ist ausprobierendes tastendes Stückwerk. Auch die Regulierung. Niemand weiß, wie perfekte Regulierung zu sein hat. Es gibt jährlich Gesetzesänderungen (38 alleine seit der Neufassung des Gesetzes im Jahr 2005 bis zum Jahr 2018) und dazu beinahe täglich neue Leitlinien und andere behördliche Veröffentlichungen (Kap. 6 und Kap. 7). Entgegen der öffentlichen Wahrnehmung wird hier nicht nur reagiert, wenn etwas schiefgelaufen ist, sondern es wird ständig korrigiert, nachjustiert, verbessert. Große Änderungen beispielsweise waren zusätzliche Gesetze für Kinderarzneimittel und für seltene Erkrankungen. Die Entwicklung von Arzneimitteln für seltene Erkrankungen ist damit gut vorangekommen und einige Arzneimittelhersteller haben ihr ganzes Geschäftsmodell auf die Entwicklung von Arzneimitteln für seltene Erkrankungen ausgerichtet. Von der Gesetzgebung für Kinderarzneimittel hatte man sich mehr erhofft und hier muss nachgebessert werden. In den 10 Jahren seit Einführung des Gesetzes gibt es zwar über 1000 Studienpläne, um Kinder spezifisch zu berücksichtigen, aber es gibt kaum Unternehmen, die Arzneimittel speziell für Kinder entwickeln.

Die Regulierung hat sich längst über den Verbraucherschutz hinaus entwickelt und steuert die gesamte Industrie. Die Regulierung muss daher auch ein wachsames Auge nicht nur auf die Risikominimierung, sondern auch auf die Nutzengenerierung haben, da ihr Einfluss darauf erheblich ist.

Einige Probleme, die sich aus der Diskussion in den vorangegangenen Kapiteln ergeben und zur Lösung anstehen, seien hier nochmal zusammengefasst.

Viele gute Wirkstoffe gehen verloren Die Logik der Regulierung zwingt zu einer stark indikationsbasierten Arzneimittelentwicklung (Kap. 5). Es muss immer erst einen Nutzen geben, bevor dieser gegen Risiken abgewogen werden kann. Bei einer indikationsbasierten Entwicklung bleiben viele Wirkstoffe auf der Strecke, die eigentlich eine gute physiologische Aktivität haben. Das liegt daran, dass wir (noch) nicht in der Lage sind, Indikationen in der Sprache molekularer Wirksamkeit zu formulieren (Kap. 4). Viele Wirkstoffe werden nicht weiterentwickelt, weil sie nur in Untergruppen der Gesamtgruppe einer klinischen Studie wirksam sind. Wenn diese Untergruppe nicht groß genug ist, um insgesamt eine statistisch signifikante Wirksamkeit zu erreichen, scheitert das gesamte Projekt. Noch häufiger passiert es, dass gute Wirkstoffe bereits vorher ausscheiden, weil es für die Indikation kein aussagekräftiges Testsystem gibt. Das Arzneimittelsystem bietet kaum Anreize, um Wirkstoffe, deren Patent abgelaufen ist, wieder neu zu entdecken und für weitere Indikationen zu entwickeln.

Fehlende Anreize, Nutzen zu schaffen Mit der Macht geht unweigerlich auch Verantwortung einher. Mit der jüngsten Entscheidung, dass der Preis selbst neuer Arzneimittel behördlich festgelegt wird (Kap. 10), übernehmen Behörden noch mehr Verantwortung darüber, welche Arzneimittel entwickelt werden. Es ist nicht ganz klar, ob die Behörden sich der Verantwortung bereits bewusst sind, entsprechende Anreize zu schaffen. Gegenwärtig liegt behördlicherseits der Kommunikationsschwerpunkt noch sehr stark auf Risiken und Kosten. Das ist verständlich, da einerseits historisch der Schwerpunkt immer auf dem Verbraucherschutz lag und somit Teil der behördlichen DNA darstellt. Nutzenkommunikation hingegen ist noch nicht so stark in der Kultur verankert. Auch lässt sich mit Risikokommunikation leichter punkten, da Risiken in der Öffentlichkeit leichter und stärker wahrgenommen werden als Nutzen.

Bezahlt wird das Produkt, nicht das Ergebnis Unter dem gegenwärtigen System trägt der Unternehmer alle geschäftlichen Risiken alleine, ist aber nicht mehr frei in seiner Gewinnkalkulation. Das kann zu Investitionen führen, die am gesellschaftlichen Bedarf vorbeiführen. Das heutige Preismodell bezahlt pro Dosis und nicht pro Heilung. Unternehmen können so an ihrem eigenen Erfolg zugrunde gehen. Nur 4 Jahre nach Einführung des Hepatitismittels Sofusbuvir sind die Umsätze der Firma Gilead Science um Zweidrittel eingebrochen, weil das Mittel in der Behandlung der Hepatitis C so erfolgreich ist, dass es nur noch wenig Patienten gibt. Es gibt in der Arzneimittelentwicklung keinen Anreiz für Heilung. Gerade bei der gesellschaftlich gewollten Entwicklung für neue Antibiotika oder Impfstoffe gibt es keinen Anreiz „auf Vorrat" zu entwickeln. Die Preisgestaltung gegen die gegenwärtige Vergleichstherapie macht es schwierig, einen Preis zu finden für ein Arzneimittel, das nur im Notfall eingesetzt wird. Mit der gegenwärtigen Berechnungsmethode gibt es einen maximalen Anreiz für Arzneimittel, die chronisch eingenommen werden müssen und dabei lebensrettend sind. Der Anreiz, eine Substitutionstherapie zu schaffen, die fortwährend die benötigten Proteine spritzen muss, ist größer als der Anreiz, eine Gentherapie zu entwickeln, die das kaputte Gen austauschen würde und damit den Defekt ein für alle Mal heilen würde. Es ist wichtig, wirtschaftliche Anreize zu verstehen.

Es ist nicht so, dass es irgendwo eine geheime Zusammenkunft aller Unternehmen dieser Welt geben würde, die beleidigt sind, weil es keine richtigen Anreize gibt und sich dann gemeinsam verabreden, keine Gentherapie zu entwickeln. Es ist so, dass jedes Unternehmen für sich eine wirtschaftliche Kosten-Nutzen-Analyse durchführt und sich entscheidet, Geld in eine Entwicklung zu investieren oder nicht. Beim jetzigen System ist die Wahrscheinlichkeit, dass diese Analyse positiv ausfällt sehr viel größer, wenn man das mit einer Proteinersatztherapie durchrechnet. Die Entwicklungskosten sind sehr viel geringer, weil es bereits viele Proteine gibt, also auch sehr viel Erfahrung sowohl wissenschaftlich wie auch regulatorisch.

Bei einer Gentherapie ist grundsätzlich das Risiko, dass die Entwicklung scheitert, viel größer, weil das noch unerforschtes Terrain ist. Es kann trotzdem sein, dass ein Unternehmer die Investition wagt, um sich von der Konkurrenz abzusetzen. Aber es sind eben verhältnismäßig sehr viel weniger und daher ist die Chance, dass es irgendwann tatsächlich einen heilenden Ansatz gibt, sehr viel geringer.

Flexiblere Konzepte für Personalisierung Der Gruppenvergleich zur Ermittlung der Wirksamkeit ist in vielerlei Hinsicht problematisch, wenngleich alternativlos, um Gewissheit über Nutzen zu erlangen (Kap. 5). Eines der größten praktischen Probleme ist die Rekrutierung von Patienten und damit die lange Dauer der Studien. Die Behörden reagieren darauf mit den Möglichkeiten, klinische Studien adaptiv durchzuführen, so dass im Laufe der Studie das Protokoll, also die Vorgehensweise, an die geänderten Bedingungen angepasst werden darf. Auch können sogenannte „conditional approvals" ausgesprochen werden, also Zulassungen, die im Markt noch verstärkt beobachtet werden. Gerade im Zuge der Personalisierung und noch kleinerer Studienpopulationen werden jedoch auch Studien interessant, die nicht mehr auf dem Gruppenvergleich basieren. Ganz in der Tradition der physiologischen Medizin des 19. und Beginn des 20. Jahrhunderts einigen sich behandelnder Arzt und Patient auf Symptome, die es während der Behandlungsdauer zu beobachten und zu behandeln gilt. Dann wird in einer Doppelverblindung nach dem Zufallsprinzip entweder ein Placebo oder das Arzneimittel gegeben. Nach einer gewissen Zeit wird die andere Therapie gegeben. Die Änderungen der Messwerte lassen sich statistisch objektiv auswerten. Der Wechsel der Therapie innerhalb eines einzigen Patienten hat die offensichtlichen Nachteile, dass die Methode weder angewandt werden kann, wenn es um eine Indikation geht, die sich kurzfristig heilen lässt oder wenn nur Messpunkte wie Sterblichkeit von Interesse sind. Insgesamt scheinen die Behörden offen für neue Ansätze, solange sichergestellt ist, dass sie valide Ergebnisse bringen. Wünschenswert wäre jedoch, wenn die Behörden hier aufgrund ihrer Macht in der Entscheidung, was akzeptabel ist, auch eine aktive Rolle in der Gestaltung von neuen Verfahren einnehmen würden.

Einbeziehung des individuellen Patientennutzens Ein individualisiertes Studiendesign würde Patienten die Möglichkeit geben, für sich selbst zu definieren, was Wirksamkeit und Nutzen eigentlich bedeuten. Die Unterschiede zwischen einer individuellen Betrachtung und einer Gruppenbetrachtung, was Nutzen ist und wie der zu messen und zu bewerten ist, könnten nicht größer sein. Menschen sind nicht rational. Es wäre daher irrational, das von ihnen zu erwarten. Der Nobelpreisträger Richard Thaler kam in einem verhaltenspsychologischen Experiment zu einer erstaunlichen Erkenntnis: Wenn Personen gefragt werden, wie viel sie bereit wären, für ein Heilmittel zu bezahlen, wenn sie mit einer Wahrscheinlichkeit von 1:1000 an einer tödlichen Krankheit litten, war die durchschnittliche Antwort 2000 US-Dollar. Wenn sie aber gefragt wurden, wieviel Geld sie verlangen würden, um an einem Experiment teilzunehmen, bei dem sie sich mit einer Wahrscheinlichkeit von 1:1000 mit einer tödlichen Krankheit infizieren würden, war die durchschnittliche Antwort 500.000 US-Dollar. In einer politisch rationalen Betrachtung würden die Antworten gleich bewertet werden, beides müsste exakt den gleichen Preis haben. In der individuellen Betrachtung werden Nutzen und Risiken vollkommen unterschiedlich interpretiert. Unser Arzneimittelsystem reflektiert diese persönliche Sicht der Dinge nur sehr zaghaft. Patientenorganisationen werden verstärkt eingebunden in die Entwicklung von klinisch relevanten Messpunkten und das NICE-Institut in England (Kap. 10) bezieht Patientenbefragungen in ihre Definition von qualitätskorrigierten Lebensjahren mit ein. Patienten in mehr Mündigkeit zu führen, ist ein großer Schritt für Ärzte und Behörden. Es fehlt hierbei nicht nur an einer entsprechenden Kultur, sondern auch an einer dafür entwickelten Methodik. Darüber hinaus gibt es noch das Problem, dass Patienten so unterschiedlich sind, dass manche mehr Mündigkeit fordern und andere sich gerne auf die Entscheidungen der Autoritäten verlassen. Der individuelle Ansatz muss aber nicht nur als Mündigkeit verstanden werden. Durch einen individuellen Ansatz ist auch eine bessere Therapie möglich und kann von dem behandelnden Arzt für ein stärker integratives Behandlungskonzept verwendet werden. Denn wenn es so ist, dass sich gewünschte und tatsächliche Wirkung nie vollständig überschneiden, dann ist es auch so, dass das Problem, die Indikation, nie wirklich gelöst ist. Das heißt, dass ein Arzneimittel alleine das zugrundeliegende Problem nicht lösen wird und um das Problem zu lösen, stärker integrative Ansätze, die über die Arzneimitteltherapie hinausgehen, gefordert sind.

So wie sich die Arzneimittelentwicklung durch ihre Probleme wurschtelt, werden sich auch die Regulatoren durch diese Probleme wurschteln und dabei bessere Arzneimittel für alle im Sinn haben. Es ist viel geschafft. Ein großer Wurf ist nicht dabei. Es sind kleine Tippelschritte, die den Fortschritt ausmachen. Statt eines Allheilmittels haben wir Tausende von einzelnen Indikationen und Tausende von einzelnen Wirkstoffen erhalten. Wir werden weiterwurschteln und dabei wird es mehr und nicht weniger Wirkstoffe, mehr und nicht weniger Indikationen, mehr und nicht weniger Regularien geben. Hätten wir nicht so einen starken Risikofokus und ein so viel größeres Interesse an dem, was schiefgeht, anstatt daran, was gut geht, dann gäbe es eine ganze Menge an kleinen Erfolgen zu feiern. Das würde mehr Spaß machen. Und der Spaß an den kleinen Erfolgen ist umso wichtiger, weil wir wissen, dass die große Party, das Allheilmittel, nie kommen wird. Zumindest kommt es nicht in Form von Arzneimitteln. Logan Mountstuart, der Romanheld in William Boyds *Eines Menschen Herz*, kommt am Ende eines abwechslungsreichen Lebens zu der simplen Erkenntnis: „Der Strand ist das Allheilmittel der Menschheit." Dem würde wohl selbst Pippi Langstrumpf nicht widersprechen.

16

Weiterführende Literatur und Internetadressen

Das vorliegende Buch erhebt keinerlei wissenschaftlichen Anspruch. Es trägt Eindrücke und Überlegungen aus 15-jähriger Tätigkeit im pharmazeutischen Umfeld zusammen. Der Austausch mit Kollegen, Kunden und Behörden sowie das tatsächliche Tun sind hierfür wesentlich prägender als Bücher, Webseiten und Fachaufsätze. Alle angeführten Beispiele im Buch sind illustrativ und nicht logisch-argumentativ zu verstehen. Verwendete Fachliteratur ist hier nicht aufgelistet, aber im Text so beschrieben, dass sie leicht über gängige Internetsuchprotokolle auffindbar ist. Wichtige allgemeine Quellen und Anregungen für das Buch sind in der folgenden Liste zusammengestellt, die als weiterführende Literatur zu einzelnen Themengebieten dienen soll.

Rechtliches

Die Behörden arbeiten sehr transparent und veröffentlichen alle Leitlinien, Entscheidungen und Erwägungen auf ihren Webseiten.

* Die zentrale europäische Arzneimittelbehörde (European Medicines Agency): www.ema.europa.eu.
* Die zentrale US-amerikanische Arzneimittelbehörde (US Food and Drug Administration): www.fda.gov.
* Die wichtigste deutsche Arzneimittelbehörde (Bundesinstitut für Arzneimittel und Medizinprodukte): www.bfarm.de.

© Springer-Verlag GmbH Deutschland, ein Teil von Springer Nature 2019
R. Schultz-Heienbrok, *Arzneimittel verstehen*,
https://doi.org/10.1007/978-3-662-57676-2_16

* Die europäische Gesetzessammlung zu Arzneimitteln: www.ec.europa.eu/ health/documents/eudralex_en.
* Das deutsche Arzneimittelgesetz: www.gesetze-im-internet.de/amg_1976/.

Für eine bessere Übersicht und Interpretation sind Bücher häufig dennoch hilfreich:

* Meier A, von Czettritz P, Gabriel M, Kaufmann M (2014) Pharmarecht. C. H. Beck, München.
* Neukirchen R (2017) Pharmazeutische Gesetzeskunde – Lerntraining kompakt. 7. Aufl, Deutscher Apotheker Verlag, Stuttgart.

Recht lässt sich am besten durch seine Entstehung verstehen:

* Rotthege KM (2011) Die Entstehung des Arzneimittelgesetzes vom 16. Mai 1961 – Unter besonderer Berücksichtigung der historischen Entwicklung arzneimittelrechtlicher Bestimmungen und des Verkehrs mit Arzneimitteln. Peter Lang Internationaler Verlag der Wissenschaften, Bern.

Geschichtliches
Für einen allgemeinen Überblick:

* Porter R (2000) Die Kunst des Heilens: Eine medizinische Geschichte der Menschheit von der Antike bis heute. Spektrum Akademischer Verlag, Heidelberg Berlin.

Spannende Monographien zu einzelnen Arzneimitteln und Anregung für viele Beispiele im Buch:

* Eschenbruch N et al. (2010) Arzneimittel des 20. Jahrhunderts – Historische Skizzen von Lebertran bis Contergan. Transcript Verlag, Bielefeld.

Und in:

* Kirsch D, Ogas O (2017) Drug Hunters – The Improbable Quest to Discover New Medicines. Arcade Publishing.

Der Contergan-Skandal ist vielseitig beleuchtet in folgender Aufsatzsammlung:

* Großbölting T, Lenhard-Schramm N (Hrsg) (2017) Contergan – Hintergründe und Folgen eines Arzneimittel-Skandals. Vandenhoeck & Ruprecht, Göttingen.

Ein umfangreiches Übersichtswerk zur Geschichte von Wirkstoffen ist:

* Sneader W (2005) Drug Discovery – A History. Wiley.

Einfacher zugänglich aber längst nicht so vollständig sind:

* Stille G (1994) Krankheit und Arznei – Die Geschichte der Medikamente. Springer, Berlin Heidelberg.
* Stille G (2004) Kräuter Geister Rezepturen – Eine Kulturgeschichte der Arznei. Theiss, Stuttgart.

Die Geschichte der Malariatherapie ist ausführlich dargestellt in:

* Götz UJ (2014) Im Wettlauf gegen das Wechselfieber – Zur Geschichte der synthetischen Antimalariamittel. Wissenschaftliche Verlagsgesellschaft GmbH, Stuttgart.

Zur Geschichte der alternativen Heilverfahren, insbesondere der Homöopathie, ist folgende Aufsatzsammlung ein guter Einstieg:

* Jütte R, Risse G, Woodward J (Hrsg) (1998) Culture, Knowledge and Healing – Historical Perspectives of Homeopathic Medicine in Europe and North America. EAHMH Publications.

Hahnemann im Original zu lesen ist intellektuell manchmal mühsam nachvollziehbar, stilistisch aber immer ein Genuss:

* Hahnemann S (2004) Organon der Heilkunst. Narayana Verlag.

Wissenschaftliches

Der Klassiker in Deutschland zu Arzneimittelwirkungen ist:

* Mutschler E et al. (2012) Mutschler Arzneimittelwirkungen: Pharmakologie – Klinische Pharmakologie – Toxikologie. Wissenschaftliche Verlagsgesellschaft, Stuttgart.

Eine gut lesbare Einführung zur Arzneimittelentwicklung ist:

* Klüglich M (2018) Arzneimittelentwicklung – Von Target bis Launch. Editio Cantor Verlag, Aulendorf.

Wissenschaftlicher und ausführlicher ist:

* Cayen MN (Hrsg) (2010) Early Drug Development – Strategies and routes to First-in-Human Trials. John Wiley & Sons, Hoboken, New Jersey.

In Ausführlichkeit unschlagbar, wenn auch leicht veraltet, zur Entwicklung von Antikörpern:

* An Z (Hrsg) (2009) Therapeutic Monoclonal Antibodies – From Bench to Clinic. Wiley, Hoboken, New Jersey.

Klinische Studien
Eine gute Einführung für alle regulatorischen Aspekte inkl. der GCP-Bestimmungen ist:

* Hinze C, Gleiter C, Meng P (2012) Klinische Arzneimittelprüfung. Editio Cantor Verlag, Aulendorf.

Überlegungen zum Design des Gruppenvergleichs und praktische Probleme in der statistischen Auswertung sind gut dargestellt in:

* Schumacher M, Schulgen G (2006) Methodik klinischer Studien – Methodische Grundlagen der Planung, Durchführung und Auswertung. Springer, Berlin Heidelberg.

Sehr leicht zugänglich zum Verständnis der Statistik in klinischen Studien ist:

* Senn S (2003) Dicing with Death – Chance, Risk and Health. Cambridge University Press.

Etwas schwieriger, dafür systematischer ist:

* Kay R (2014) Statistical Thinking for Non-Statisticians in Drug Regulation. Wiley.

Das Standardwerk zur Kritik an klinischen Studien ist leider nicht mehr auf der Höhe der Zeit, aber dennoch interessant, um die Auseinandersetzung vor Einführung des Arzneimittelgesetzes von 1976 zu verstehen:

* Kienle G (1974) Arzneimittelsicherheit und Gesellschaft – Eine kritische Untersuchung. F. K. Schattauer Verlag, Stuttgart.

Die bahnbrechenden Studien zur menschlichen Irrationalität bei Entscheidungsfindungen sind in den zwei folgenden Sammelbänden vereint:

* Kahneman D, Slovic P, Tversky A (Hrsg) (1982) Judgment under uncertainty: Heuristics and biases. Cambridge University Press.
* Gilovich T, Griffin D, Kahneman D (2002) Heuristics and Biases – The Psychology of Intuitive Judgement. Cambridge University Press.

Gesundheitsökonomisches
Eine gute Einführung in das gesundheitsökonomische Denken der Nutzenbewertung ist:

* Brazier J et al. (2017) Measuring and Valuing Health Benefits for Economic Evaluation. Oxford University Press.

Die Webseiten von NICE, IQWIG und G-BA stellen alle Entscheidungen transparent zusammen:

* National Institute for Health and Care Excellence (NICE): https://www.nice.org.uk/.
* Institut für Qualität und Wirtschaftlichkeit im Gesundheitswesen (IQWIG): www.iqwig.de.
* Gemeinsamer Bundesausschuss (G-BA): www.g-ba.de.

Zur Selbstmedikation
Eine exzellente Zusammenstellung zu freiverkäuflichen Arzneimitteln sortiert nach Indikationen:

* Neubeck M (2015) Evidenzbasierte Selbstmedikation. Deutscher Apotheker Verlag, Stuttgart.

Zahlen, Daten, Fakten
Eine gute Übersicht über Trends in der Pharmaindustrie, Kosten und Zeiten der Entwicklung von Arzneimitteln sowie eine Einführung über praktisch alle Themengebiete der Pharmaindustrie bietet:

* Fischer D, Breitenbach J (Hrsg) (2013) Die Pharmaindustrie. Einblick – Durchblick – Perspektiven. Springer Spektrum.

Die Industrieverbände stellen regelmäßig Daten zum Pharmamarkt und Hintergrundinformation zur Verfügung:

* Der Bundesverband der Pharmazeutischen Industrie: www.bpi.de.
* Der Verband der Forschenden Arzneimittelhersteller: www.vfa.de.
* Der Verband der Generika-Hersteller: www.progenerika.de.
* Der europäische Verband der freiverkäuflichen Arzneimittel: www.aesgp.eu.

Fachinformationen, Packungsbeilagen und öffentliche Bewertungsberichte stellt das Deutsche Institut für Medizinische Dokumentation und Information über die Datenbank AMIS zur Verfügung:

* AMIS öffentlicher Teil: https://www.dimdi.de/dynamic/de/db/recherche/index.htm.

Erbauliches
Der heimliche Star des Buches ist natürlich Pippi Langstrumpf. Über den Besuch in der Apotheke mit Thomas und Annika wird im Band „Pippi geht an Bord" berichtet. Als Indikation könnte man wohl „Süßigkeitenintoxikation" vermuten. Pippi konnte sich mit ihrem Wundermittel heilen, Thomas und Annika, als Repräsentanten der modernen skeptischen Wissenschaft, hatten das Mittel abgelehnt und litten noch den ganzen Abend an Bauchschmerzen. Selbstverständlich sind auch die Pippi-Bücher, die sich thematisch nicht um Arzneimittel drehen, dringend zum vertieften Studium empfohlen.

Sachverzeichnis

© Springer-Verlag GmbH Deutschland, ein Teil von Springer Nature 2019
R. Schultz-Heienbrok, *Arzneimittel verstehen*,
https://doi.org/10.1007/978-3-662-57676-2

Printed in the United States
By Bookmasters